Manual de terapia nutricional pediátrica

Manual de terapia nutricional pediátrica

Fernanda Luisa Ceragioli Oliveira
Heitor Pons Leite
Roseli Oselka Saccardo Sarni
Domingos Palma

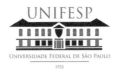

Copyright © 2014 Editora Manole Ltda., por meio de contrato com a Fundação de Apoio à Universidade Federal de São Paulo (FAP).
Logotipos: Copyright © Universidade Federal de São Paulo.
Copyright © Fundação de Apoio à Unifesp (FAP).
Copyright © Escola Paulista de Medicina (EPM).

Editor gestor: Walter Luiz Coutinho
Editora: Karin Gutz Inglez
Produção editorial: Juliana Morais, Cristiana Gonzaga S. Corrêa e Janicéia Pereira
Projeto gráfico e editoração eletrônica: Lira Editorial
Ilustrações: Mary Yamazaki Yorado
Capa: Daniel Justi

Dados Internacionais de Catalogação na Publicação (CIP)
(Câmara Brasileira do Livro, SP, Brasil)

Manual de terapia nutricional pediátrica /
Fernanda Luisa Ceragioli Oliveira...[et al.]. --
Barueri, SP : Manole, 2014.

Outros autores: Heitor Pons Leite, Roseli
Oselka Saccardo Sarni, Domingos Palma
Bibliografia.
ISBN 978-85-204-3311-9

1. Crianças - Nutrição 2. Pediatria I.
Oliveira, Fernanda Luisa Ceragioli. II. Leite,
Heitor Pons. III. Sarni, Roseli Oselka Saccardo.
V. Palma, Domingos.

	CDD-618.9200654
13-07423	NLM-WS-115

Índices para catálogo sistemático:
1. Terapia nutricional : Pediatria
618.9200654
2. terapia nutricional : pediatria
WS-115

Todos os direitos reservados.
Nenhuma parte deste livro poderá ser reproduzida,
por qualquer processo, sem a permissão expressa dos editores.
É proibida a reprodução por xerox.

A Editora Manole é filiada à ABDR – Associação Brasileira de Direitos Reprográficos.

1ª edição – 2014

Direitos adquiridos pela:
Editora Manole Ltda.
Avenida Ceci, 672 – Tamboré
06460-120 – Barueri – SP – Brasil
Tel.: (11) 4196-6000 – Fax: (11) 4196-6021
www.manole.com.br
info@manole.com.br

Impresso no Brasil/Printed in Brazil

Este livro contempla as regras do Acordo Ortográfico da Língua Portuguesa de 1990, que entrou em vigor no Brasil em 2009.

São de responsabilidade dos coordenadores e autores as informações contidas nesta obra.

Lista de autores

Aline Maria Luiz Pereira

Doutora em Ciências pela Escola Paulista de Medicina da Universidade Federal de São Paulo (EPM-Unifesp). Nutricionista da EPM-Unifesp. Membro da Equipe de Transplante Renal do Hospital do Rim e Hipertensão e do Centro de Atendimento e Apoio ao Adolescente, Setor de Medicina do Adolescente, da EPM-Unifesp.

Ana Maria Martins

Professora Adjunta do Departamento de Pediatria da EPM-Unifesp. Chefe do Setor de Genética e Erros Inatos do Metabolismo e Diretora do Centro de Referência em Erros Inatos do Metabolismo (CREIM) da EPM-Unifesp.

Ana Paula Brigatto Simões

Especialista em Saúde, Nutrição e Alimentação Infantil com Enfoque Multidisciplinar. Mestre pelo Programa de Pós-graduação de Nutrição da Unifesp.

André Ivan Bradley dos Santos Dias

Mestre em Cirurgia Pediátrica. Médico-assistente da Disciplina Cirurgia Pediátrica da EPM-Unifesp.

Beatriz Jurkiewicz Frangipani
Nutricionista do CREIM da EPM-Unifesp.

Belisa Souza
Especialista em Saúde, Nutrição e Alimentação Infantil pela Unifesp. Mestranda pelo Programa de Pós-graduação em Ciências da Nutrição da Unifesp.

Camila Pugliese
Especialista em Saúde, Nutrição e Alimentação Infantil com Enfoque Multiprofissional pela Unifesp. Mestre em Ciências da Nutrição pelo Programa de Pós--graduação da EPM-Unifesp.

Carmem Maldonado Peres
Farmacêutica-bioquímica com Habilitação em Alimentos pela Universidade de São Paulo (USP). Especialista em Terapia Nutricional pela Sociedade Brasileira de Terapia Nutricional Parenteral e Enteral (SBNPE). Mestre, Doutora e Pós-doutora em Fisiologia Humana e Biofísica pela USP.

Carolina Santos Mello
Nutricionista. Doutora em Ciências Aplicadas à Pediatria pela Unifesp. Professora do Centro Universitário Unifieo.

Cecília Zanin Palchetti
Especialista em Nutrição Materno-infantil pela EPM-Unifesp. Mestre em Ciências pela EPM-Unifesp. Doutoranda pelo Programa de Pós-graduação em Nutrição da EPM-Unifesp.

Cristiane Chiantelli Cláudio
Especialista em Saúde, Nutrição e Alimentação Infantil com Enfoque Multiprofissional pela Unifesp. Mestre em Ciências da Nutrição do Programa de Pós-graduação da EPM-Unifesp.

Daniela Gomes
Especialista em Nutrologia pela Associacão Brasileira de Nutrologia (Abran), em Nutrologia Pediátrica pela EPM-Unifesp e em Nutrição Parenteral e Enteral pela SBNPE. Supervisora Nutróloga do Ambulatório de Suporte Nutricional da Disciplina Nutrologia do Departamento de Pediatria da EPM-Unifesp.

Dirce Akamine

Farmacêutica-bioquímica. Especialista em Terapia Nutricional Parenteral e Enteral pela SBNPE. Mestre em Ciências dos Alimentos pela Faculdade de Ciências Farmacêuticas (FCF) da USP. Presidente da Regional de São Paulo da Sociedade Brasileira de Farmácia Hospitalar e Serviços de Saúde (SBRAFH). Ex-presidente do Comitê de Farmácia da Federação Latino-americana de Nutrição Parenteral e Enteral (Felanpe). Ex-presidente da Sociedade Brasileira de Controle de Contaminação (SBCC). Membro da Academia Nacional de Farmácia.

Domingos Palma

Professor Adjunto Doutor do Departamento de Pediatria da EPM-Unifesp. Chefe da Disciplina Nutrologia do Departamento de Pediatria da EPM-Unifesp.

Edson Khodor Cury

Especialista em Cirurgia Pediátrica pela Sociedade Brasileira de Cirurgia Pediátrica. Mestre e Doutor em Cirurgia pela EPM-Unifesp. Professor Adjunto e Chefe da Disciplina Cirurgia Pediátrica do Departamento de Cirurgia da EPM-Unifesp.

Fabíola Isabel Suano de Souza

Mestre e Doutora em Ciências pela Unifesp. Professora-afiliada do Departamento de Pediatria da Faculdade de Medicina do ABC. Pesquisadora-associada da Disciplina Alergia, Imunologia e Reumatologia Clínica do Departamento de Pediatria da EPM-Unifesp.

Fernanda Luisa Ceragioli Oliveira

Doutora em Pediatria pelo Departamento de Pediatria da Sociedade Brasileira de Pediatria (SBP). Especialista em Nutrologia Pediátrica pela SBP. Chefe do Setor de Suporte Nutricional da Disciplina Nutrologia Pediátrica do Departamento de Pediatria da EPM-Unifesp.

Flávia Nakajima

Especialista em Pediatria e em Nutrologia Pediátrica pela SBP. Médica Nutróloga da Disciplina Nutrologia do Departamento de Pediatria da EPM-Unifesp.

Gustavo Carreiro Pinasco

Especialista em Pediatria pela SBP. Mestrando em Nutrição pela Unifesp. Professor Auxiliar da Escola de Ciências da Saúde da Santa Casa de Misericórdia de Vitória, ES.

Heitor Pons Leite
Professor-afiliado da Disciplina Nutrologia e Orientador do Programa de Pós-graduação em Pediatria e Ciências Aplicadas à Pediatria do Departamento de Pediatria da EPM-Unifesp.

José Carlos Milaré
Especialista em Pediatria e Medicina Intensiva Pediátrica pela Associação Médica Brasileira (AMB). Gerente Técnico Administrativo do Hospital Municipal Infantil Menino Jesus, São Paulo.

Juliana Ferreira Mauri
Especialista em Nutrição Materno-infantil pela Unifesp e em Nutrição Clínica pelo Grupo de Apoio à Nutrição Enteral e Parenteral (Gamep). Mestre e Doutora em Ciências da Saúde pela EPM-Unifesp.

Laura Centurione
Nutricionista Supervisora do Ambulatório de Suporte Nutricional em Pediatria da Disciplina Nutrologia Pediátrica da Unifesp. Nutricionista Responsável pela Unidade de Terapia Intensiva Pediátrica, pela Unidade Neonatal, pela Enfermaria Pediátrica de Doenças Infectocontagiosas e pelo Banco de Leite Humano do Hospital São Paulo.

Maria Teresa Luis
Especialista em Pediatria com Área de Atuação em Nutrologia Pediátrica e Nutrição Enteral e Parenteral pela SBP. Médica Nutróloga da Equipe Multidisciplinar de Terapia Nutricional do Hospital da Luz, São Paulo.

Michel Kfouri Filho
Farmacêutico-bioquímico com Especialização em Administração Hospitalar e Sistema de Saúde pela Fundação Getulio Vargas (FGV-SP). Especialista em Terapia Nutricional pela SBNPE. Ex-presidente do Comitê de Farmácia da SBNPE. Membro da Academia Nacional de Farmácia.

Mauro Batista de Morais
Professor-associado Livre-docente da Disciplina Gastroenterologia Pediátrica do Departamento de Pediatria da EPM-Unifesp. Chefe do Departamento de Pediatria da EPM-Unifesp.

Monica Dabus Chiavenato
Especialista em Adolescente pelo Departamento de Pediatria da EPM-Unifesp. Mestranda pelo Programa de Pós-graduação em Nutrição da Unifesp.

Patrícia da Graça Leite Speridião

Especialista em Nutrição Clínica pela Universidade Sagrado Coração (USC). Mestre em Nutrição e Doutora em Ciências pela Unifesp. Professora Adjunta do Departamento de Gestão e Cuidados em Saúde da Unifesp, *Campus* Baixada Santista. Nutricionista da Disciplina Gastroenterologia Pediátrica da EPM-Unifesp.

Patrícia Fonseca Teixeira

Especialista em Saúde, Nutrição e Alimentação Infantil com Enfoque Multidisciplinar. Mestre em Programa de Pós-graduação de Nutrição da EPM-Unifesp.

Regina Helena Guedes da Motta Mattar

Mestre em Pediatria pela EPM-Unifesp. Pediatra da Disciplina de Gastroenterologia Pediátrica do Departamento de Pediatria da EPM-Unifesp. Responsável pelo Ambulatório de Hepatologia da Unifesp.

Rejane Maria Rios Fleury Trautwein

Especialista em Terapia Intensiva Pediátrica pela EPM-Unifesp e pela Associação de Medicina Intensiva Brasileira (AMIB), e em Pediatria pela SBP. Médica da UTI Pediátrica do Hospital e Maternidade Celso Piero da Pontifícia Universidade Católica (PUC) de Campinas.

Renata Bernardes de Oliveira

Mestre em Ciências Aplicadas à Pediatria pela EPM-Unifesp. Nutricionista do CREIM da EPM-Unifesp.

Renata Cristina do Amaral

Farmacêutica Especialista em Atenção Farmacêutica e Farmacoterapia Clínica pelo Instituto de Pós-graduação de São Paulo (IPOG–SP).

Roseli Oselka Saccardo Sarni

Doutora em Medicina pela EPM-Unifesp. Médica-assistente da Disciplina Alergia e Imunologia do Departamento de Pediatria da EPM-Unifesp. Professora-assistente da Faculdade de Medicina do ABC.

Rose Vega Patin

Especialista em Nutrição Materno-infantil pela EPM-Unifesp. Mestre em Ciências Aplicadas à Pediatria na Área de Nutrição pela EPM-Unifesp. Doutora em Ciências pelo Programa de Pós-graduação em Nutrição da EPM-Unifesp.

Sandra Obikawa Kyosen

Especialista em Genética Médica pela Unifesp. Mestre em Pediatria e Ciências Aplicadas à Pediatria pela Unifesp.

Silvana Gomes Benzecry

Especialista em Pediatria e Nutrologia Pediátrica pela EPM-Unifesp. Mestre em Pediatria pela EPM-Unifesp. Professora Titular da Disciplina Pediatria do Departamento de Saúde da Criança da Universidade do Estado do Amazonas.

Simone Brasil de Oliveira Iglesias

Especialista em Terapia Intensiva Pediátrica pela EPM-Unifesp, em Terapia Nutricional Enteral e Parental pela SBP e em Bioética pela Faculdade de Medicina da USP (FMUSP). Doutora em Pediatria e Ciências Aplicadas à Pediatria pela EPM--Unifesp. Médica-assistente da Unidade de Cuidados Pediátricos do Hospital São Paulo. Coordenadora da Comissão de Bioética do Departamento de Pediatria da EPM-Unifesp.

Soraia Tahan

Profesora Adjunta e Vice-chefe da Disciplina Gastroenterologia Pediátrica da EPM--Unifesp.

Susyane Vieira de Oliveira

Especialista em Terapia Intensiva Pediátrica e em Nutrologia Pediátrica. Coordenadora da Equipe Multiprofissional de Terapia Nutricional (EMTN) do Hospital Geral de Guarulhos e do Hospital Municipal da Criança e do Adolescente de Guarulhos.

Vera Lucia Sdepanian

Mestre em Pediatria e Doutora em Medicina pela EPM-Unifesp. Pós-doutora em Gastroenterologia Pediátrica pela Universidade de Maryland, EUA. Professora Adjunta e Chefe da Disciplina Gastroenterologia Pediátrica do Departamento de Pediatria da EPM-Unifesp. Presidente do Departamento de Gastroenterologia da SBP. Vice-presidente da Sociedade Latino Americana de Gastroenterologia, Hepatologia e Nutrição Pediátrica.

Sumário

Apresentação XV

Prefácio XVII

1. Avaliação nutricional 1

2. Medidas e índices antropométricos 17

3. Ingestão dietética de referência para micronutrientes,
   macronutrientes e energia 31

4. Monitoração nutricional e metabólica na criança em estado grave 41

5. Nutrição enteral 53

6. Nutrição parenteral 77

7. Distúrbios hidroeletrolíticos 93

XII Manual de terapia nutricional pediátrica

8 Terapia nutricional em situações especiais

    8.1. Cardiopatias...115

    8.2. Desnutrição energético-proteica moderada e grave..............125

    8.3. Diarreia aguda e persistente na criança.......................141

    8.4. Fibrose cística...157

    8.5. Doença celíaca...165

    8.6. Erros inatos do metabolismo................................175

    8.7. Hepatopatias..191

    8.8. Doença renal crônica.....................................201

    8.9. Terapia nutricional na síndrome do intestino curto.............233

    8.10. Terapia nutricional no neuropata..........................245

    8.11. Suporte nutricional no pré e pós-operatório..................255

    8.12. Recém-nascido prematuro................................263

    8.13. Estresse metabólico.....................................283

    8.14. Terapia nutricional na SIDA..............................299

9 Soluções para terapia nutricional parenteral em pediatria..............309

10 Balanço hídrico e cálculo da osmolaridade da nutrição parenteral......327

Índice remissivo..333

Conteúdo adicional

1. Índices antropométricos
2. Medidas antropométricas
3. Exames laboratoriais
4. Fórmulas infantis e dietas enterais
5. Suplementos vitamínicos
6. Aditivos, espessantes e módulos
7. Suplementos alimentares

Para acessar o conteúdo adicional deste livro, utilize o
código-chave impresso na guarda (verso da capa)
e cadastre-se em www.manoleeducacao.com.br

Apresentação

Manual de terapia nutricional pediátrica tem como equipe autoral consagrados pediatras-nutrólogos que participam das atividades na Disciplina Nutrologia do Departamento de Pediatria da Escola Paulista de Medicina da Universidade Federal de São Paulo (EPM-Unifesp).

Os autores quiseram deliberadamente permanecer práticos e oferecer um livro objetivo para profissionais da área da saúde verdadeiramente interessados em aprimorar seus conhecimentos e que necessitem de uma fonte de informações atual sobre as práticas de terapia nutricional em crianças e adolescentes.

Para escrevê-lo, os autores contaram com a colaboração de membros da Disciplina Nutrologia e outros especialistas do Departamento de Pediatria da EPM-Unifesp, com vasta experiência acumulada em matéria de diagnóstico e tratamento dos distúrbios nutricionais.

Poucos setores da Medicina, e em particular da Pediatria, estão submetidos a uma velocidade de renovação de conhecimentos tão elevada como a observada em Nutrição e Metabolismo Infantil. Por essa razão, esta obra presta orientação e atualização aos colegas que atuam em terapia nutricional, atingindo sua finalidade e encorajando-os na mais pura tradição da atenção à saúde infantil.

Domingos Palma
Professor Adjunto Doutor do Departamento
de Pediatria da EPM-Unifesp

Prefácio

Agradeço a honra que me foi conferida pelos organizadores e autores ao me convidarem para prefaciar esta obra. Trata-se, sem dúvida, do mais seleto grupo da Nutrologia brasileira, que se reuniu para realizar um trabalho absolutamente marcante, que passará a ser fonte bibliográfica obrigatória para todos os que atuam na área.

A abordagem abrangente dos assuntos permite a quem atende pacientes necessitados de terapia nutricional atuar com segurança e controle, assim como estudantes da área devem ter este livro como fonte permanente de consulta e estudo. Partindo de temas gerais, como a avaliação nutricional e a avaliação metabólica do paciente crítico, chega-se às situações particulares, nas quais são analisadas as condições próprias de doenças como fibrose cística, doença celíaca, hepatopatias, insuficiência renal crônica, pré e pós-operatório, prematuridade, neuropatias e erros inatos do metabolismo, que, por suas particularidades, propõem desafios importantes a quem atende esses pacientes. A inclusão de fórmulas e de tabelas como material anexo na plataforma Manole Educação permite, com facilidade, realizar a classificação nutricional dos pacientes e a prescrição da nutrição mais adequada.

Tenho certeza de que este *Manual* será aceito com entusiasmo pela área médica. Pela sua qualidade, deveria merecer divulgação além das fronteiras nacionais e passar a paradigma de conduta nesta área tão importante da Nutrologia.

Fabio Ancona Lopez
Professor Livre-docente do Departamento
de Pediatria da EPM-Unifesp

Avaliação nutricional

Roseli Oselka Saccardo Sarni
Fabíola Isabel Suano de Souza

INTRODUÇÃO

A avaliação do estado nutricional tem por objetivo determinar o crescimento e as proporções corporais de um indivíduo ou de uma comunidade, visando a estabelecer atitudes de intervenção. O planejamento adequado da terapia nutricional depende diretamente da avaliação e do monitoramento da condição nutricional. Dessa forma, é de fundamental importância a padronização da avaliação a ser utilizada para cada faixa etária, de modo a uniformizar os critérios empregados pelos profissionais de saúde.

O procedimento permite identificar pacientes desnutridos ou em risco nutricional, que são mais suscetíveis a complicações e necessitam de terapia nutricional individualizada, possibilitando, ainda, a identificação de carências nutricionais específicas.

A antropometria, que consiste na aferição das dimensões físicas e da composição global do corpo, é o método isolado mais utilizado em estudos populacionais, clínicos e de intervenção, sobretudo na infância e na adolescência, pela facilidade de execução, pelo baixo custo e pela inocuidade. Sua maior desvantagem é que, isoladamente, não identifica deficiências específicas, como deficiência de cálcio, hipovitaminose A e anemia ferropriva, nutrientes muitas vezes deficientes nas dietas das crianças e dos adolescentes.

Na avaliação individualizada do estado nutricional dos pacientes, alguns parâmetros devem ser considerados, como história clínica e alimentar detalhada e pesquisa de antecedentes pessoais e familiares (Tabela 1), anamnese alimentar atual, exame físico contemplando a pesquisa de carências nutricionais específicas, antropometria, exames bioquímicos e de imagem.

Tabela 1 Parâmetros aferidos durante a anamnese para avaliação da condição nutricional

Gestação
Estado nutricional prévio e ganho de peso durante a gestação
Doenças associadas (hipertensão, diabetes, hemorragias, anemia e infecções)
Uso de medicamentos e de suplementos vitamínicos e minerais
Tabagismo, etilismo ou uso de drogas ilícitas
Período neonatal
Peso, comprimento e perímetro cefálico ao nascer
Intercorrências ou doenças no primeiro mês de vida
Aleitamento materno
Fase de lactente (1 a 2 anos)
Aleitamento materno
Intercorrências (doenças, internações, cirurgias, entre outras)
História alimentar detalhada (introdução da alimentação complementar, diversidade e quantidade da alimentação oferecida, cuidados higiênicos com a preparação dos alimentos)
Uso de suplementos vitamínicos e minerais (ferro, flúor, vitamina D)
Condições de habitação e saneamento
Atividades da vida diária, incluindo as lúdicas (tipo e tempo destinado) e as sedentárias (TV, *videogame* e computador)
Desenvolvimento neuropsicomotor, cognitivo e social
Fase pré-escolar e escolar
Hábitos alimentares (qualidade e quantidade da alimentação oferecida)
Atividade física curricular e extracurricular (incluir atividades dos períodos de lazer)
Internações e doenças (infecciosas, anemia, desnutrição)
Presença de risco familiar de desenvolvimento de doenças crônicas não transmissíveis (obesidade, diabetes, doenças cardiovasculares e neoplasias, entre outras)
Adolescência
Avaliação do estadiamento puberal
(continua)

(continuação)
Percepção da imagem corporal
Comportamento: relacionamento com amigos e parentes, rendimento escolar, atividades físicas e de lazer e frequência em *fast-foods* e praças de alimentação
Hábitos alimentares
Atividade física curricular e extracurricular
Consumo de álcool, anabolizantes e suplementos, tabagismo e uso de drogas ilícitas

O exame clínico baseia-se na verificação de sinais nos tecidos epiteliais externos, como pele, olhos, cabelo e mucosa bucal, que estão relacionados com nutrição inadequada. O procedimento apresenta sensibilidade e especificidade reduzidas, principalmente porque os sinais clínicos de carências nutricionais apenas são observados em um período já avançado da deficiência, não prevendo a identificação da fase subclínica.

A anamnese nutricional é fundamental para que inferências sejam feitas sobre a adequação quantitativa e qualitativa da alimentação da criança e do adolescente. Sempre que for necessária maior precisão na caracterização dos nutrientes consumidos, deve-se recorrer a instrumentos mais elaborados e específicos, como o recordatório de 24 horas (R24 hs), o registro e a frequência alimentar, se possível, aplicados e interpretados por um nutricionista.

O R24 hs é o instrumento mais comumente empregado e consiste em uma entrevista na qual a criança (ou o adolescente) e a mãe recordam toda a alimentação ingerida nas 24 horas precedentes. Suas maiores limitações são refletir a alimentação de apenas um dia (que pode ser um dia atípico) e depender da memória dos entrevistados. Com o propósito de auxiliar no planejamento alimentar e na avaliação da ingestão de nutrientes para indivíduos saudáveis, de acordo com o gênero e o estágio de vida, os comitês de especialistas do Food and Nutrition Board, o Institute of Medicine (IOM) da National Academy of Sciences, nos Estados Unidos, e o Health, no Canadá, desenvolveram publicações que abordam o desenvolvimento e a aplicação dos valores de referência de ingestão dietética (*dietary reference intakes* – DRI) para a população saudável americana e canadense.

As DRI consistem em um conjunto de quatro valores de referência de ingestão de nutrientes que incorporam as recomendações dietéticas:

- □ necessidade média estimada (*estimated average requirement* – EAR);
- □ ingestão dietética recomendada (*recommended dietary allowance* – RDA);

- ☐ ingestão adequada (*adequate intake* – AI);
- ☐ limite máximo de ingestão tolerável, sem que haja eventos adversos à saúde (*tolerable upper intake level* – UL).

Não há valores de referência propostos em situações de doença.

PARÂMETROS ANTROPOMÉTRICOS

Os parâmetros antropométricos usualmente utilizados para avaliar a condição nutricional de crianças são peso e estatura (altura ou comprimento). Os perímetros cefálico, torácico, braquial e abdominal, as dobras cutâneas e as medidas de segmentos corporais em pacientes com limitações físicas também podem ser utilizados. Os valores desses dados antropométricos devem ser sempre analisados em função da idade e do sexo da criança, que são os principais determinantes de sua evolução. Apesar de serem procedimentos corriqueiros e simples, devem ser aplicados cuidadosamente, de forma padronizada, e os instrumentos utilizados devem ser periodicamente calibrados e aferidos.

A partir da aferição do peso e da altura, conforme preconizado pela Organização Mundial da Saúde (OMS) em 1995, podem ser calculados os índices antropométricos: peso/idade, estatura/idade, peso/estatura e índice de massa corporal (IMC – peso, em kilogramas, dividido pela estatura, em metros, elevada ao quadrado).

Como aferir o peso?

O peso de crianças de 0 a 23 meses de idade deve ser aferido com a criança completamente despida, utilizando-se balança do tipo "pesa-bebê", mecânica ou eletrônica, de grande precisão, com divisões de 10 g e capacidade para até 16 kg.

Para crianças com idade superior a 24 meses, utilizam-se balanças do tipo plataforma para adultos, com divisões de, no mínimo, 100 g. A criança deve ser posicionada de costas para o medidor da balança, no centro do equipamento, descalça, com o mínimo possível de roupas, ereta, com os pés juntos e os braços estendidos ao longo do corpo. Deve ser mantida parada nessa posição até que se complete a aferição.

A aferição periódica da balança, realizada por assistência técnica credenciada pelo Instituto Nacional de Metrologia, Normalização e Qualidade Industrial (Inmetro), é de extrema importância para a confiabilidade dos dados coletados.

Como aferir a estatura (comprimento/altura)?

Na faixa etária de 0 a 23 meses, o comprimento deve ser aferido com a criança deitada e com o auxílio de régua antropométrica sobre uma superfície plana. Para se efetuar a leitura da medida, a criança deve estar completamente despida e descalça, e o procedimento deve contar com a participação de dois examinadores (mãe e profissional).

Para medir a altura de uma criança com mais de 2 anos de idade, deve-se mantê-la em pé e fazer a aferição preferencialmente com estadiômetro de parede. É importante que o antropômetro vertical esteja fixado em uma parede lisa e sem rodapé e posicionado a uma distância correta do chão, de modo a garantir a leitura fidedigna da estatura. A criança deve estar descalça e ser colocada no centro do equipamento, com a cabeça livre de adereços, em pé, ereta, com os braços estendidos ao longo do corpo, a cabeça erguida, olhando para um ponto fixo na altura dos olhos. Os calcanhares, os ombros e as nádegas devem estar em contato com o antropômetro; as porções internas dos ossos dos calcanhares devem se tocar, bem como a parte interna dos joelhos; os pés unidos devem formar um ângulo reto com as pernas. À semelhança da aferição do comprimento, a medida correta exige precisão até do milímetro; contudo, para evitar erros de medição, aconselha-se arredondar o valor obtido para o meio centímetro mais próximo, quando necessário (p.ex., 110,2 cm é considerado 110 cm por aproximação, assim como 131,8 cm é considerado 132 cm).

Para crianças com limitações físicas na faixa etária de 2 a 12 anos, as medidas de segmentos dos membros superiores e inferiores permitem estimar a estatura com a utilização de equações propostas por Stevenson (1995). As medidas de segmento utilizadas são:

- □ comprimento superior do braço (CSB): distância do acrômio até a cabeça do rádio, medida com o membro superior fletido a 90°;
- □ comprimento tibial (CT): distância da borda superomedial da tíbia até a borda do maléolo medial inferior, feita com fita inextensível;
- □ comprimento do membro inferior a partir do joelho (CJ): distância do joelho ao tornozelo.

Usando-se as medidas dos segmentos, são empregadas, para estimativa da estatura, as fórmulas mostradas na Tabela 2.

Tabela 2 Fórmulas para estimativa da estatura a partir de segmentos corpóreos

Medida do segmento	Estatura estimada (cm)	Desvio-padrão (cm)
Comprimento superior do braço	E = (4,35 × CSB) + 21,8	± 1,7
Comprimento tibial	E = (3,26 × CT) + 30,8	± 1,4
Comprimento a partir do joelho	E = (2,69 × CJ) + 24,2	± 1,1

Fonte: Stevenson, 1995.

ÍNDICES E REFERENCIAIS ANTROPOMÉTRICOS

O índice estatura/idade expressa o crescimento linear e indica se a criança tem o crescimento comprometido em processo de longa duração (*stunting*). O índice peso/estatura dispensa dados sobre a idade e expressa a harmonia entre as dimensões da massa corporal e a estatura. É utilizado tanto para identificar o emagrecimento (*wasting*) quanto o excesso de peso da criança.

O índice peso/idade é adequado para o acompanhamento do ganho ponderal e reflete a situação global da criança, mas não diferencia o comprometimento nutricional atual (ou agudo) dos pregressos (ou crônicos), podendo fornecer um falso diagnóstico de comprometimento nutricional em crianças com baixo peso ao nascer. Por isso, é importante complementar essa avaliação com outro índice antropométrico.

O índice de massa corpórea (IMC), utilizado principalmente para identificar o excesso de peso em crianças e adolescentes, tem a vantagem de ser um índice empregado também em outras fases da vida. O IMC para idade é recomendado internacionalmente no diagnóstico individual e coletivo dos distúrbios nutricionais. Foi validado como indicador de gordura corporal total nos percentis superiores e proporciona continuidade em relação ao indicador utilizado entre adultos.

Para estabelecer a comparação de um conjunto de medidas antropométricas com um padrão de referência, várias escalas podem ser utilizadas, sendo as mais comuns o percentil e o escore z. Os percentis são derivados da distribuição em ordem crescente dos valores de um parâmetro observado para determinada idade ou sexo, ou seja, a classificação de uma criança em um determinado percentil permite estimar quantas crianças com mesma idade e sexo são maiores ou menores que ela em relação ao parâmetro avaliado. O escore z significa, em termos práticos, o número de desvios-padrão que o dado obtido está afastado de sua mediana de referência.

Os índices antropométricos adotados pelo Ministério da Saúde e pela Sociedade Brasileira de Pediatria (SBP), sob a forma de escore z, na avaliação do estado nutricional de crianças e adolescentes, são mostrados na Tabela 3.

Tabela 3 Índices antropométricos adotados pelo Ministério da Saúde e pela SBP

Faixa etária	Crianças (0 a 5 anos incompletos)	Crianças (5 a 10 anos incompletos)	Adolescentes (10 a 19 anos)
Índice antropométrico	Peso para idade	Peso para idade	–
	Peso para estatura	–	–
	IMC para idade	IMC para idade	IMC para idade
	Estatura para idade	Estatura para idade	Estatura para idade

IMC: índice de massa corporal.

Sobre o uso de curvas de referência na avaliação do estado nutricional, o Ministério da Saúde e a SBP adotam as recomendações da OMS. Assim, para crianças menores de 5 anos de idade, recomenda-se a utilização do referencial internacional da OMS lançado em 2006, que já consta na caderneta de saúde da criança. Para crianças a partir de 5 anos de idade e adolescentes, recomenda--se o uso do referencial internacional da OMS lançado em 2007, também já incorporado à recém-lançada caderneta de saúde do adolescente.

As curvas publicadas pela OMS em 2006 indicam o crescimento de crianças que vivem em ambientes socioeconômicos adequados e foram submetidas a cuidados de saúde e alimentação compatíveis com um desenvolvimento sadio. Dessa forma, as curvas são prescritivas e têm como objetivo descrever como deve crescer uma criança sadia.

As curvas de avaliação do crescimento de crianças e adolescentes dos 5 aos 19 anos representam uma reanálise dos dados do National Center for Health Statistics (NCHS), de 1977, que contou com um alisamento das curvas no período de transição entre os menores de 5 anos de idade, incorporando parte dos dados dos indivíduos avaliados no estudo-base de 2006. Houve, também, tratamento estatístico semelhante às de 2006.

Para o diagnóstico antropométrico, é adotada a nomenclatura recomendada pela OMS, pontos de corte para cada faixa de percentil ou escore z.

Em adolescentes, recomenda-se a avaliação do estadiamento puberal de acordo com o proposto por Tanner. A Figura 1 ilustra o comportamento da velocidade de crescimento estatural, em cm/ano, em função do estadiamento puberal.

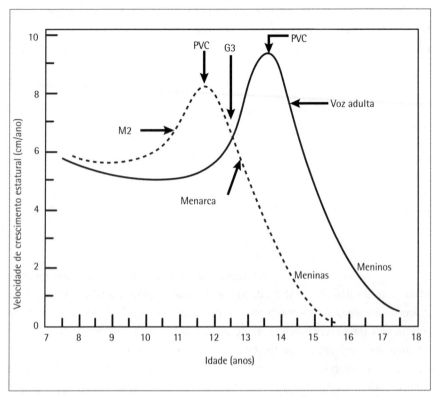

Figura 1 Velocidade de crescimento estatural em função do estadiamento puberal
M2: mama no estádio M2; PVC: pico de velocidade de crescimento; G3: testículos no estádio G3.
Fonte: WHO, 1995.

Em crianças nascidas prematuramente, a interpretação das medidas antropométricas deve ser realizada tomando-se por base a idade corrigida para 40 semanas, e não levando em conta apenas a idade cronológica. Esse ajuste deve ser feito para peso, estatura e perímetro cefálico até 24 meses.

Para crianças hospitalizadas com menos de 2 anos de idade, recomendam-se a avaliação nutricional ao ingresso e o monitoramento por meio da aferição diária do peso e semanal da estatura e do perímetro cefálico, com registro dos dados em gráfico sequencial. Para crianças acima de 2 anos de idade, recomendam-se a avaliação nutricional ao ingresso e o monitoramento por meio da aferição semanal do peso e mensal da estatura. Esse monitoramento pode ser feito em intervalos menores, dependendo do comprometimento do estado nutricional no momento em que a criança chegou ao hospital ou da gravidade da doença de base.

Avaliação do incremento de peso em lactentes

Em lactentes, especialmente nos primeiros meses de vida, a avaliação do incremento de peso (gramas/dia) é importante não apenas para a avaliação nutricional, mas também para estabelecimento de condutas em relação à alimentação [p.ex., em crianças em aleitamento materno exclusivo, além da avaliação de outros parâmetros (diurese, evacuações, etc.), o ganho ponderal pode guiar o clínico quanto à necessidade de reforçar as orientações relacionadas à amamentação]. A Tabela 4 mostra a distribuição em escore z do ganho ponderal com base no referencial da OMS (2006).

Tabela 4 Distribuição em escore z do incremento de peso (g/dia) em meninos e meninas

Idade (meses)	Escore z		
	Meninos		
	-1	0	+1
0 a 1	24,5	36,5	44,0
1 a 2	30,0	40,0	50,5
2 a 3	19,5	27,0	35,5
3 a 4	14,0	20,5	28,0
4 a 5	10,0	17,5	25,0
5 a 6	7,5	14,0	21,0
Idade (meses)	Escore z		
	Meninas		
	-1	0	+1
0 a 1	22,0	33,5	41,5
1 a 2	25,0	33,5	45,0
2 a 3	17,0	24,0	31,5
3 a 4	13,0	20,0	26,5
4 a 5	10,0	20,0	26,5
5 a 6	7,0	13,5	20,0

Fonte: OMS, 2006.

EXAMES BIOQUÍMICOS

Os exames bioquímicos (biomarcadores) podem auxiliar na avaliação de risco, diagnóstico e acompanhamento nutricional de crianças e adolescentes. É importante ressaltar que a interpretação dos seus resultados deve sempre levar em conta a condição clínica e nutricional prévia da criança e a presença de resposta inflamatória (Tabela 5) e estado de hidratação.*

Os exames mais solicitados para complementar a avaliação nutricional são os que evidenciam as alterações nas proteínas séricas, vitaminas, oligoelementos e índices hematimétricos.

Proteínas

A avaliação do estoque de proteínas pode ser realizada por meio da análise laboratorial das concentrações séricas de algumas proteínas viscerais, como albumina, pré-albumina, proteína transportadora de retinol (Tabela 5), entre outras. Alguns cuidados devem ser considerados quanto à interpretação dos valores obtidos:

- conhecer a meia-vida de cada uma das proteínas permite a interpretação correta dos resultados obtidos (produção – degradação);
- identificar se a criança está em fase aguda da resposta inflamatória, o que modifica a interpretação dos resultados na avaliação da condição nutricional. Por exemplo: independentemente do estado nutricional do indivíduo (desnutrido ou obeso), na fase aguda de um processo inflamatório grave, as concentrações séricas de albumina estão diminuídas;
- análises das concentrações séricas das proteínas de fase aguda são mais esclarecedoras do que avaliações isoladas;
- avaliar se há alterações em relação à distribuição hídrica e à hidratação.

Tabela 5 Proteínas séricas que podem ser utilizadas na avaliação da condição nutricional

Exame	Meia-vida	Valores normais	Considerações
Albumina	18 a 20 dias	Pré-termo: 2,5 a 4,5 g/dL Termo: 2,5 a 5 g/dL 1 a 3 meses: 3 a 4,2 g/dL 3 a 12 meses: 2,7 a 5 g/dL > 1 ano: 3,2 a 5 g/dL	↓ Resposta na fase aguda (infecção, inflamação, trauma) ↓ Disfunção hepática, renal, enteropatia perdedora de proteína Alterada pela hidratação
Pré-albumina	2 a 3 dias	20 a 50 mg/dL	↓ Disfunção hepática, fibrose cística, hipertireoidismo, infecção e trauma

(continua)

---

*   As concentrações séricas e plasmáticas de micronutrientes podem sofrer influência da resposta inflamatória sistêmica, devendo ser interpretadas em conjunto com marcadores de processos inflamatórios sistêmicos.

			(continuação)
Transferrina	8 a 9 dias	180 a 260 mg/dL	↓ Inflamação, disfunção hepática ↑ Deficiência de ferro Alterada pela hidratação
Proteína transportadora de retinol	12 horas	30 a 40 µg/mL	↓ Disfunção hepática, deficiência de zinco e vitamina A, infecção ↑ Doença renal

Vitaminas, oligoelementos e minerais

As alterações das concentrações de vitaminas e oligoelementos no sangue antecedem o aparecimento dos sinais clínicos de carência ou excesso nas crianças e nos adolescentes. Portanto, a avaliação por exames bioquímicos (Tabelas 6 e 7) possibilita a detecção de distúrbios em grupos de risco (com antecedentes familiares positivos ou anamnese nutricional sugestiva, como anemia – em lactentes – e deficiência de vitaminas lipossolúveis – p.ex., fibrose cística) antes mesmo de os primeiros sinais clínicos aparecerem, permitindo a intervenção e o tratamento precoces. Resposta inflamatória e alterações no metabolismo hídrico podem interferir na interpretação dos resultados.

Tabela 6 Testes laboratoriais utilizados para a avaliação nutricional

Exame	Valores normais*	Considerações na interpretação
Retinol plasmático	> 1,05 µmol/L	↓ Na disfunção hepática e quando há deficiência de zinco
Zinco plasmático	> 70 µg/dL	↓ Na vigência de hipoalbuminemia
Vitamina E sérica	< 11 anos: 7 a 35 µmol/L > 11 anos: 14 a 42 µmol/L	Influenciada pelo perfil lipídico (realizar ajuste de vitamina E: colesterol + triglicérides)
Vitamina D (25-OH plasmático)	Verão: 15 a 80 µg/dL Inverno: 14 a 42 µg/dL	↓ Com a utilização de medicamentos anticonvulsivantes
Vitamina C plasmática	22,7 a 85,2 µmol/L	
Vitamina B12	147 a 616 pmol/L	↓ Com a utilização de fenitoína, inibidores de bomba de prótons, neomicina e na deficiência de folato
Vitamina B6 (piridoxina no plasma)	14,6 a 72,8 nmol/L	↓ Com a utilização de isoniazida
		(continua)

		(continuação)
Folato sérico	Neonatos: 11 a 147 nmol/L Lactentes: 34 a 125 nmol/L 2 a 16 anos: 11 a 48 nmol/L > 16 anos: 7 a 45 nmol/L	Metotrexato, fenitoína e sulfassalazina antagonizam a utilização do folato
Cálcio total	8 a 10,5 mg/dL	Não reflete de forma direta os estoques corporais e está ↓ na hipoalbuminemia
Cálcio ionizável	1,20 a 1,37 mmol/L	
Fósforo	4 a 7 mg/dL	Sofre queda importante na síndrome de realimentação, que pode acontecer em crianças com desnutrição no início da terapia nutricional
Magnésio sérico	1,8 a 2,5 mg/dL	↓ Na presença de hipoalbuminemia
Fosfatase alcalina	250 a 950 U/L	Marcador do metabolismo de cálcio

*Os valores dependem dos métodos laboratoriais utilizados.
Fonte: SBP, 2009.

Tabela 7 Valores habitualmente utilizados para abordagem de anemia e deficiência de ferro

Exame laboratorial	Valores*	Descrição
Hemoglobina (mg/dL)	< 11	Indicativo de anemia
Hematócrito (%)	< 33	Indicativo de anemia
Volume corpuscular médio (fL)	< 75	Indicativo de anemia microcítica
Índice de saturação de transferrina (%)	< 12	Depleção do ferro funcional
Capacidade de ligação do ferro total (mcg/dL)	< 200	Indicativo da presença de doença infecciosa e/ou inflamatória
Ferritina (ng/mL)	< 12	Depleção dos estoques de ferro
Receptor de transferrina (nmol/L)	> 28	Depleção de ferro funcional

*Os pontos de corte podem variar de acordo com a faixa etária.
Fonte: SBP, 2009.

Os exames bioquímicos em associação com métodos dietéticos e exame clínico auxiliam no diagnóstico do estado nutricional da criança e do adolescente em situações de saúde ou doença, e sua análise deve levar em conta a condição clínica do indivíduo e outros fatores que podem influenciar a sua interpretação.

IDENTIFICAÇÃO DO RISCO NUTRICIONAL

Por enquanto, não há um consenso a respeito do método ideal para identificar, no momento da admissão, crianças em risco de desenvolver desnutrição durante o período de hospitalização. Há, na literatura, alguns métodos de triagem disponíveis. Detsky et al. (1987) desenvolveram o *Subjective Global Nutritional Assessment*, um método para identificar o risco cirúrgico em adultos, que posteriormente foi adaptado por Secker, Jeejeebhoy et al. (2007) para a faixa etária pediátrica. Os autores avaliaram prospectivamente o estado nutricional de crianças no pré-operatório, antes de serem submetidas a cirurgias torácicas ou abdominais. O método utilizou exame físico relacionado a nutrição, alterações recentes de peso e estatura, estatura dos pais, ingestão dietética, frequência e duração de sintomas gastrointestinais e capacidade funcional. A interpretação dessas observações permitiu classificar o estado nutricional e predizer o risco de infecção durante a internação hospitalar.

Sermet-Gaudelus et al. (2000) desenvolveram o *Pediatric Nutritional Risk Score* e o *Subjective Global Nutritional Assessment* com a finalidade de identificar crianças em risco para desnutrição durante a hospitalização. Os autores avaliaram um grupo de crianças com diagnósticos diversos nas primeiras 48 horas de internação, e uma análise multivariada indicou que ingestão alimentar inferior a 50%, dor e um grupo específico de doenças foram associados com perda de peso superior a 2%.

Gerasimidis et al. desenvolveram o *Paediatric Yorkhill Malnutrition Score*, uma avaliação feita em quatro estágios e baseada em quatro questões, considerando o IMC atual, perda de peso recente e a diminuição na ingestão de alimentos na semana que precedeu a internação. A validade do instrumento foi comparada à avaliação nutricional objetiva completa. Dos 247 pacientes avaliados (entre 1 e 16 anos de idade), identificou-se desnutrição por critérios objetivos em 59% deles. O instrumento foi capaz de identificar risco elevado para desnutrição em 47% dos indivíduos. Não há outros estudos que avaliem a aplicação do instrumento.

Hulst et al. desenvolveram o *STRONGkids*, um método simples para identificação do risco nutricional, testado em um estudo multicêntrico conduzido na Holanda. Consiste em quatro itens: risco relacionado à doença, ingestão, perda de peso e avaliação subjetiva global. As quatro questões são preenchidas exatamente no momento da admissão. Com essa ferramenta, o risco pode ser imediatamente calculado. Pesquisa feita na Holanda revelou que, em 98% das 424 crianças incluídas, o método foi aplicado com êxito. Houve associação significativa entre a identificação de risco nutricional elevado pelo instrumento e o escore z de peso para estatura negativo com o aumento no tempo de hospitalização. O instrumento parece exequível e de fácil aplicação; entretanto, há a necessidade de testar sua aplicabilidade no Brasil.

BIBLIOGRAFIA

1. Brasil. Ministério da Saúde. Secretaria de Políticas de Saúde. Departamento de Atenção Básica. Saúde da Criança: acompanhamento do crescimento e desenvolvimento infantil. Brasília: Ministério da Saúde, 2002. p.100.
2. de Onis M, Onyango AW, Borghi E, Siyam A, Nishida C, Jonathan Siekmann J. Development of a WHO growth reference for school-aged children and adolescents. Bull WHO 2007; 85:660-7.
3. Detsky AS, McLaughlin JR, Baker JP, Johnston N, Whittaker S, Mendelson RA et al. What is subjective global assessment of nutritional status? JPEN 1987;11:8-13.
4. Feferbaum R, Delgado AF, Zamberlan P, Leone C. Challenges of nutritional assessment in pediatric ICU. Curr Opin Nutr Metab Care 2009; 12:245-50.
5. Frisancho AR. Anthropometric standards for assesment of growth and nutricional status. Ann Arbor: The University of Michigan Press, 1990.
6. Gerasimidis K, Keane O, Macleod I, Flynn DM, Wright CM. A four-stage evaluation of the Paediatric Yorkhill Malnutrition Score in a tertiary paediatric hospital and a district general hospital. Br J Nutr 2010; 104(5):751-6.
7. Greer FR. Update on nutritional recommendations for the pediatric patient. Adv Pediatr 2011; 58:27-39.
8. Hulst JM, Zwart H, Hop WC, Joosten KF. Dutch national survey to test the STRONGkids nutritional risk screening tool in hospitalized children. Clin Nutr 2010; 29: 106-11.
9. Joosten KFM, Hulst JM. Malnutrition in pediatric hospital patients: current issues. Nutrition 2011; 27:133-7.
10. Koletzko B. Pediatric nutrition in practice. Switzerland: Karger, 2008. p.305.
11. McCarthy H, McNulty H, Dixon M, Eaton-Evans MJ. Screening for nutrition risk in children: the validation of a new tool. J Hum Nutr Diet 2008; 21:395-6.
12. Onis M, Garza C, Onyango AW, Martorell. WHO child growth standards. Acta Paediatr Suppl 2006; 450:6-101.
13. Parsons HG, George MA, Innis SM. Growth assessment in clinical practice: whose growth curve? Curr Gastroenterol Rep 2011; 13:286-92.
14. Secker DJ, Jeejeebhoy KN. Subjective global assessment for children. Am J Clin Nutr 2007; 85:1083-9.
15. Sermet-Gaudelus I, Poisson-Salomon AS, Colomb V, Brusset MC, Mosser F, Berrier F et al. Simple pediatric nutritional risk score to identify children at risk of malnutrition. Am J Clin Nutr 2000; 72:64-70.

16. Sigulem DM, Devincenzi UM, Lessa AC. Diagnóstico do estado nutricional da criança e do adolescente. J Pediatr 2000; 76:275-84.

17. Sociedade Brasileira de Pediatria. Avaliação nutricional da criança e do adolescente – manual de orientação/SBP. Departamento de nutrologia – São Paulo: SBP. Departamento de Nutrologia, 2009. p.112.

18. Sperandio N, Sant'Ana LFR, Franceschini SCC, Priore SE. Comparação do estado nutricional infantil com utilização de diferentes curvas de crescimento. Rev Nutr 2011; 24:565-74.

19. Stevenson RD. Use of segmental measures to estimate stature in children with cerebral palsy. Arch Pediatr Adolesc Med 1995; 149:658-62.

20. WHO. Expert Committee on Physical Status: the use and interpretation of anthropometry physical status: report of a WHO expert committee. WHO technical report series, 854. Geneva: WHO, 1995. p.452.

21. WHO Multicentre Growth Reference Study Group – WHO Child Growth Standards based on length/height, weight and age. In: De Onis M, Garza C, Onyango AW, Martorell R (eds.). WHO Child Growth Standards, Acta Paediatrica, 2006; 95(suppl 450):76-85.

2

Medidas e índices antropométricos

Camila Pugliese
Cristiane Chiantelli Cláudio
Belisa Souza

INTRODUÇÃO

As medidas antropométricas mais utilizadas são peso, estatura, circunferências e dobras cutâneas. Algumas situações, como nas limitações físicas, podem necessitar de métodos de avaliação nutricional alternativos.[1] Quando há impossibilidade de aferição da estatura, deve-se estimá-la com a utilização de equações propostas por Stevenson (1995).[2] Nesses casos, são realizadas medidas de segmento de membros superiores e inferiores para estimativa da estatura do paciente, a fim de melhor avaliá-lo.[2]

Em crianças prematuras, deve-se corrigir a idade para 40 semanas para realizar a interpretação das medidas antropométricas. Essa correção deve ser feita para peso, estatura e perímetro cefálico até 24 meses de idade da criança.[3,4]

Apesar de as medidas antropométricas serem procedimentos de simples execução, é necessário seguir uma padronização, a fim de aplicar a técnica correta de forma precisa, confiável e eficaz. É fundamental que as medições sejam feitas criteriosamente e que os equipamentos sejam calibrados sempre que necessário.[3,4]

PESO

Para a aferição do peso de crianças entre 0 e 23 meses, utiliza-se a balança do tipo "pesa-bebê", mecânica ou eletrônica, com divisões de 10 gramas e capacidade para até 16 kg. A balança deve estar situada em uma superfície plana e fixa. A criança deve estar despida, descalça e posicionada no centro da balança, e a leitura deve ser feita no momento em que a criança estiver calma e parada. Para crianças acima de 24 meses de idade, utilizam-se balanças do tipo plataforma com graduações a cada 100 gramas, com a criança despida (ou com o mínimo possível de roupa), descalça, ereta, com os pés juntos e bem apoiados no centro e braços estendidos ao longo do corpo.[3,4]

ESTATURA

Para crianças entre 0 e 23 meses

A aferição do comprimento deve ser realizada com régua milimetrada específica para essa medida. A criança deve estar deitada em superfície plana, despida, descalça, livre de adereços na cabeça e ser auxiliada pela mãe ou responsável (Figura 1).[3] O Ministério da Saúde recomenda os seguintes passos para obtenção correta do valor da estatura:[5]

- □ 1º passo: deitar a criança no centro do antropômetro, descalça e com a cabeça livre de adereços. Com a ajuda da mãe ou de outra pessoa, apoiar a cabeça firmemente contra a parte fixa do equipamento, manter o pescoço reto, o queixo afastado do peito e os ombros totalmente em contato com a superfície de apoio do antropômetro;
- □ 2º passo: os braços devem ficar estendidos ao longo do corpo;
- □ 3º passo: as nádegas e os calcanhares da criança devem estar em pleno contato com a superfície que apoia o antropômetro;
- □ 4º passo: pressionar os joelhos da criança para baixo com uma das mãos, de modo que eles fiquem estendidos. Juntar os pés, fazendo um ângulo reto com as pernas. Levar a parte móvel do equipamento até a planta dos pés, cuidando para que não se mexam;
- □ 5º passo: fazer a leitura do comprimento, desde que a criança não tenha se movido da posição indicada;
- □ 6º passo: anotar o valor obtido.

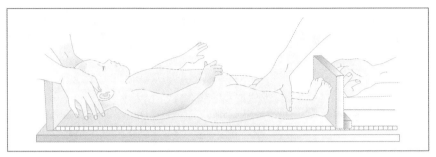

Figura 1 Técnica adequada para medir o comprimento do lactente.
Fonte: Frisancho, 1990.[5]

Crianças acima de 2 anos

A estatura deve ser medida preferencialmente com estadiômetro de parede, que deve estar fixo em uma superfície lisa e sem rodapés, a uma distância correta do chão, para garantir precisão na medida. A criança deve estar em posição vertical e com os pés unidos, encostando os ossos internos dos calcanhares de maneira a formar um ângulo reto com as pernas. Os braços devem estar estendidos ao longo do corpo, livre de adereços na cabeça; joelhos unidos na parte interna, posicionada no centro do equipamento; a cabeça erguida e o corpo ereto, olhando fixamente para o horizonte. Os calcanhares, os ombros e as nádegas devem estar encostados no antropômetro. A aferição deve levar em conta os milímetros do antropômetro.[3,4]

Crianças com limitações físicas na faixa etária de 2 a 12 anos

As medidas de segmentos dos membros superiores e inferiores permitem estimar a estatura com a utilização de equações propostas por Stevenson.[2] As medidas utilizadas são:

- comprimento superior do braço (CSB): distância do acrômio até a cabeça do rádio, medida com o membro superior fletido a 90°;
- comprimento tibial (CT): distância da borda superomedial da tíbia até a borda do maléolo medial inferior, feita com fita inextensível;
- comprimento do membro inferior a partir do joelho (CJ): distância do joelho ao tornozelo.

Usando-se as medidas dos segmentos, devem-se empregar as fórmulas da Tabela 1 e as técnicas descritas na Figura 2 para estimativa da estatura.

Tabela 1 Fórmulas para estimativa da estatura a partir de segmentos corpóreos

Medida do segmento	Estatura estimada (cm)	Desvio-padrão (cm)
CSB	E = (4,35 × CSB) + 21,8	± 1,7
CT	E = (3,26 × CT) + 30,8	± 1,4
CJ	E = (2,69 × CJ) + 24,2	± 1,1

CSB: comprimento superior do braço; CT: comprimento tibial; CJ: comprimento do membro inferior a partir do joelho.

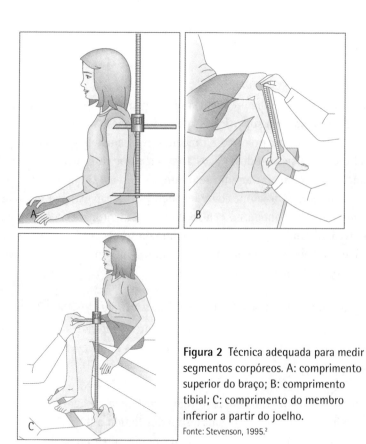

Figura 2 Técnica adequada para medir segmentos corpóreos. A: comprimento superior do braço; B: comprimento tibial; C: comprimento do membro inferior a partir do joelho.
Fonte: Stevenson, 1995.[2]

PERÍMETRO CEFÁLICO

O perímetro cefálico na criança de 0 a 2 anos reflete o crescimento cerebral e orienta quanto ao desenvolvimento, principalmente em crianças prematuras. Deve-se posicionar a fita métrica na porção posterior mais proeminente do crânio (occipício) e na parte frontal da cabeça (glabela).[3]

CIRCUNFERÊNCIA ABDOMINAL

A circunferência abdominal é bastante utilizada em crianças e adolescentes para avaliar a adiposidade central. Essa medida apresenta boa correlação com hipertensão arterial, dislipidemia e resistência insulínica. Há algumas formas de aferição dessa medida, porém a mais empregada é a que utiliza o ponto médio entre a última costela fixa e a crista ilíaca superior (cintura natural).[6]

CIRCUNFERÊNCIA BRAQUIAL

A circunferência braquial (Figura 3) é considerada uma medida complementar na avaliação nutricional do paciente. Assim, pode ser usada isoladamente para diagnosticar o estado nutricional da criança quando outros métodos não podem ser utilizados, por exemplo, nos casos de pacientes acamados, peso superestimado, edema localizado, entre outros. A desvantagem dessa aferição é que a medida de apenas um segmento corporal limita a obtenção de um diagnóstico global do paciente. É considerada uma medida que representa a somatória das áreas dos tecidos ósseo, muscular e adiposo.[7]

Essa medida tem boa aceitabilidade por ser simples, rápida e fácil de ser coletada. Baixo custo, maior cobertura populacional e replicabilidade também são fatores vantajosos.[7]

A medida deve ser realizada preferencialmente no braço direito relaxado e flexionado, formando um ângulo de 90° com o tórax. Marca-se o ponto médio entre o acrômio e o olécrano. Em seguida, o paciente deve estender o braço com a palma da mão voltada para a coxa. Com o auxílio de uma fita inelástica e milimetrada, faz-se a leitura da medida, de forma a não comprimir o braço nem deixar folgas.[7]

Para classificação da circunferência do braço, utiliza-se como referência a tabela em percentis proposta por Frisancho (1990).[5] A Organização Mundial da Saúde (OMS) disponibiliza as tabelas e as curvas separadas por sexo para crianças de 3 meses a 5 anos de idade, na forma de percentis e escore z com valores de circunferência do braço.[8]

DOBRAS CUTÂNEAS

As dobras cutâneas são medidas utilizadas para aferir e avaliar a adiposidade. A dobra mede as duas camadas de pele e a gordura subcutânea de um ponto específico. É um método de baixo custo para medição da gordura corporal total, já que metade dos conteúdos de gordura corporal localiza-se nos depósitos adiposos subcutâneos. É fundamental que os avaliadores sejam treinados para

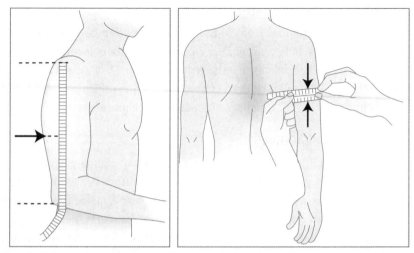

Figura 3 Técnica adequada para medir a circunferência braquial.
Fonte: Frisancho, 1990.[5]

essa técnica e os procedimentos, padronizados, já que existe grande variabilidade inter e intra-avaliadores. Em estados de edema e obesidade, são valores inconsistentes.[3]

A medida das dobras cutâneas deve ser aferida com um calibrador denominado adipômetro, paquímetro ou plicômetro, a uma pressão constante de 10 g/mm². As dobras mais utilizadas em crianças e adolescentes são a tricipital e a subescapular. Para classificação, existem tabelas com os valores em percentis para cada uma das medidas ou com a somatória das duas.[3]

As instruções gerais para a medida das dobras são:

- identificar e marcar o local a ser medido;
- segurar a prega formada por pele e tecido adiposo com os dedos polegar e indicador da mão esquerda a 1 cm do ponto marcado;
- pinçar a prega com o calibrador exatamente no local marcado;
- manter a prega entre os dedos até o término da aferição;
- realizar a leitura em cerca de 2 a 3 segundos;
- utilizar a média de três medidas.

A OMS disponibiliza as tabelas e as curvas separadas por sexo para crianças de 3 meses a 5 anos de idade, na forma de percentis e escore z com valores de dobras cutâneas subescapular e tricipital, considerando que os valores entre os percentis 5 e 95 estão dentro da normalidade.[8] Os valores P5-15 e P85-95 devem ser acompanhados, pois correspondem a faixas de risco de desnutrição e obesidade, respectivamente. Valores abaixo do percentil 5 e acima do percentil 95 já são considerados graves.

Dobra cutânea tricipital (DCT)

Para aferição, deve-se marcar o ponto médio entre o acrômio e o olécrano e pinçar levemente a gordura subcutânea com as mãos, até que se desprenda da camada muscular. Aplicar, então, o calibrador, formando um ângulo de 90° com o braço, que deve estar relaxado ao lado do corpo. Marcar o valor obtido e classificá-lo de acordo com os dados da tabela. Para melhor confiabilidade dos dados, recomenda-se repetir esse procedimento 3 vezes para a mesma medida. O valor final será a média entre os 3 valores (Figura 4).[5,8]

Dobra cutânea subescapular (DCS)

Deve-se marcar o ponto abaixo do ângulo inferior da escápula. Pinçar a pele com a mão 1 cm abaixo desse ponto, formando um ângulo de 45° com a coluna vertebral. Aplicar o calibrador quando o paciente estiver com os braços

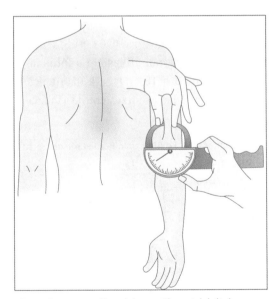

Figura 4 Técnica adequada para medir a dobra cutânea tricipital.
Fonte: Frisancho, 1990.[5]

e ombros relaxados. Marcar o valor obtido e classificá-lo de acordo com os dados da tabela. Recomenda-se repetir esse procedimento 3 vezes para a mesma medida, para melhor confiabilidade dos dados. O valor final será a média entre os 3 valores (Figura 5).[5]

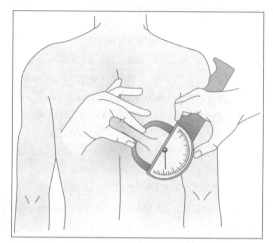

Figura 5 Técnica adequada para medir a dobra cutânea subescapular.
Fonte: Frisancho, 1990.[5]

Porcentagem de gordura corporal

A partir da soma dos valores obtidos de DCT e DCS, é possível obter o valor de porcentagem de gordura corporal, utilizando a fórmula de Slaughter et al. (1988), para a faixa etária de 8 a 18 anos, e a distribuição em percentis da soma dessas duas dobras em todas as faixas etárias (Tabela 2).[9]

Tabela 2 Fórmula de Slaughter et al. (1988) para a faixa etária de 8 a 18 anos, segundo sexo, etnia e maturidade sexual

Homens (raça branca)	
Pré-púberes	1,21 (tricipital + subescapular) - 0,008 (tricipital + subescapular)^2 - 1,7
Púberes	1,21 (tricipital + subescapular) - 0,008 (tricipital + subescapular)^2 - 3,4
Pós-púberes	1,21 (tricipital + subescapular) - 0,088 (tricipital + subescapular)^2 - 5,5
Homens (raça negra)	
Pré-púberes	1,21 (tricipital + subescapular) - 0,008 (tricipital + subescapular)^2 - 3,2
Púberes	1,21 (tricipital + subescapular) - 0,008 (tricipital + subescapular)^2 - 5,2
Pós-púberes	1,21 (tricipital + subescapular) - 0,088 (tricipital + subescapular)^2 - 6,8

(continua)

	(continuação)
Todas as mulheres	
	1,33 (tricipital + subescapular) - 0,013 (tricipital + subescapular)^2 - 2,5
Se a soma das duas dobras cutâneas for maior que 35 mm	0,783 (tricipital + subescapular) + 1,6 nos homens 0,546 (tricipital + subescapular) + 9,7 nas mulheres

Dobras mensuradas em mm.

Estádio puberal de Tanner: pré-púberes = estágios 1 e 2; púberes = estágio 3; pós-púberes = estágios 4 e 5.

Fonte: Slaughter et al., 1988.[9]

REFERENCIAIS ANTROPOMÉTRICOS

Os referenciais antropométricos são instrumentos utilizados para avaliar e classificar as medidas corpóreas de estatura, comprimento, peso, circunferências e dobras cutâneas. Na prática diária, esses parâmetros são de extrema importância em pediatria, pois ainda não há instrumentos que permitam predizer individualmente qual o padrão normal de crescimento da criança e do adolescente, pois são medidas bastante variáveis em decorrência do potencial genético de cada um e do ambiente em que vivem.[3]

Como referenciais, são utilizados tabelas e gráficos ou curvas, distintos para sexo e idade. Após o cálculo dos valores encontrados nesses estudos, os valores estimados foram reunidos em tabelas e gráficos organizados sob a forma de percentil e/ou escore z.[3,10-12]

Percentil

São valores ordenados de forma crescente para cada idade em ambos os sexos, calculados a partir de amostragem de crianças e adolescentes, independentemente do tamanho da amostra. Os valores de tendência central ou próximos ao percentil 50 são os mais frequentemente observados na população normal, enquanto os mais distantes desse percentil são os mais raros.[3]

A facilidade de uso desses percentis na prática clínica faz com que eles sejam largamente utilizados para a classificação do estado nutricional em pediatria. A partir dos valores obtidos da avaliação antropométrica sequencial do mesmo paciente, é possível avaliar se ele está progredindo em relação ao seu estado nutricional, ou seja, se está ou não dentro da normalidade.[3]

Por outro lado, a classificação em percentis pode ser um obstáculo na publicação de artigos científicos, já que, por ser uma ordenação de valores, para grupos de crianças não é possível realizar tratamento aritmético, o que inviabiliza o cálculo da média e da variabilidade daquele parâmetro no grupo.[3]

Escore z

A distribuição em escores z é a apresentação dos valores de cada parâmetro em tabelas e gráficos de acordo com a sua diferença em relação ao valor mediano estimado para determinado sexo e idade. Essa distância da mediana é avaliada em unidades (ou frações) de desvios-padrão, considerando-se que cada desvio--padrão de diferença da mediana corresponde a uma unidade de escore z. O desvio-padrão é a medida da variabilidade dos valores observados ou estimados, com base na amostra, em relação à mediana ou à média.[3]

Para calcular o escore z, utiliza-se a seguinte fórmula:

$$\text{Escore z} = \frac{\text{valor medido na criança} - \text{valor da mediana}}{\text{valor do desvio-padrão}}$$

O cálculo do escore z é mais trabalhoso do que a classificação em percentis, porém é vantajoso quando se pretende obter um valor preciso, podendo ser utilizado em pesquisas científicas, pois permite a realização de cálculos aritméticos, como média e desvio-padrão. Essa possibilidade de tratamento aritmético é muito útil quando é preciso comparar estatisticamente grupos de crianças ou adolescentes ou quando estes são avaliados.[3]

Curvas da OMS

Atualmente, considera-se como o melhor referencial disponível para crianças de 0 a 5 anos de idade o proposto pela OMS, em 2006, produzido com base em uma amostra de diferentes origens étnicas, proveniente de seis países (entre os quais, o Brasil) e de maneira semilongitudinal. Além de saudáveis, boa parte das crianças recebeu alimentação condizente com o preconizado pela OMS, especialmente no que se refere ao aleitamento materno.[3]

O referencial da OMS (2006) apresenta vantagens sobre o anteriormente preconizado (CDC/NCHS, 2000), por incluir referências para mais parâmetros antropométricos, além de ter adicionado o índice de massa corporal (IMC) também para as crianças com menos de 2 anos de idade.[10] No Ministério da Saúde do Brasil, também é possível obter uma parte desses gráficos e tabelas já traduzidos para o português (http://nutricao.saude.gov.br/sisvan.php?conteudo=curvas_cresc_oms).[10]

Em 2007, a OMS propôs um novo referencial para ser utilizado para crianças e adolescentes entre 5 e 19 anos de idade. O referencial da OMS (2007) é uma reconstrução de tabelas e gráficos a partir dos dados do CDC/NCHS 2000, que contempla tabelas e gráficos de estatura para idade, peso para idade (apenas até os 10 anos) e IMC para idade, obviamente referentes a ambos os sexos (mais informações em http://www.who.int/growthref/en/).[11]

Os novos valores estimados resultam em uma reclassificação de todos os casos. É muito provável que crianças consideradas com risco nutricional deixem de ser ou vice-versa, de maneira que nunca é demais relembrar que o diagnóstico de crescimento nutricional de uma criança ou adolescente não deve estar baseado apenas nos dados antropométricos.[3]

Também podem ser utilizados programas que, com a inserção de dados de peso, estatura, data atual e de nascimento, calculam os índices antropométricos em percentil e escore z:

- □ WHO Anthro (versão 3.2.2, January 2011) e macros (0 a 5 anos), disponível em: www.who.int/childgrowth/software/en/;
- □ WHO AnthroPlus (5 a 19 anos), disponível em: www.who.int/growthref/tools/en/.

Tabela 3 Classificação do estado nutricional de adolescentes

Valores críticos		Índices antropométricos para adolescentes	
		IMC para idade	Estatura para idade
< Percentil 0,1	< Escore z -3	Magreza acentuada	Muito baixa
> Percentil 0,1 e < percentil 3	≥ Escore z -3 e < escore z -2	Magreza	Baixa estatura
≥ Percentil 3 e < percentil 15	≥ Escore z -2 e < escore z +1	Eutrofia	Adequada
≥ Percentil 15 e ≤ percentil 85	≥ Escore z -1 e ≤ escore z +1		
> Percentil 85 e ≤ percentil 97	> Escore z +1 e ≤ escore z +2	Sobrepeso	
> Percentil 97 e ≤ percentil 99,9	> Escore z +2 e ≤ escore z +3	Obesidade	
> Percentil 99,9	> Escore z +3	Obesidade grave	

IMC: índice de massa corporal.
Fonte: OMS, 2007.

Tabela 4 Classificação do estado nutricional (0 a 10 anos)

Valores críticos		Índices antropométricos						
		Crianças de 0 a 5 anos incompletos				Crianças de 5 a 10 anos incompletos		
		Peso para idade	Peso para estatura	IMC para idade	Estatura para idade	Peso para idade	IMC para idade	Estatura para idade
< Percentil 0,1	< Escore z -3	Muito baixo	Magreza acentuada	Magreza acentuada	Muito baixa	Muito baixo	Magreza acentuada	Muito baixa
> Percentil 0,1 e < percentil 3	≥ Escore z -3 e < escore z -2	Baixo	Magreza	Magreza	Baixa	Baixo	Magreza	Baixa
≥ Percentil 3 e < percentil 15	≥ Escore z -2 e < escore z +1	Adequado	Eutrofia	Eutrofia	Adequada	Adequado	Eutrofia	Adequada
≥ Percentil 15 e ≤ percentil 85	≥ Escore z -1 e ≤ escore z +1							
> Percentil 85 e ≤ percentil 97	> Escore z +1 e ≤ escore z +2		Risco para sobrepeso	Risco para sobrepeso			Sobrepeso	
> Percentil 97 e ≤ percentil 99,9	> Escore z +2 e ≤ escore z +3	Elevado	Sobrepeso	Sobrepeso		Elevado	Obesidade	
> Percentil 99,9	> Escore z +3		Obesidade	Obesidade			Obesidade grave	

IMC: índice de massa corporal.

Fonte: OMS, 2006-2007.

REFERÊNCIAS BIBLIOGRÁFICAS

1. Sarni RS, Garófolo A. Métodos empregados na avaliação da composição corporal. In: Lopez FA, Singulem DM, Taddei JAAC. Fundamentos da terapia nutricional em pediatria. São Paulo: Sarvier, 2002. p.3-10.
2. Stevenson RD. Use of segmental measures to estimate stature in children with cerebral palsy. Arch Pediatr Adolesc Med 1995; 149(6):658-62.
3. Jelliffe DB. The assessment of the nutritional status of community. WHO Monograph Series; 53(part 2):24-96.
4. Sociedade Brasileira de Pediatria/Departamento de Nutrologia. Avaliação nutricional da criança e do adolescente – manual de orientação. São Paulo: Sociedade Brasileira de Pediatria. Departamento de Nutrologia, 2009.
5. Ministério da saúde. Incorporação da curvas de crescimento da Organização Mundial da Saúde de 2006 e 2007 no SISVAN. Disponível em: http://nutricao.saude. gov.br/documentos/curvas-oms-2006-2007. Acessado em: março de 2011.
6. McCarthy HD, Ellis SM, Cole TJ. Central overweight and obesity in british youth aged 11-16 years: cross sectional surveys of waist circumference. BMJ 2003; 326:624.
7. Frisancho AR. Anthropometric standards for the assessment of growth and nutritional status. University of Michigan,1990. p. 189.
8. Frisancho A. Triceps skinfold and upper arm muscle size norms for assessment of nutritional status. Am J Clin Nutr 1974; 27:1052-58.
9. Slaughter MH, Lohman TG, Boileau RA, Horswill CA, Stillman RJ, Van Loan MD et al. Skinfold equations for estimation of body fatness in children and youths. Hum. Biol 1988; 60(5):709–23.
10. World Health Organization. The WHO child growth standards. Disponível em: www.who.int/childgrowth/standards/en/. Acessado em: março de 2011.
11. Nacional Center for Health Statistics (NCHS). Vital and health statistics series 11, n.238, 1976-1980.
12. de Onis M, Onyango AW, Borghi E, Siyam A, Nishida C, Siekmann J. Development of a WHO growth reference for school-aged children and adolescents. Bulletin of the World Health Organization 2007; 85:660-7.
13. World Health Organization. Growth reference 5-19 years. Disponível em www.who. int/growthref/en/. Acessado em 01 de julho de 2013.

3

Ingestão dietética de referência para micronutrientes, macronutrientes e energia

Rose Vega Patin
Juliana Ferreira Mauri
Cecília Zanin Palchetti

INGESTÃO DIETÉTICA DE REFERÊNCIA (*DIETARY REFERENCE INTAKES* – DRI)

Compreende valores de referência de ingestão de nutrientes, sendo utilizada para avaliar e planejar dietas para indivíduos saudáveis e grupos, segundo estágio de vida e gênero. É mais abrangente que as antigas Recomendações Nutricionais (*Recommended Dietary Allowances* – RDA), pois, além da prevenção de deficiências nutricionais, também considera a redução de doenças crônicas não transmissíveis. Dessa forma, foram introduzidos novos parâmetros de referência, descritos a seguir (Tabela 1).

Necessidade média estimada (*estimated average requirement* – EAR)

É a ingestão diária estimada de nutrientes para atender às necessidades de metade (50%) dos indivíduos saudáveis de um grupo em determinado estágio de vida e gênero. Considerando esse nível de ingestão, a outra metade do grupo tem uma ingestão abaixo das suas necessidades. É aplicada na avaliação da dieta de indivíduos ou de um grupo, além de ser necessária para o cálculo da RDA. Os valores de EAR para vitaminas e minerais estão descritos na Tabela 2.

Manual de terapia nutricional pediátrica

Tabela 1 Ingestão dietética de referência (DRI), ingestão dietética recomendada (RDA) e ingestão adequada (AI)

Estágio de vida/grupos	Vit A (µg/dia)	Vit C (mg/dia)	Vit D (µg/dia)	Vit E (mg/dia)	Vit K (µg/dia)	Tiamina (mg/dia)	Riboflavina (mg/dia)	Niacina (mg/dia)	Vit B6 (mg/dia)
Lactentes									
0 a 6 meses	400*	40*	10*	4*	2*	0,2*	0,3*	2*	0,1*
7 a 12 meses	500*	50*	10*	5*	2,5*	0,3*	0,4*	4*	0,3*
Crianças									
1 a 3 anos	300	15	15	6	30*	0,5	0,5	6	0,5
4 a 8 anos	400	25	15	7	55*	0,6	0,6	8	0,6
Homens									
9 a 13 anos	600	45	15	11	60*	0,9	0,9	12	1
14 a 18 anos	900	75	15	15	75*	1,2	1,3	16	1,3
Mulheres									
9 a 13 anos	600	45	15	11	60*	0,9	0,9	12	1
14 a 18 anos	700	65	15	15	75*	1	1	14	1,2
Gravidez									
14 a 18 anos	750	80	15	15	75*	1,4	1,4	18	1,9
Lactação									
14 a 18 anos	1.200	115	15	19	75*	1,4	1,6	17	2

Vit.: vitamina.

Nota: a tabela apresenta os valores de RDA em negrito e os valores de AI seguidos de asterisco.

Fonte: Dietary Reference Intakes for Calcium, Phosphorous, Magnesium, Vitamin D, and Fluoride (1997); Dietary Reference Intakes for Thiamin, Riboflavin, Niacin, Vitamin B6, Folate, Vitamin B12, Pantothenic Acid, Biotin, and Choline (1998); Dietary Reference Intakes for Vitamin C, Vitamin E, Selenium, and Carotenoids (2000); and Dietary Reference Intakes for Vitamin A, Vitamin K, Arsenic, Boron,Chromium, Copper, Iodine, Iron, Manganese, Molybdenum, Nickel, Silicon, Vanadium, and Zinc (2001); Dietary Reference Intakes for Water, Potassium, Sodium, Chloride, and Sulfate (2004) and Dietary reference intakes for calcium and vitamin D (2010).

Folato (µg/dia)	Vit B12 (µg/dia)	Ca (mg/dia)	Fe (mg/dia)	Mg (mg/dia)	P (mg/dia)	Se (µg/dia)	Zn (mg/dia)	K (g/dia)	Na (g/dia)
65*	0,4*	200*	0,27*	30*	100*	15*	2*	0,4*	0,12*
80*	0,5*	260*	11	75*	275*	20*	3	0,7*	0,37*
150	0,9	700	7	80	460	20	3	3*	1*
200	1,2	1.000	10	130	500	30	5	3,8*	1,2*
300	1,8	1.300	8	240	1.250	40	8	4,5*	1,5*
400	2,4	1.300	11	410	1.250	55	11	4,7*	1,5*
300	1,8	1.300	8	240	1.250	40	8	4,5*	1,5*
400	2,4	1.300	15	360	1.250	55	9	4,7*	1,5*
600	2,6	1.300	27	400	1.250	60	12	4,7*	1,5*
500	2,8	1.300	10	360	1.250	70	13	5,1*	1,5*

Ingestão dietética recomendada (RDA)

É a quantidade de nutriente suficiente para atender à necessidade da grande maioria dos indivíduos saudáveis (97 a 98%), considerando o mesmo estágio de vida e gênero. É derivada da EAR, correspondendo a dois desvios-padrão acima (RDA = EAR + 2DP), quando as necessidades de nutrientes são simetricamente distribuídas na população, como uma curva normal (ver Tabela 1).

Ingestão adequada *(adequate intake – AI)*

É utilizada quando a EAR e, consequentemente, a RDA não podem ser determinadas. Baseia-se em valores de ingestão determinados experimentalmente ou em valores aproximados da ingestão observada de nutrientes. Deve ser utilizada como meta de ingestão de nutrientes, pois considera-se que níveis iguais ou superiores a este demonstram pequena probabilidade de inadequação (ver Tabela 1).

Tabela 2 Ingestão dietética de referência (DRI): necessidade média estimada (EAR)

Estágio de vida/ grupos	Vit A (μg/ dia)	Vit C (mg/ dia)	Vit D (μg/ dia)	Vit E (mg/ dia)	Vit K (μg/ dia)	Tiamina (mg/dia)	Riboflavina (mg/dia)	Niacina (mg/dia)
Lactentes								
0 a 6 meses	ND	ND	ND	ND	ND	ND	ND	ND
7 a 12 meses	ND	ND	ND	ND	ND	ND	ND	ND
Crianças								
1 a 3 anos	210	13	10	5	ND	0,4	0,4	5
4 a 8 anos	275	22	10	6	ND	0,5	0,5	6
Homens								
9 a 13 anos	445	39	10	9	ND	0,7	0,8	9
14 a 18 anos	630	63	10	12	ND	1	1,1	12
Mulheres								
9 a 13 anos	420	39	10	9	ND	0,7	0,8	9
14 a 18 anos	485	56	10	12	ND	0,9	0,9	11
Gravidez								
14 a 18 anos	530	66	10	12	ND	1,2	1,2	14
Lactação								
14 a 18 anos	885	96	10	16	ND	1,2	1,3	13

ND: não determinado; Vit.: vitamina.

Fonte: Dietary Reference Intakes for Calcium, Phosphorous, Magnesium, Vitamin D, and Fluoride (1997); Dietary Reference Intakes for Thiamin, Riboflavin, Niacin, Vitamin B6, Folate, Vitamin B12, Pantothenic Acid, Biotin, and Choline (1998); Dietary Reference Intakes for Vitamin C, Vitamin E, Selenium, and Carotenoids (2000); and Dietary Reference Intakes

Nível superior tolerável de ingestão (*tolerable upper intake level* – UL)

É o nível mais alto da ingestão diária de um nutriente sem colocar em risco ou causar efeitos adversos à saúde da maioria dos indivíduos de uma população. Não é um nível recomendado de ingestão. À medida que a ingestão avança os níveis de UL, aumenta o risco potencial de efeitos adversos. Os valores de UL para vitaminas e minerais encontram-se na Tabela 3.

Os valores de referência para macronutrientes, fibra total, ácidos graxos linoleico e linolênico, expressos em g/dia, e ingestão de água total, em L/dia, estão descritos na Tabela 4, enquanto na Tabela 5 encontra-se a distribuição aceitável de macronutrientes (AMDR). As fórmulas para a determinação do gasto energético basal para meninos e meninas de 3 a 18 anos estão descritos na Tabela 6.

Para determinação das necessidades energéticas diárias (Tabela 7), é necessário utilizar o coeficiente de atividade física (Tabela 8).

Vit B6 (mg/ dia)	Folato (µg/ dia)	Vit B12 (µg/ dia)	Ca (mg/ dia)	Fe (mg/ dia)	Mg (mg/ dia)	P (mg/ dia)	Se (µg/ dia)	Zn (mg/ dia)	K (g/ dia)	Na (g/ dia)
ND	ND	ND	ND	ND	ND	ND	ND	ND	ND	ND
ND	ND	ND	ND	6,9	ND	ND	ND	2,5	ND	ND
0,4	120	0,7	500	3	65	380	17	2,5	ND	ND
0,5	160	1	800	4,1	110	405	23	4	ND	ND
0,8	250	1,5	1.100	5,9	200	1.055	35	7	ND	ND
1,1	330	2	1.100	7,7	340	1.055	45	8,5	ND	ND
0,8	250	1,5	1.100	5,7	200	1.055	35	7	ND	ND
1	330	2	1.100	7,9	300	1.055	45	7,3	ND	ND
1,6	520	2,2	1.100	23	335	1.055	49	10,5	ND	ND
1,7	450	2,4	1.100	7	300	1.055	59	10,9	ND	ND

for Vitamin A, Vitamin K, Arsenic, Boron, Chromium, Copper, Iodine, Iron, Manganese, Molybdenum, Nickel, Silicon, Vanadium, and Zinc (2001); Dietary Reference Intakes for Water, Potassium, Sodium, Chloride, and Sulfate (2004) and Dietary reference intakes for calcium and vitamin D (2010).

Manual de terapia nutricional pediátrica

Nas Tabelas 9 e 10, estão representados os desvios-padrão para meninos e meninas, segundo o estado nutricional.[3]

Tabela 3 Ingestão dietética de referência (DRI): nível superior tolerável de ingestão (UL)

Estágio de vida/ grupos	Vit A (µg/ dia)	Vit C (mg/ dia)	Vit D (µg/ dia)	Vit E (mg/ dia)	Vit K (µg/ dia)	Tia-mina	Ribo-flavina	Niacina (mg/ dia)	Vit B$_6$ (mg/ dia)
Lactentes									
0 a 6 meses	600	ND	25	ND	ND	ND	ND	ND	ND
7 a 12 meses	600	ND	38	ND	ND	ND	ND	ND	ND
Crianças									
1 a 3 anos	600	400	63	200	ND	ND	ND	10	30
4 a 8 anos	900	650	75	300	ND	ND	ND	15	40
Homens e mulheres									
9 a 13 anos	1.700	1.200	100	600	ND	ND	ND	20	60
14 a 18 anos	2.800	1.800	100	800	ND	ND	ND	30	80
Gravidez									
14 a 18 anos	2.800	1.800	100	800	ND	ND	ND	30	80
Lactação									
14 a 18 anos	2.800	1.800	100	800	ND	ND	ND	30	80

ND: não determinado, Vit.: vitamina.

Fonte: Dietary Reference Intakes for Calcium, Phosphorous, Magnesium, Vitamin D, and Fluoride (1997); Dietary Reference Intakes for Thiamin, Riboflavin, Niacin, Vitamin B6, Folate, Vitamin B12, Pantothenic Acid, Biotin, and Choline (1998); Dietary Reference Intakes for Vitamin C, Vitamin E, Selenium, and Carotenoids (2000); and Dietary Reference Intakes for Vitamin A, Vitamin K, Arsenic, Boron, Chromium, Copper, Iodine, Iron, Manganese, Molybdenum, Nickel, Silicon, Vanadium, and Zinc (2001); Dietary Reference Intakes for Water, Potassium, Sodium, Chloride, and Sulfate (2004) and Dietary reference intakes for calcium and vitamin D (2010).

Folato (µg/dia)	Vit B12	Ca (mg/dia)	Fe (mg/dia)	Mg (mg/dia)	P (g/dia)	Se (µg/dia)	Zn (mg/dia)	K	Na (g/dia)
ND	ND	1.000	40	ND	ND	45	4	ND	ND
ND	ND	1.500	40	ND	ND	60	5	ND	ND
300	ND	2.500	40	65	3	90	7	ND	1,5
400	ND	2.500	40	110	3	150	12	ND	1,9
600	ND	3.000	40	350	4	280	23	ND	2,2
800	ND	3.000	45	350	4	400	34	ND	2,3
800	ND	3.000	45	350	3,5	400	34	ND	2,3
800	ND	3.000	45	350	4	400	34	ND	2,3

Tabela 4 Ingestão dietética de referência (DRI): valores de referência para macronutrientes

	Carboidratos (g/dia)			Proteínas (g/dia)		Gorduras (g/dia)		Ácido linoleico (n-6) (g/dia)		Ácido alfa--linolênico (n-3) (g/dia)		Fibra total (g/dia)		Água total (L/dia)	
	EAR	RDA/AI	UL	RDA/AI	UL	AI	UL	AI	UL	AI	UL	AI	UL	AI	UL
Lactentes															
0 a 6 meses	ND	60*	ND	9,1*	ND	31*	ND	4,4*	ND	0,5*	ND	ND	ND	0,7*	ND
7 a 12 meses	ND	95*	ND	11	ND	30*	ND	4,6*	ND	0,5*	ND	ND	ND	0,8*	ND
Crianças															
1 a 3 anos	100	130	ND	13	ND	ND	ND	7*	ND	0,7*	ND	19*	ND	1,3*	ND
4 a 8 anos	100	130	ND	19	ND	ND	ND	10*	ND	0,9*	ND	25*	ND	1,7*	ND
Homens															
9 a 13 anos	100	130	ND	34	ND	ND	ND	12*	ND	1,2*	ND	31*	ND	2,4*	ND
14 a 18 anos	100	130	ND	52	ND	ND	ND	16*	ND	1,6*	ND	38*	ND	3,3*	ND
Mulheres															
9 a 13 anos	100	130	ND	34	ND	ND	ND	10*	ND	1*	ND	26*	ND	2,1*	ND
14 a 18 anos	100	130	ND	46	ND	ND	ND	11*	ND	1,1*	ND	26*	ND	2,3*	ND
Gravidez															
14 a 18 anos	135	175	ND	71	ND	ND	ND	13*	ND	1,4*	ND	28*	ND	3*	ND
Lactação															
14 a 18 anos	160	210	ND	71	ND	ND	ND	13*	ND	1,3*	ND	29*	ND	3,8*	ND

ND: não disponível; EAR: *estimated average requiriment*; RDA: *recommended dietary allowances*; AI: *adequate intake*; UL: *tolerable upper intake level*.

Nota: a tabela apresenta os valores RDA em negrito e os valores AI seguidos de asterisco.

Fonte: Dietary reference intakes for energy, carbohydrate, fiber, fat, protein and amino acids (macronutrients) (2002).

Ingestão dietética de referência para micronutrientes, macronutrientes e energia

Tabela 5 Distribuição aceitável de macronutrientes (AMDR)

Homens e mulheres*	Carboidratos Energia	Proteínas Energia	Gorduras Energia	Ácido linoleico (n-6) Energia	Ácido alfa-linolênico (n-3) Energia
1 a 3 anos	45 a 65%	5 a 20%	30 a 40%	5 a 10%	0,6 a 1,2%
4 a 18 anos	45 a 65%	10 a 30%	25 a 35%	5 a 10%	0,6 a 1,2%

AMDR: *acceptable macronutrient distribution ranges.*
*Inclui gravidez e lactação.
Fonte: Dietary reference intakes for energy, carbohydrate, fiber, fat, protein and amino acids (macronutrients) (2002).

Tabela 6 Determinação do gasto energético basal (BEE)

Meninos: 3 a 18 anos	BEE (kcal/dia) = 68 − (43,3 × idade [a]) + (712 × estatura [m] + (19,2 × peso [kg])
Meninas: 3 a 18 anos	BEE (kcal/dia) = 189 − (17,6 × idade [a]) + (625 × estatura [m] +(7,9 × peso [kg])

BEE: *basal energy expenditure.*
Fonte: Dietary reference intakes for energy, carbohydrate, fiber, fat, protein and amino acids (macronutrients) (2002).

Tabela 7 Estimativa de necessidade energética (EER)

Idade	EER (kcal/dia) = TEE (gasto energético total) + *energy deposition* (energia de crescimento)
0 a 3 meses*	EER = (89 × peso [kg] − 100) + 175
4 a 6 meses*	EER = (89 × peso [kg] − 100) + 56
7 a 12 meses*	EER = (89 × peso [kg] − 100) + 22
13 a 35 meses*	EER = (89 × peso [kg] − 100) + 20
Meninos	
3 a 8 anos	EER = 88,5 − (61,9 × idade [a]) + atividade física × [(26,7 × peso [kg]) + (903 × estatura [m])] + 20
9 a 18 anos	EER = 88,5 − (61,9 × idade [a]) + atividade física × [(26,7 × peso [kg]) + (903 × estatura [m])] + 25
Meninas	
3 a 8 anos	EER = 135,3 − (30,8 × idade [a]) + atividade física × [(10 × peso [kg]) + (934 × estatura [m])] + 20
9 a 18 anos	EER = 135,3 − (30,8 × idade [a]) + atividade física × [(10 × peso [kg]) + (934 × estatura [m])] + 25

EER: *estimated energy requirement;* TEE: *total energy expenditure.*
* 0 a 35 meses: considerar a fórmula de TEE para as necessidades basais.
Fonte: Dietary reference intakes for energy, carbohydrate, fiber, fat, protein and amino acids (macronutrients) (2002).

Tabela 8 Coeficiente de atividade física para uso nas equações de EER

	Sedentário (NAF 1 a 1,39)	Atividade leve (NAF 1,4 a 1,59)	Ativo (NAF 1,6 a 1,89)	Muito ativo (NAF 1,9 a 2,5)
Meninos 3 a 18 anos	1	1,13	1,26	1,46
Meninas 3 a 18 anos	1	1,16	1,31	1,56

NAF: nível de atividade física; EER: *estimated energy requirement.*
Fonte: Dietary reference intakes for energy, carbohydrate, fiber, fat, protein and amino acids (macronutrients) (2002).
Cálculo das necessidades energéticas, segundo o estado nutricional.

Manual de terapia nutricional pediátrica

Tabela 9 Cálculo das necessidades energéticas, segundo o estado nutricional

Paciente	Necessidades energéticas
Eutrófico*	EER ± 2 DP (acompanhar variação do peso e ingestão)
Desnutrido	EER + 2 DP
Sobrepeso/obeso	EER – DP

DP: desvio-padrão; EER: *estimated energy requirement.*
*segundo WHO 2006 e 2007.
Fonte: Dietary reference intakes for energy, carbohydrate, fiber, fat, protein and amino acids (macronutrients) (2002).

Tabela 10 Desvio-padrão utilizado, segundo gênero e estado nutricional

Idade (anos)	Estado nutricional* (IMC)	Masculino (DP)	Feminino (DP)
3 a 18	Eutrófico P3-85	58	68
3 a 18	Sobrepeso > P85	69	75
3 a 18	Baixo peso < P3	67	70

DP: desvio-padrão; IMC: índice de massa corporal.
*segundo WHO 2006 e 2007.
Fonte: Dietary reference intakes for energy, carbohydrate, fiber, fat, protein and amino acids (macronutrients) (2002).

BIBLIOGRAFIA

1. Institute of Medicine. Dietary reference intakes: a risk assessment model for establishing upper intake levels for nutrients. Washington: National Academy Press, 1998.
2. Institute of Medicine. Dietary reference intakes: applications in dietary assessment. Washington: National Academy Press, 2000.
3. Institute of Medicine. Dietary reference intakes for calcium, phosphorus, magnesium, vitamin D and fluoride. Washington: National Academy Press, 1997.
4. Institute of Medicine. Dietary reference intakes for calcium and vitamin D. Washington: National Academy Press, 2010.
5. Institute of Medicine. Dietary reference intakes for energy, carbohydrate, fiber, fat, protein and amino acids (macronutrients). Washington: National Academy Press, 2002.
6. Institute of Medicine. Dietary reference intakes for thiamin, riboflavin, niacin, vitamin B6, folate, vitamin B12, pantothenic acid, biotin, and choline. Washington: National Academy Press, 2000.
7. Institute of Medicine. Dietary reference intakes for vitamin A, vitamin K, arsenic, boron, chromium, copper, iodine, iron, manganese, molybdenum, nickel, silicon, vanadium, and zinc. Washington: National Academy Press, 2001.
8. Institute of Medicine. Dietary reference intakes for vitamin C, vitamin E, selenium, and carotenoids. Washington: National Academy Press, 2000.
9. Institute of Medicine. Dietary reference intakes: water, potassium, sodium, chloride, and sulfate. Washington: National Academy Press, 2004.

4

Monitoração nutricional e metabólica na criança em estado grave

Heitor Pons Leite

INTRODUÇÃO

Todas as crianças com indicação de terapia nutricional artificial devem passar por uma avaliação nutricional e metabólica, cujos objetivos são identificar desnutrição ou risco nutricional e fornecer informações para o planejamento e a monitoração da terapia nutricional. Parâmetros clínicos e laboratoriais devem ser utilizados na avaliação inicial e na monitoração. Para uma boa avaliação, sempre deve ser considerado o contexto clínico do paciente, que é essencial para a interpretação correta das informações nutricionais e metabólicas. A Tabela 1 mostra um modelo de protocolo de avaliação nutricional e metabólica utilizado em crianças internadas em Unidade de Terapia Intensiva (UTI).

Tabela 1 Protocolo de avaliação nutricional e metabólica utilizado em crianças internadas em UTI

Diagnóstico de admissão
Clínico
Cirúrgico

(continua)

(continuação)
Comorbidades
Fármacos em uso
Escores de prognóstico
PIM 2 (risco de mortalidade na admissão)
dPelod (síndrome de disfunção de múltiplos órgãos e sistemas, diário)
Classificar
( ) SRIS ( ) Sepse ( ) Sepse grave ( ) Choque séptico ( ) DMOS
Avaliação nutricional e metabólica
História alimentar
Relações antropométricas: P/I, E/I, IMC (escores z)
Eletrólitos, glicemia, ureia, trigliceridemia, PCR, balanço nitrogenado
Sinais clínicos de desnutrição (carência de macro e micronutrientes)
Dieta via enteral/parenteral
Volume recebido
Oferta de macro/micronutrientes (% de adequação conforme RDA/DRI)

SRIS: síndrome da resposta inflamatória sistêmica; DMOS: síndrome de disfunção de múltiplos órgãos e sistemas; PIM: Pediatric Index of Mortality; PCR: reação em cadeia de polimerose; IMC: índice de massa corporal; RDA: *recommended dietary allowance*; DRI: *dietary reference intakes*.

AVALIAÇÃO CLÍNICA

História clínica e alimentar

Devem ser checados os seguintes itens:

- □ peso ao nascimento (verificar ganho inadequado ou perda ponderal recente);
- □ relato de perdas aumentadas (diarreia, fístulas digestivas, perda crônica de sangue, diálise, uso de diuréticos);
- □ história alimentar;
- □ alteração da ingestão alimentar e/ou do apetite;
- □ sintomas gastrointestinais (náuseas, vômitos, diarreia);
- □ frequência de jejum forçado por exames ou procedimentos cirúrgicos;
- □ ingestão proteico-energética e de micronutrientes;
- □ estimativa do impacto da doença sobre o consumo e o aproveitamento dos nutrientes;
- □ avaliação do grau de alteração da capacidade funcional provocada pela doença.

Exame físico

Os seguintes fatores devem ser verificados no exame clínico:

- □ alteração de pele, mucosas e fâneros;
- □ perda de gordura subcutânea;
- □ perda de massa muscular;
- □ presença de edema.

Dados de história sugestivos associados a qualquer alteração no exame físico são compatíveis com desnutrição grave. A Tabela 2 mostra os sinais clínicos mais importantes dos distúrbios nutricionais.

Tabela 2 Sinais clínicos sugestivos de distúrbios nutricionais

Sinais	Distúrbio nutricional
Alterações nos cabelos, hipotrofia muscular, edema periférico	Proteína
Xerose cutânea	Vitamina A
Dermatite descamativa	Zinco, biotina, ácidos graxos essenciais
Diminuição do subcutâneo	Energia
Queilose, estomatite angular	Riboflavina, niacina, folato, vitamina B12
Oftalmoplegia, neurite periférica, insuficiência cardíaca, encefalopatia, alteração do estado mental	Tiamina
Glossite	Niacina, riboflavina, tiamina, folato, vitamina B12, ferro
Rosário condrocostal, alargamento epifisário, craniotabes	Vitaminas D e C
Hemorragia de gengivas	Vitamina C
Petéquias, equimose Córnea e conjuntiva: xerose Esclera: manchas de Bitot	Vitamina A
Disgeusia	Zinco
Petéquias, equimose	Vitamina C, vitamina K
Parestesia, espasmo carpopedal	Cálcio, magnésio, fósforo ou potássio
Atraso na cicatrização Úlcera de decúbito	Vitamina C, zinco, proteína

AVALIAÇÃO ANTROPOMÉTRICA

As medidas antropométricas são úteis para identificar alterações nutricionais prévias à internação e para documentar efeitos terapêuticos ou da doença; porém, não refletem adequadamente as alterações nutricionais agudas que ocorrem em situações de estresse metabólico. Na fase inicial, essas alterações podem ser de difícil interpretação por causa da retenção hídrica e do fluxo de líquidos e proteínas para o interstício, evento consequente às modificações de permeabilidade capilar. Embora o hipercatabolismo cause redução da massa celular, há expansão absoluta do líquido extracelular, o que faz com que uma perda ponderal seja subestimada. Na verdade, pode haver aumento de peso em função do acúmulo de líquidos no terceiro espaço. Os métodos de avaliação tradicionais devem ser interpretados com cuidado em pacientes com cirrose e insuficiência hepática, uma vez que perdem a precisão em virtude de ascite, hipovolemia, edema, hipertensão portal e hipoalbuminemia.

Contudo, considerando essas limitações, as medidas antropométricas são essenciais para uma avaliação objetiva, permitindo não apenas detectar e quantificar a desnutrição, mas também auxiliar no planejamento e na monitoração do suporte nutricional durante o período de hospitalização.

As medidas de peso e estatura devem ser confrontadas com um padrão de referência, preferencialmente o da Organização Mundial da Saúde (OMS) de 2006. Caso necessário, devem ser utilizados gráficos de evolução ponderoestatural para prematuros. Para a interpretação do peso, o paciente deve estar adequadamente hidratado. É importante lembrar que, na fase aguda de infecções graves e após ressuscitação, o peso pode estar falsamente elevado.

AVALIAÇÃO LABORATORIAL

O laboratório pode ajudar no diagnóstico, mas também sofre a influência de fatores não nutricionais. As dosagens dos nutrientes e seus metabólitos geralmente são feitas no sangue e a sua concentração nem sempre reflete a carência ou a adequação nutricional. Por exemplo, a albumina tem *pool* extravascular grande (60%), compensando pelo intravascular. O cálcio sérico mantém-se normal até que as reservas ósseas estejam exauridas (raquitismo e osteomalacia).

A eliminação urinária dos produtos de degradação da musculatura esquelética reflete a intensidade do hipercatabolismo e a grandeza da resposta metabólica. As fórmulas baseadas na medida do nitrogênio ureico na urina de 24 horas e a dosagem de proteínas plasmáticas de meia-vida curta e da proteína C reativa, em conjunto com a avaliação clínica e antropométrica, são úteis no diagnóstico e no monitoramento da terapia nutricional.

Em crianças clinicamente estáveis, recebendo nutrição enteral em quantidades recomendadas e apresentando crescimento adequado, não é necessária monitoração laboratorial sistemática. Entretanto, uma avaliação clínica para identificação de sinais clínicos de carência ou excesso de nutrientes deve ser feita periodicamente.

Balanço nitrogenado

O balanço nitrogenado é a diferença entre o nitrogênio ofertado e o excretado. Avalia a adequação da oferta proteica e o grau de hipercatabolismo, e é necessário que seja feita a dosagem do volume urinário de 24 horas. Não informa sobre as reservas proteicas, refletindo apenas o metabolismo e a ingestão no período de 24 horas. É expresso pela seguinte fórmula:

$$\frac{\text{proteína ingerida (g/24 h)}}{6,25} - \frac{\text{ureia urinária (g/24 h)}}{2,14} + 4^*$$

* Valor estimado das perdas nitrogenadas extraurinárias e que deve ser utilizado apenas em adolescentes. Em crianças menores, utilizar o normograma de Wilmore (Figura 1).

O balanço nitrogenado não informa sobre as reservas de proteínas do organismo, refletindo tão somente o metabolismo e a ingestão de proteínas no período de 24 horas. O cálculo deve ser feito na ausência de diarreia ou perdas anormais, com a finalidade de se obter um balanço nitrogenado positivo como reflexo do anabolismo. Se o resultado for negativo, pode ser por causa de ingestão proteica insuficiente, hipercatabolismo ou perdas não mensuradas (queimaduras, doença renal, diarreia, enteropatia perdedora de proteínas).

Índice creatinina-altura (ICA)

As características desse exame são:

- □ estima a massa proteica muscular;
- □ necessita de volume urinário de 24 horas;
- □ sofre influência de: idade (< 2 m), função renal, hidratação, hipercatabolismo, ingestão recente de refeição com alto teor proteico.

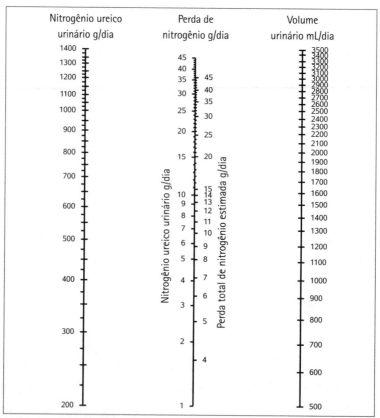

Figura 1 Normograma para a estimativa das perdas nitrogenadas totais.
Fonte: adaptado de Wilmore DW, 1980.

Pode ser obtido por meio da seguinte fórmula:

$$ICA = \frac{\text{creatinina urinária de 24 horas do paciente (mg)}}{\text{valor normal de creatinina urinária de 24 horas para a estatura (mg)}} \times 100$$

Os valores normais são mostrados na Tabela 3.

3-metil-histidina

É um aminoácido proveniente da quebra da proteína muscular esquelética, em especial a actina, sendo excretado de forma inalterada na urina. Reflete o catabolismo proteico muscular, embora haja *pool* importante além do músculo esquelético. Outros inconvenientes são a necessidade de volume urinário de 24 horas, a alteração na presença de insuficiência renal e a inexistência de padrão de referência para a faixa etária pediátrica.

Tabela 3 Valores normais de creatinina na urina de 24 h

Estatura (cm)	Creatinina (mg/24 h)		
	Ambos os sexos	Masculino	Feminino
55	50		
60	65,2		
65	80,5		
70	97,5		
75	118		
80	139,6		
85	167,6		
90	199,9		
95	239,8		
100	278,7		
105	305,4		
110	349,8		
115	394,5		
120	456		
125	535,1		
130		448,1	525,2
135		480,1	589,2
140		556,3	653,1
145		684,3	717,2
150		812,3	780,9
155		940,3	844,8
160		1.068,3	908,8
165		1.196,3	
170		1.324,3	
175		1.452,3	
180		1.158,3	

Depleção proteica: leve: 60 a 80%; moderada: 40 a 60%; grave < 40%.
Fonte: Merrit RJ et al., 1981.

Proteínas plasmáticas

Em crianças gravemente doentes, nem sempre é possível acompanhar a evolução da resposta inflamatória por meios clínicos. As concentrações séricas das proteínas plasmáticas podem diminuir com o estresse metabólico ou ascender com a simples resolução do processo.

Na presença de inflamação, sua medida somente é útil se acompanhada da medição da proteína C reativa, pois possibilita um parâmetro referencial para avaliar os rumos da resposta inflamatória. A queda das concentrações de proteína C reativa pode ser interpretada como resolução da resposta inflamatória sistêmica, mudança que também se expressa pelo aumento das concentrações de albumina e de pré-albumina.

A albumina sérica, por causa da sua meia-vida relativamente longa e pela redistribuição a partir do *pool* extravascular, pode não refletir adequadamente a desnutrição energético-proteica. A monitoração seriada da proteína C reativa pode, ao identificar o retorno ao anabolismo, permitir o aumento oportuno da oferta nutricional e evitar o risco de hiperalimentação. A pró-calcitonina, cuja meia-vida é de 24 horas, tem como vantagens maior sensibilidade para detectar sepse e elevação mais rápida que a proteína C reativa, porém seu custo é maior. A Tabela 4 mostra as principais características e limitações das proteínas plasmáticas. A Tabela 5 mostra uma sugestão de protocolo de monitoração nutricional e metabólica.

Tabela 4 Principais características e limitações das proteínas plasmáticas

Proteína	Meia-vida	Uso clínico	Limitações
Albumina	18 a 20 dias	Prognóstico Grau de desnutrição	Hidratação, inflamação, doença renal ou hepática
Transferrina	8 a 9 dias	Nenhum	Hidratação, inflamação, doença hepática, alterações do metabolismo do ferro
Pré-albumina	2 dias	Prognóstico Monitoramento nutricional	Hidratação, inflamação, doença renal ou hepática, uso de corticosteroide
Proteína C reativa	8 a 12 h	Prognóstico Indicador de infecção bacteriana, monitor de resposta inflamatória	Reagente de fase aguda, não tem valor no diagnóstico nutricional; atua como contraprova para as demais proteínas plasmáticas
Fibronectina	12 h	Monitoramento nutricional	Inflamação, valores de referência não estabelecidos
Proteína ligada ao retinol	4 a 24 h	Monitoramento nutricional	Hidratação, inflamação, doença renal ou hepática, déficit de vitamina A e zinco

Fonte: modificada de Benjamin D, 1989.

Monitoração nutricional e metabólica na criança em estado grave

Tabela 5 Parâmetros de avaliação nutricional e metabólica e periodicidade

		Periodicidade	
Na admissão	Diária	Semanal ou conforme indicação clínica	Quinzenal
Exame físico	Peso	Hemograma	Estatura
História clínica	Oferta de nutrientes	Eletrólitos séricos (inclusive fósforo)	Prega cutânea
História	Balanço hídrico	Glicemia, trigliceridemia	Perímetros
alimentar	Glicemia durante o	Ureia sérica, gasometria	braquial e cefálico
	estresse metabólico	Proteína C reativa	Albumina sérica
		Nitrogênio urinário	
		Balanço nitrogenado	

Medida do gasto energético

O único método preciso para determinar o gasto energético diário de pacientes gravemente doentes é a calorimetria indireta. Contudo, há limitações metodológicas que podem trazer imprecisões na medida. Os pacientes devem estar em estabilidade hemodinâmica, com FiO_2 0,6, e sem escape de ar pelo tubo endotraqueal e com sedação adequada. Outra questão é a duração da medição do gasto energético por calorimetria indireta; o gasto energético total diário é geralmente estimado com a medida de 1 a 2 horas, mas esse pode mudar ao longo do dia. A medida do gasto energético por calorimetria indireta é desejável, mas, se não for possível, a oferta de energia pode se basear em fórmulas preditivas, como a da OMS (Tabela 6) ou a de Seashore.

Tabela 6 Gasto energético basal

Masculino		Feminino	
Idade (anos)	Gasto energético (kcal/kg)	Idade (anos)	Gasto energético (kcal/kg)
0 a 3	60,7 × P - 54	0 a 3	61 × P - 51
3 a 10	22,7 × P + 495	3 a 10	22,5 × P + 499
10 a 18	17,5 × P + 651	10 a 18	12,2 × P + 746
18 a 30	15,3 × P + 679	18 a 30	14,7 × P + 496

Fonte: OMS, 1985.

Uma boa alternativa prática para estimar a taxa metabólica basal (TMB) é utilizar a fórmula de Seashore:

$$TMB \text{ (kcal/dia)} = (55 - 2 \times \text{idade em anos}) \times \text{(peso em kg)}$$

Para atividade e anabolismo, acrescenta-se de 50 a 100% do equivalente à TMB. A ingestão espontânea de uma criança saudável durante os períodos de estirão (infância e adolescência) é de aproximadamente o dobro da sua TMB; nas fases intermediárias, é de apenas 50%. Na prática, um aumento de 50 a 100% sobre a TMB é necessário para se alcançar o anabolismo e restaurar a massa magra no período de convalescença.

Glicemia

Estresse agudo e corticoterapia são condições que podem indicar a redução da oferta de glicose. A hiperglicemia pode acarretar glicosúria com diurese osmótica, o que prejudica a função imunológica, a cicatrização e possivelmente está associada a consequências, como hemorragia intracraniana e piora do prognóstico neurológico em pacientes com trauma cranioencefálico.

A glicemia capilar deve ser monitorada pelo menos em três períodos durante as primeiras 48 horas da admissão; posteriormente, a frequência da monitoração dependerá da evolução dos valores glicêmicos. Além do pico e da duração da hiperglicemia, a hipoglicemia e a variabilidade glicêmica também se associam ao aumento da mortalidade, especialmente nos desnutridos, mas ainda não há evidências de que o controle glicêmico com insulina seria útil em crianças gravemente doentes. Na ocorrência de hiperglicemia, deve-se tratar a causa e reduzir a velocidade de infusão de glicose, adotando o limite de 150 mg/dL ou 140 mg/dL para otimizar o controle glicêmico e reduzir o risco de hipoglicemia.

Triglicérides plasmáticos

No início e a cada aumento da taxa de infusão lipídica, principalmente em situações que aumentam o risco de hiperlipemia, como sepse, trauma, uso de corticosteroide e prematuridade extrema, os triglicérides plasmáticos devem ser monitorados em pacientes que estiverem recebendo nutrição parenteral com lipídios. Em crianças com hipertrigliceridemia discreta (175 a 225 mg/dL), recomendam-se aumentos gradativos da taxa de infusão. Em concentrações moderadamente elevadas (225 a 275 mg/dL), deve-se reavaliar a taxa de infusão (sem aumentá-la) até que os níveis estejam normalizados. Se a concentração de triglicérides no soro for superior a 275 mg/dL, a infusão deve ser interrompida por 12 a 24 horas e reiniciada com 0,02 a 0,04 g/kg/h. Não há dados definitivos sobre o limite além do qual ocorrem efeitos adversos.

Vitaminas e oligoelementos

A monitoração rotineira de vitaminas e oligoelementos não é necessária, exceto nos casos suspeitos de deficiência ou toxicidade. Em relação às vitaminas do complexo B, vitamina D, zinco, cobre e selênio, recomenda-se que a análise laboratorial seja feita por método HPLC no eritrócito ou no sangue total, pois as concentrações dos micronutrientes no plasma são alteradas pela resposta inflamatória. A vitamina B1 (tiamina) pode ser avaliada também pela prova funcional da atividade da transcetolase eritrocitária.

CONSIDERAÇÕES FINAIS

A avaliação do estado nutricional é útil para identificar alterações e acompanhar a resposta ao tratamento, devendo fazer parte da rotina de atendimento de todas as crianças em suporte nutricional. A tolerância aos nutrientes deve ser monitorada rigorosamente, visando a corrigir eventuais carências ou para se evitar a oferta excessiva de substrato.

BIBLIOGRAFIA

1. Benjamin DR. Laboratory tests and nutritional assessment. Ped Clin North Am 1989; 36:139-61.
2. Carvalho WB, Leite HP. Nutritional support in the critically ill child. In: Nichols DG, Helfaer MA (eds.). Rogers textbook of pediatric intensive care. 4.ed. Baltimore: Williams & Wilkins, 2007. p.1501-15.
3. Chwals WJ, Fernandez ME, Jamie AC, Charles BJ. Relationship of metabolic indexes to postoperative mortality in surgical infants. J Pediatr Surg 1993; 28(6):819-22.
4. Corkins MR (ed.). Nutrition assessment. In: Pediatric nutrition support handbook. Am Soc Parenter Enter Nutr, 2011. p.136.
5. Leite HP, Carvalho WB, Fisberg M. Nutritional and metabolic assessment of critically ill children. Rev Paul Med 1996; 114:1156-61.
6. Leite HP, Fisberg M, de Carvalho WB, de Camargo Carvalho AC. Serum albumin and clinical outcome in pediatric cardiac surgery. Nutrition 2005; 21(5):553-8.
7. Leite HP, Isatugo M, Sawaki L, Fisberg M. Anthropometric nutritional assessment of critically ill hospitalized children. Rev Paul Med 1993; 111(1):309-13.
8. Leite HP, Lima LF, de Oliveira Iglesias SB, Pacheco JC, de Carvalho WB. Malnutrition may worsen the prognosis of critically ill children with hyperglycemia and hypoglycemia. J Parenter Enteral Nutri. Disponível em DOI 10.1177/0148607/12458124. Acessado em 28 de agosto de 2012.
9. Lima LF, Leite HP, Taddei JA. Low blood thiamine concentrations in children upon admission to the intensive care unit: risk factors and prognostic significance. Am J Clin Nutr 2011; 93:57-61.

10. Mehta NM, Compher C. A.S.P.E.N. clinical guidelines: nutrition support of the critically ill child. JPEN J Parenter Enteral Nutr 2009; 33(3):260-76.
11. Merrit RJ, Blackburn GL. Nutritional assessment and metabolic response to illness of the hospitalized child. In: Suskind RM (ed.). Textbook of pediatric nutrition. New York: Raven Press, 1981.
12. Mouser JF. Is IV lipid emulsion safe in patients with hypertriglyceridemia? Neonate patients. Nutr Clin Pract 1997; 12:120-23.
13. Seashore JH. Nutritional support of children in the intensive care unit. Yale J Biol Med 1984; 57:111-34.
14. Secker DJ, Jeejeebhoy KN. Subjective global nutritional assessment for children. Am J Clin Nutr 2007; 85:1083-9.
15. Shulman RJ, Phillips S. Parenteral nutrition in infants and children. J Pediatric Gastroenterol Nut 2003; 36:587-607.
16. Srinivasan V, Spinella PC, Drott HR, Helfaer MA, Nadkarni V. Association of timing, duration, and intensity of hyperglycemia with intensive care unit mortality in critically ill children. Pediatr Crit Care Med 2004; 5:329-36.
17. Suskind RM, Varma RN. Assessment of nutritional status of children. Ped Review 1984; 5:195-202.
18. Wilmore DW. The metabolic management of the critically ill. New York: Plenun Publishing Corporation, 1980.
19. World Health Organization. Energy and protein requirements. Geneva: World Health Organization, 1985. [Technical Bulletin].
20. Ziegler TR. Parenteral nutrition in the critically ill patient. N Engl J Med 2009; 361:1088-97.

5

Nutrição enteral

Fernanda Luisa Ceragioli Oliveira
Simone Brasil de Oliveira Iglesias

INTRODUÇÃO

Define-se nutrição enteral, segundo a Portaria n. 347 da Agência Nacional de Vigilância Sanitária (Anvisa), como:

> Alimentos para fins especiais, com ingestão controlada de nutrientes, na forma isolada ou combinada, de composição química definida ou estimada, especialmente elaborada para uso por sondas ou via oral, industrializadas ou não, utilizados exclusiva ou parcialmente para substituir ou complementar a alimentação oral em pacientes desnutridos ou não, conforme suas necessidades nutricionais, em regime hospitalar, ambulatorial ou domiciliar, visando à síntese ou manutenção de tecidos, órgãos ou sistemas.

A nutrição enteral é a utilização fisiológica do trato gastrointestinal para realização da terapia nutricional, podendo-se optar pela via oral, naso ou orogástrica, naso ou orojejunal e ostomias gástricas ou jejunais. A escolha da via de administração acarreta níveis progressivos de comprometimento das etapas digestivas, justificando a necessidade de dietas enterais específicas.

O trofismo e a função intestinal estão diretamente relacionados com a presença de nutrientes no lúmen intestinal, com a consequente liberação de hormônios entéricos (gastrina, colecistocinina, glucagon e enteroglucagon). Os ácidos graxos curtos têm efeito trófico na mucosa intestinal. A glutamina, aminoácido não essencial, possui efeito imunomodulador, sendo considerada o principal substrato energético para o enterócito. A utilização da via enteral tem como finalidade prevenir a atrofia da mucosa intestinal, reduzir processos infecciosos e manter a integridade da mucosa.

A nutrição enteral deve ser iniciada quando o paciente estiver clinicamente estável. Preconiza-se administração de nutrição enteral o mais cedo possível, sempre que o trato gastrointestinal esteja funcionante. São considerados efeitos benéficos da nutrição enteral precoce (< 48 horas): maior produção de muco, aumento da secreção de colecistocinina e do fluxo sanguíneo intestinal e manutenção do peristaltismo, o que limita a colonização e o supercrescimento de patógenos, além de dar suporte ao crescimento da flora intestinal normal.

INDICAÇÕES

A nutrição enteral é sempre a primeira opção na vigência do trato gastrointestinal funcionante, ou seja, com motilidade intestinal preservada. Podem-se utilizar a via oral, a via enteral (gástrica, pós-pilórica ou pós-ductos de Virchow) ou a via ostomia (gástrica ou jejunal).

Existem poucas contraindicações absolutas à nutrição enteral, como enterocolite necrotizante, perfuração intestinal, obstrução intestinal e infecção intra-abdominal grave.

A utilização da nutrição enteral exige protocolos de procedimentos que envolvem a equipe multidisciplinar, como locação e manutenção da sonda, esterilização da dieta e, durante a infusão, necessidade de bomba de infusão (volumétrica), medidas de prevenção, diagnóstico e tratamento das principais complicações.

Deve-se indicar nutrição enteral nos seguintes casos:

- ☐ ganho inadequado ponderal ou estatural por 1 mês nos lactentes;
- ☐ perda de peso ou não ganho de peso em 3 meses em crianças acima de 2 anos de idade;
- ☐ modificação em dois canais de crescimento nos gráficos de peso para idade ou peso para estatura;
- ☐ dobra tricipital menor que o percentil 5 para a idade;

Nutrição enteral

- inabilidade de consumir por via oral cerca de 80% das necessidades energéticas para a idade;
- tempo gasto para alimentação acima de 4 horas em pacientes com desabilidades.

As principais indicações de terapia nutricional via enteral podem ser vistas na Tabela 1.

Tabela 1 Indicações de nutrição enteral (gástrica ou pós-pilórica)

Causas	Doenças
Ingestão oral inadequada	Anorexia nervosa
	Anorexia relacionada à condição médica
	Anorexia decorrente de tratamento ou medicações (quimioterapia)
	Aversão alimentar
	Mucosite
Aumento das necessidades de nutrientes	Fibrose cística
	Displasia broncopulmonar
	Falência respiratória (aumento da demanda para crescimento)
	Cardiopatia congênita
	Doença renal
	Infecção
Aumento das perdas pelo trato gastrointestinal	Insuficiência pancreática
	Síndrome do intestino curto
	Doença hepática colestática
	Atresia de vias biliares
	Má absorção
Terapia primária	Dieta não palatável – fórmula elementar ou metabólica
	Doença inflamatória intestinal – doença de Crohn
Disfunção motora oral	Prematuridade
	Doença neuromuscular – distúrbios de sucção e deglutição
	Comprometimento neurológico – paralisia cerebral
Anormalidades estruturais ou funcionais do TGI	Malformação congênita
	Pseudo-obstrução intestinal
	Fístula traqueoesofágica com fístula proximal de alto débito
	Obstrução intestinal proximal
	Imunodeficiência primária e secundária
Doenças graves	Queimadura
	Trauma
	Cirurgia
	Entubação traqueal
	Tumores na cavidade oral, cabeça e pescoço

TGI: trato gastrointestinal.
Fonte: Nieman Carney L et al.; ASPEN, 2010; Kolacek S, 2008.

VIA DE ADMINISTRAÇÃO

A nutrição enteral é habitualmente administrada por via gástrica ou pós-pilórica (posição duodenal ou jejunal). Geralmente, a sonda pode ser colocada via nasal, mas deve-se utilizar a via oral nos recém-nascidos ou no caso de lesão nas narinas ou retrofaríngea.

A escolha da sonda gástrica ou pós-pilórica depende do estado do intestino, estimativa de duração da nutrição enteral e risco de aspiração. A alimentação intragástrica oferece as seguintes vantagens:

- □ maior flexibilidade de horários;
- □ fácil posicionamento de tubos;
- □ oferta de maior volume;
- □ maior tolerância osmótica;
- □ menor frequência de diarreia;
- □ menor síndrome de *dumping* (precoce e tardia).

A síndrome de *dumping* é uma resposta fisiológica à presença de grandes quantidades de alimentos sólidos ou líquidos na porção proximal do intestino. Trata-se de um conjunto de sinais e sintomas decorrentes do esvaziamento gástrico precoce, observado nos pacientes submetidos à gastrectomia. Existem basicamente dois tipos:

- □ precoce: ocorre em até 30 minutos. O conteúdo hiperosmolar da dieta alcança a luz intestinal de forma muito rápida. Isso desencadeia a translocação de fluidos para a luz intestinal, ocasionando resposta vaso-vagal, que se manifesta com taquicardia, sudorese, sensação de morte e sonolência. O uso de açúcares piora o quadro;
- □ tardio: ocorre depois de 2 horas. Após o alimento alcançar o intestino e ser absorvido, o pâncreas produz grande quantidade de insulina, levando o paciente a apresentar quadro de hipoglicemia. O tratamento deve ser realizado à base de açúcares.

As indicações e as características da via intragástrica e pós-pilórica estão descritas na Tabela 2.

A via intragástrica requer reflexos de proteção das vias aéreas preservados, esfíncter esofágico competente e motilidade gástrica mantida. Além disso, quando se opta por essa via, há resposta hormonal e estimulação adequada de enzimas digestivas, mantém-se a capacidade antimicrobiana pela acidez gástrica e preserva-se a função de reservatório gástrico.

Tabela 2 Via intragástrica e pós-pilórica: indicações e características

Via	Indicações	Características
Intragástrica	Necessidade de alimentação noturna (suplementação energética) Diminuição da velocidade de infusão (diarreia, ressecção intestinal) Anorexia Estados hipercatabólicos Incapacidade de alimentação por via oral (incoordenação da deglutição, lesões da mucosa oral)	Volume – dependente da capacidade gástrica Osmolalidade – diluição gástrica permite a utilização de dietas com maior osmolalidade, apesar de lentificar o esvaziamento gástrico
Pós-pilórica	Coma Anomalias congênitas do TGI Motilidade gástrica comprometida Refluxo gastroesofágico Pneumonia aspirativa Cirurgias do TGI alto	Volume – deve-se iniciar com volume de 10 mL/h, aumentando gradativamente até atingir a necessidade energética estabelecida. Deve-se observar a presença de diarreia, vômito e distensão Osmolalidade – dietas isotônicas (280 a 300 mOsm/kg de água), levemente hipertônicas (até 350 mOsm/kg de água) Monitorar a posição da sonda por meio da medida diária do pH do líquido aspirado e, em caso de dúvida, solicitar radiografia de abdome

TGI: trato gastrointestinal.

As infusões de fórmulas gástricas contínuas são geralmente mais bem toleradas do que os métodos em *bolus*, especialmente se o esvaziamento gástrico estiver alterado.

A via pós-pilórica deve ser utilizada em pacientes cujos reflexos protetores das vias aéreas estão prejudicados e quando há retardo no esvaziamento gástrico, situações em que existe maior probabilidade de broncoaspiração. Pacientes gravemente doentes apresentam, com frequência, algum grau de atonia gástrica. Fatores como sepse, aumento da pressão intracraniana e utilização de drogas como opiáceos e dopamina afetam o controle neuro-humoral da motilidade do trato gastrointestinal, abolindo a atividade dos complexos motores migratórios no antro gástrico. Assim, a nutrição enteral pós-pilórica está indicada nas situações em que há alta probabilidade de se desenvolver retardo no esvaziamento gástrico, pois permite a administração precoce de maior volume de dieta com menor risco de aspiração e broncopneumonia em comparação à via intragástrica.

Agentes de motilidade, como cisaprida, metoclopramida ou eritromicina, são frequentemente benéficos em situações de comprometimento do esvaziamento gástrico e dismotilidade intestinal. Embora a cisaprida pareça ser mais eficaz, deve-se ter cautela por causa da síndrome do QT prolongado e arritmias ventriculares. A eritromicina atua sobre os receptores de motilina do estômago e intestino delgado, tendo sido utilizada para facilitar a migração transpilórica de sondas enterais.

A sonda ou cateter escolhido para nutrição enteral (gástrica ou pós-pilórica) deve ser o mais confortável possível para o paciente, levando-se em conta o material e o tamanho, que também depende do tipo de líquido a ser infundido.

Os tubos de polivinil propileno (PVC), que possuem diâmetro interno com paredes espessadas, devem ser utilizados para drenagem, aspiração e esvaziamento do estômago. O uso para nutrição enteral é contraindicado por ser desconfortável (cateter endurecido), causar ulcerações e irritação da mucosa esofágica e necessitar de troca a cada 48 horas.

Os tubos de escolha são os siliconizados ou de poliuretano com diâmetro interno e paredes adequadas (finas), pois podem ficar posicionados por meses sem causar dano na mucosa esofágica.

São necessários protocolos interdisciplinares para evitar contaminação do sistema de nutrição enteral, como diminuir conexões, instalação imediata à chegada da dieta na enfermaria, não deixar sondas expostas ao meio hospitalar por período maior que 2 horas e manuseio adequado na manipulação dos frascos e equipos (troca de equipo no máximo em 24 horas, sendo que, em pequenos volumes, a troca deve ser feita a cada infusão).

Em pacientes que necessitam de terapia nutricional com utilização de sonda por tempo prolongado, deve-se considerar o uso de gastrostomia ou jejunostomia.

As ostomias são indicadas nos seguintes casos:

- □ nutrição enteral estimada por mais de 2 meses;
- □ doença cardiorrespiratória grave;
- □ anomalias congênitas;
- □ dificuldade de sucção e deglutição;
- □ estenose de esôfago (substâncias cáusticas, cirurgia ou radiação/quimioterapia).

As gastrostomias estão indicadas em afecções esofágicas congênitas ou adquiridas e em pacientes com dificuldade de deglutição (encefalopatia crônica não evolutiva, doenças neuromusculares) decorrente ou não de sequelas neurológicas (neoplasias, doença de Chagas). Pelo fato de ser um procedimento reversível, sua indicação precoce acarreta benefício indubitável ao paciente. As jejunostomias, raras em crianças, estão indicadas em eventos gástricos ou duodenais. As gastrostomias e jejunostomias têm indicação cirúrgica apenas quando não for possível realizá-las por via endoscópica. Comparada com a via endoscópica, a gastrostomia cirúrgica tem maior risco de morbimortalidade; em contrapartida, obtém sucesso absoluto (100%) no local de posicionamento adequado do cateter, enquanto, por via endoscópica, o cateter fica adequadamente posicionado em cerca de 97% dos casos. A vantagem da gastrostomia cirúrgica consiste na possibilidade de se utilizar cateteres com maior diâmetro, evitar perfuração e laceração de outros órgãos intrabdominais e assegurar a fixação do estômago na parede intrabdominal, diminuindo o risco de extravasamento intraperitoneal. A maior desvantagem é que, além do próprio risco do procedimento cirúrgico, existem os riscos inerentes à anestesia e o custo mais elevado.

A necessidade de intervenção cirúrgica também está bem estabelecida nos casos de procedimentos cirúrgicos para reforçar ou reconstruir o ângulo cardioesofágico do estômago. As complicações da utilização da via endoscópica para gastrostomia são: aspiração pulmonar, perfuração esofágica, hemorragia (1 a 4% das mais graves) e infecção da ostomia, obstrução do cateter, dano no cateter ou conexões (4 a 33% das menos graves). Essas complicações estão diretamente relacionadas ao procedimento endoscópico. As contraindicações relativas da utilização da via endoscópica para gastrostomia são: ascite, diálise peritoneal, hipertensão portal, obesidade, hepatomegalia grave e distorções anatômicas em virtude de processos cirúrgicos ou inflamatórios prévios.

A utilização de tubos ou cateteres para nutrição via trato gastrointestinal implica vários modos de infusão:

- □ *bolus*: utilizando-se seringa ou equipo em infusão, não se deve infundir muito rápido (5 a 10 mL/minuto), pois pode ocasionar desconforto ao paciente, que deve estar em repouso;
- □ intermitente: a dieta deve ser infundida em 24 horas, dividida em intervalos para repouso (infundir em 2 horas e intervalo de 1 hora para repouso). A fim de evitar a contaminação da dieta, não se deve deixá-la exposta ao meio ambiente por mais de 2 horas;
- □ noturna: auxilia na liberdade do paciente durante o dia. Recomenda-se utilizar o modo de infusão noturno quando a meta for a suplementação

da ingestão oral de nutrientes, pois não são indicados grandes volumes de dieta em períodos curtos (de 4 a 6 horas);

□ contínuo: infusão durante 20 a 24 horas. Quando pequenos volumes (até 300 mL) são utilizados, é preciso trocar a sonda com a dieta a cada 2 horas.

Recomenda-se a utilização de bombas de infusão para todos os modos de infusão, exceto em *bolus*, quando for possível o uso de seringa ou de infusão gravitacional. Nos casos de posicionamento pós-pilórico ou pós-ducto de Virchow, é obrigatória a utilização de infusão contínua ou intermitente, evitando a distensão da alça intestinal e o desconforto do paciente.

Os seguintes pontos são importantes na nutrição por tubo enteral pós-pilórica:

□ a sonda deve ser de pequeno diâmetro, com menor desconforto ao paciente e introdução e posicionamento fáceis;
□ a extremidade distal da sonda deve estar em região duodenal ou jejunal, reduzindo o risco de aspiração;
□ a infusão contínua é preferencial em relação ao modo em *bolus*, devendo-se utilizar uma bomba de infusão para garantir a administração lenta e regular da dieta;
□ as dietas devem ser isotônicas, de simples preparo e administração.

NECESSIDADES NUTRICIONAIS
Energética e de macronutrientes

As necessidades energéticas correspondem à soma das necessidades metabólicas basais com atividade e crescimento (Tabela 3). Em uma criança sadia, a taxa metabólica basal (TMB) representa 50% do total do gasto energético (GE), e a atividade/crescimento representa os outros 50%. Portanto, na estimativa do requerimento energético dos pacientes criticamente enfermos, deve-se determinar o requerimento energético basal e ajustá-lo para o hipermetabolismo (Tabela 4).

Tabela 3 Distribuição das necessidades energéticas em lactentes e crianças sadias em crescimento (kcal/kg/dia)

Idade	TMB (%)	Atividade	Crescimento	Total	TMB total (%)
Muito baixo peso	47	15	67	130	36
< 1 ano	55	15	40	110	50
1 ano	55	35	20	110	50
					(continua)

				(continuação)
2 anos	55	45	5	100	50
5 anos	47	38	2	87	54
10 anos	37	38	2	77	48

TMB: taxa metabólica basal.
Fonte: Society of Critical Care Medicine, 1999.

Tabela 4 Equações utilizadas para estimar o gasto energético em crianças criticamente doentes

< 3 anos (kcal/dia)
Meninos: 60,9 × P – 54
Meninas: 61 × P – 51
3 a 10 anos (kcal/dia)
Meninos: 22,7 × P + 495
Meninas: 22,5 × P + 499
10 a 18 anos (kcal/dia)
Meninos: (16,6 × P) + (77 × E) + 572 ou 17,5 × P + 651
Meninas: (7,4 × P) + (482 × E) + 217 ou 12,2 × P + 496

P: peso em kg; E: estatura em cm.
Fonte: World Health Organization, 1985.

A temperatura corporal influencia o gasto energético, ocorrendo aumento de 12% para cada grau acima de 37°C.

O nível de atividade física deve ser estimado. O uso de agentes bloqueadores neuromusculares reduz o GE, pois elimina as contrações musculares esqueléticas. Lactentes com broncodisplasia pulmonar ou doença cardíaca congênita podem requerer de 140 a 160 kcal/kg de peso/dia para recuperação nutricional.

A hiperalimentação energética não consegue reverter o catabolismo obrigatório durante os estados hipermetabólicos, podendo estar associada com a deterioração clínica e com o aumento da mortalidade. Deve-se considerar que, na fase de estresse metabólico, não há consumo de energia para o crescimento nem atividade física.

Nos lactentes, a oferta basal habitual de 100 kcal/kg de peso/dia para a criança sadia pode ser excessiva e causar hiperalimentação nos pacientes doentes. Na Tabela 3, encontra-se a distribuição das necessidades energéticas em lactentes e crianças sadias em crescimento. Na fase de estresse metabólico,

62 Manual de terapia nutricional pediátrica

preconiza-se oferta calórica 10 a 20% acima da necessidade basal, provendo 60 a 70 kcal/kg de peso/dia. Nas crianças maiores com processos infecciosos e inflamatórios graves, como septicemia, calcula-se a necessidade energética acrescendo no máximo 20% à taxa metabólica basal. Outra possibilidade para o cálculo da necessidade energética de crianças criticamente doentes é a fórmula preconizada pela Organização Mundial da Saúde (OMS), como mostra a Tabela 4. Nesses casos, preconiza-se oferta proteica elevada, mantendo a relação nitrogênio:calorias não proteicas entre 1:100 e 1:150, visando a minimizar os efeitos deletérios da perda de nitrogênio e do catabolismo proteico.

A fonte proteica fornece 4 kcal para cada grama de proteína, sendo que cada grama de proteína possui 0,16 g de nitrogênio e cada grama de nitrogênio possui 6,25 g de proteína. A relação de energia não proteica por gramas de nitrogênio corresponde à porcentagem total de energia (exceto às referentes aos aminoácidos) dividida por gramas de nitrogênio contida na solução de aminoácidos oferecida.

A administração mista de substratos deve ser enfatizada, sendo que o carboidrato fornece 4 kcal por grama e o lipídio, 9 kcal por grama. A distribuição do conteúdo energético total segue determinadas proporções de macronutrientes: carboidratos (30 a 50%), lipídios (30 a 40%), proteínas (10 a 20%). A Tabela 5 mostra a distribuição aceitável de macronutrientes para crianças e adolescentes.

Tabela 5 Faixa de distribuição aceitável de macronutrientes (*acceptable macronutrient distribution ranges* – AMDR)

Estágio de vida	Carboidratos	Proteínas	Lipídios
Crianças			
0 a 6 meses	60 g (AI)	9,1 g (AI)	31 g (AI)
7 a 12 meses	95 g (AI)	13,5 g (RDA)	30 g (RDA)
1 a 3 anos	45 a 65%	5 a 20%	30 a 40%
4 a 18 anos	45 a 65%	10 a 30%	25 a 35%
Adultos			
> 18 anos	45 a 65%	10 a 35%	20 a 35%

AI: *adequate intake*; RDA: *recommended dietary allowance*.
Ácidos graxos w-6 (linoleico): 5 a 10% do valor calórico total.
Ácidos graxos w-3 (linolênico): 0,6 a 1,2% do valor calórico total (até 10% desse valor pode ser consumido como EPA e DHA).
Açúcar de adição: até 25% do valor calórico total (para garantir ingestão adequada de micronutrientes).
Fonte: Institute of Medicine – Dietary Reference Intake, 2002.

Nutrição enteral 63

Micronutrientes

A necessidade de micronutrientes de crianças e adolescentes deve ser definida seguindo a *dietary reference intake* (DRI), publicada pelo Institute of Medicine (IM) desde 1997.

A recomendação de água e eletrólitos e os valores máximos de ingestão segura (UL) estão descritos nas Tabelas 6 e 7.

Tabela 6 Recomendações de água e eletrólitos (DRI, 2003)

Idade	Água total (L/dia)	Líquidos (L/dia)	Potássio (g/dia)	Sódio (g/dia)	Cloreto (g/dia)
Lactentes					
0 a 6 meses	0,7 (LH)	–	0,4	0,12	0,18
7 a 12 meses	0,8	0,6	0,7	0,37	0,57
Crianças					
1 a 3 anos	1,3	0,9	3,0	1,0	1,5
4 a 8 anos	1,7	1,2	3,8	1,2	1,9
Masculino					
9 a 13 anos	2,4	1,8	4,5	1,5	2,3
14 a 18 anos	3,3	2,6	4,7	1,5	2,3
Feminino					
9 a 13 anos	2,1	1,6	4,5	1,5	2,3
14 a 18 anos	2,3	1,8	4,7	1,5	2,3

Fonte: Valores de AI (DRI) para água e eletrólitos (IOM, 2003).

Tabela 7 Valores de UL (DRI) para sódio e cloro (IOM, 2003)

Idade	Sódio (g/dia)	Cloro (g/dia)
Lactentes		
0 a 6 meses	ND	ND
7 a 12 meses	ND	ND
Crianças		
1 a 3 anos	1,5	2,3
4 a 8 anos	1,9	2,9
Masculino		
9 a 13 anos	2,2	3,4
14 a 18 anos	2,3	3,6
Feminino		
9 a 13 anos	2,3	3,6
14 a 18 anos	2,3	3,6

ND: não determinado.

DIETAS ENTERAIS

A escolha da dieta e sua via de administração deve ser criteriosa em relação aos seguintes fatores:

- □ faixa etária;
- □ desenvolvimento neuropsicomotor;
- □ estado nutricional e metabólico do paciente;
- □ capacidade digestiva e absortiva do trato gastrointestinal (composição da dieta e osmolalidade);
- □ necessidades nutricionais específicas de acordo com a situação clínica de cada paciente (insuficiência renal, hepática, respiratória, imunossupressão, hipercatabolismo, má absorção);
- □ necessidade de restrição hídrica e de eletrólitos;
- □ doença de base.

Há situações em que o aumento das necessidades proteico-energéticas coexiste com a necessidade de restrição da oferta hídrica, sendo desejável o uso de dietas com maior densidade energética e adequado teor proteico. Alguns tipos de dietas indicadas para situações especiais são formulados para pacientes adultos, não sendo recomendados para crianças menores. A osmolalidade elevada e a excessiva concentração de eletrólitos para a faixa etária pediátrica são as principais causas de inadequação dessas dietas para crianças com tempo prolongado de jejum e lactentes jovens, principalmente por causa do risco de diarreia e de desidratação hipertônica. Fórmulas com 0,6 a 0,7 kcal/mL são bem toleradas em lactentes. Maiores densidades energéticas podem ser usadas, mas é preciso observar os sinais de intolerância, incluindo diarreia osmótica, alterações hidroeletrolíticas e incapacidade de tolerar sobrecarga de solutos. O aumento na densidade energética pode afetar o esvaziamento gástrico.

As fórmulas infantis de partida e de seguimento suprem a necessidade de macro e micronutrientes do lactente (cerca de 800 mL/dia), não sendo preciso introduzir alimentos pastosos e sólidos quando o paciente não estiver apto a consumi-los (p.ex., encefalopatia crônica não evolutiva).

Para crianças maiores, as dietas com 1 a 1,2 kcal/mL são bem toleradas. No início da terapia nutricional, deve-se dar preferência a dietas com baixa osmolalidade, principalmente nos pacientes desnutridos. Frequentemente, pode-se aumentar lentamente a densidade energética até 1 a 1,5 kcal/mL. É importante sempre calcular a oferta proteica e a quantidade de sódio oferecida diariamente pela dieta enteral. Uma dieta com volume total de 1.200 mL tende a atingir a meta de micronutrientes.

O suplemento alimentar não pode ser utilizado como dieta enteral, mas a dieta enteral pode ser usada como suplemento alimentar. Este visa a fornecer 25 a 30% das necessidades de nutrientes para completar a alimentação oral.

Na vigência da resposta inflamatória sistêmica (p.ex., na sepse), a barreira mecânica representada pela mucosa intestinal torna-se mais permeável e há prejuízo da superfície absortiva, aumentando o risco de intolerância a nutrientes como a macroproteína. Além disso, há diminuição da motilidade do trato gastrointestinal, principalmente da musculatura gástrica, acarretando retardo do esvaziamento gástrico.

O principal combustível trófico do intestino delgado, a glutamina, não é parte da maioria das formulações enterais atuais, sendo que a falta desse nutriente para o enterócito pode, posteriormente, comprometer a integridade da mucosa. As dissacaridases da borda em escova da mucosa intestinal (lactase) podem ficar comprometidas após dano agudo, limitando a capacidade de digestão de carboidratos complexos.

Frequentemente, os hidrolisados proteicos podem ser utilizados quando há alteração na permeabilidade da mucosa, como ocorre em alergia ao leite de vaca, caquexia, jejum prolongado, hipoperfusão da irrigação da mucosa (sepse, cardiopatias, insuficiência respiratória) e, ainda, em alguns doentes em virtude de sua melhor absorção e digestão, como na fibrose cística e na fase de transição para dieta rica em triglicérides de cadeia longa no quilotórax ou ascite quilosa. Nessas situações, recomenda-se o uso de dietas parcialmente digeridas, que propiciam tolerância e aproveitamento melhores dos nutrientes. Essas dietas contêm nutrientes parcialmente digeridos (hidrolisado proteico, polímeros de glicose e triglicérides de cadeia média – TCM).

Em crianças em estado grave, atualmente, não há consenso baseado em evidências científicas sobre o uso de fórmulas hidrolisadas. Em publicação recente, Vidigal et al. (2012), avaliando situações em que a fórmula hidrolisada foi prescrita como primeira opção em uma unidade de terapia intensiva pediátrica, identificaram gravidade do estado clínico, uso de drogas vasoativas com efeito alfa-adrenérgico, desnutrição e longos períodos de jejum como fatores associados à indicação do hidrolisado. Há, entretanto, significativa elevação do custo quando se opta pela fórmula hidrolisada em vez da polimérica.

As gorduras de cadeia longa requerem sais biliares e atividade lipolítica para serem digeridas e entrarem na circulação através do sistema linfático. Os TCM são absorvidos diretamente na circulação portal e não requerem a formação de micelas. Como o TCM tem menor inibição do esvaziamento gástrico, absorção mais rápida e maior conversão em energia do que os triglicérides de cadeia longa (TCL), as fórmulas contendo TCM devem ser benéficas para pacientes em estado grave. O TCM requer função intestinal mínima para a absorção.

A suplementação lipídica com TCM nas dietas e fórmulas especiais enterais deve ser feita com critério, por tempo determinado, quando ocorrer má absorção, levando-se em conta a quantidade de TCM nas dietas enterais. Por exemplo, uma fórmula com aproximadamente 50% de TCM na quantidade total de gordura não deve ser suplementada com mais que 1,5% de TCM.

A modulação de macronutrientes em fórmulas infantis pode ser utilizada para aumentar a densidade calórica em situações de restrição hídrica. Nunca se devem utilizar módulos se o paciente não apresentar restrição hídrica, pois o aumento de volume de fórmula infantil proporciona aumento da quantidade de energia, macro e micronutrientes. A Tabela 8 mostra as indicações de enriquecimento de fórmulas lácteas por meio de módulos. A suplementação de glutamina pode ser benéfica para pacientes grandes queimados, no trauma e na doença grave. A dose recomendada é de 0,3 a 0,5 g/kg de peso/dia.

A via de administração determina a escolha da dieta. A via oral permite a utilização de qualquer dieta (adequada para idade e doença de base), desde que a função do trato gastrointestinal esteja preservada. A utilização de sondas nasogástricas ou pós-pilóricas implicam a necessidade de respeitar as características específicas do processo digestivo e absortivo.

Tabela 8 Indicações para enriquecimento das fórmulas enterais com módulos

Carboidratos	Lipídios de cadeia longa	Triglicérides de cadeia média
Doença cardíaca congênita	Displasia broncopulmonar	Quilotórax
Atraso de esvaziamento gástrico	Má absorção de carboidratos	Má absorção de gorduras
Falência respiratória	Diarreia	Linfangiectasia
Refluxo gastroesofágico	Falência respiratória	Prematuridade
Doença de reserva de glicogênio	Estados hipermetabólicos	Trauma ducto-torácico
Estados hipermetabólicos		

Fonte: Baker DA, 1996.

Técnicas de administração

Recomenda-se iniciar a terapia nutricional enteral precocemente, conforme a estabilidade do paciente, usando o trato gastrointestinal sempre que possível e suplementando com nutrição parenteral periférica ou central quando a ingestão enteral for inadequada, principalmente em pacientes com desnutrição grave. Em geral, o início da alimentação enteral no 2º dia de internação é factível na maioria dos pacientes. Algumas medidas preventivas de complicações de nutrição enteral são:

- □ manter, preferencialmente, decúbito lateral direito ou elevado em 30 a 45º;
- □ dividir o volume total diário em 8 frascos e infundir o conteúdo programado em 2 horas, mantendo o intervalo de 1 hora de descanso (2:1).

Iniciar com 1/4 a 1/5 do volume total diário, aumentando gradativamente a partir do 2º dia, atingindo 3/4 no 3º dia e o fornecimento integral das necessidades no 4º dia. Esse esquema pode ser modificado conforme a tolerância do paciente. Quando a oferta por via enteral atingir cerca de 70% das necessidades energéticas do paciente, a nutrição parenteral deve ser suspensa.

Quando for necessária a administração de dieta contínua por sonda durante 24 horas, deve-se respeitar o tempo de exposição da dieta ao meio ambiente (máximo de 2 horas para pediatria, em pequenos volumes), levando-se em conta a possibilidade de contaminação microbiológica. A alteração do padrão das dietas a cada 3 horas (8 frascos) para intervalos de 2 horas (12 frascos) pode solucionar o problema.

Quando se optar pelo sistema fechado, a dieta pode ficar exposta por 24 horas, sendo necessário o estabelecimento de normas de segurança para não haver contaminação do equipo. Isso envolve orientação de toda a equipe interdisciplinar que interage com o paciente.

O resíduo gástrico deve ser medido antes de cada infusão nos pacientes que estiverem recebendo dieta enteral por via gástrica. Se o volume medido exceder 20% do previamente administrado, deve-se interromper a próxima infusão de dieta. Caso o resíduo elevado se repita, deve-se suspender a alimentação e avaliar sinais indicativos de intolerância ou complicações digestivas.

Síndrome da realimentação

Se o paciente for desnutrido grave com tempo prolongado sem atingir suas necessidades nutricionais, deve-se atentar para a síndrome de realimentação (*refeeding syndrome*). Essa síndrome consiste em alterações clínicas e metabólicas que ocorrem na realimentação de um desnutrido grave. Hipofosfatemia, hipomagnesemia e hipocalemia são os principais distúrbios eletrolíticos encontrados. Concomitantemente, ocorrem distúrbios de sódio, glicose e hídrico. A fisiopatologia da síndrome da realimentação é explicada pelo aumento da utilização de carboidratos (como glicose), aumento da liberação de insulina e consumo celular de glicose e íons intracelulares, com consequente redução de suas concentrações plasmáticas. A insulina também tem efeito antinatriurético no rim, acarretando retenção de sódio e hídrica. As repercussões clínicas estão descritas na Tabela 9.

Tabela 9 Repercussões clínicas na síndrome da realimentação

Distúrbios	Repercussões clínicas
Hipofosfatemia	Hipotensão cardíaca
	Falência respiratória
	Fadiga muscular e coma
	Disfunção leucocitária, trombocitopenia e hemólise
	Morte
Hipocalemia	Arritmia cardíaca
	Falência respiratória
	Fadiga muscular
	Náusea, vômito e distensão abdominal
	Morte
Hipomagnesemia	Arritmia cardíaca
	Falência respiratória
	Fadiga muscular
	Náusea, vômito e distensão abdominal
	Hipocalemia e hipocalcemia refratária
	Morte
Deficiência de tiamina	Acidose láctica
	Encefalopatia
	Morte
Hipernatremia	Sobrecarga hídrica
	Edema pulmonar
	Comprometimento cardíaco
Hiperglicemia	Hipotensão cardíaca
	Falência respiratória
	Coma
	Cetoacidose
	Desidratação

Fonte: Fuentebella J et al., 2009.

Nutrição enteral **69**

São considerados fatores de risco para síndrome da realimentação:

☐ anorexia nervosa;

☐ peso menor que 80% do ideal;

☐ jejum prolongado ou quantidade inadequada de nutrientes por 10 a 14 dias;

☐ perda de 10% do peso em período curto (1 a 2 meses), inclusive em paciente com sobrepeso e obesos;

☐ formas graves de desnutrição (marasmo e Kwashiorkor);

☐ condições clínicas crônicas que acarretam desnutrição (neoplasia, cardiopatia congênita, insuficiência hepática);

☐ síndromes de má absorção (fibrose cística, pancreatite, intestino curto);

☐ encefalopatia crônica não evolutiva com disfagia grave;

☐ criança negligenciada;

☐ pós-cirúrgico, inclusive cirurgia bariátrica.

Na hipótese diagnóstica de risco de síndrome da realimentação, deve-se iniciar a terapia nutricional com 25 a 75% da taxa metabólica basal. Em adolescentes, calcula-se em torno de 20 kcal/kg ou 1.000 kcal/dia. O aumento deve ser gradual, de 10 a 25% por dia durante 4 a 7 dias, até atingir a meta energética desejada, monitorando os distúrbios eletrolíticos. A proteína não deve ser restrita, pois consiste no substrato mais importante para restauração da massa muscular. A Tabela 10 mostra as recomendações para correção dos distúrbios eletrolíticos.

Tabela 10 Reposição parenteral de eletrólitos, minerais e vitamina B1

Nutrientes	Criança	Adulto
Fósforo Infusão em 6 a 12 horas	0,08 a 0,24 mmol/kg Máx. dose diária: 1,5 mmol/kg Máx. dose única: 15 mmol	0,08 mmol/kg (assintomático ou com repercussões clínicas) 0,16 mmol/kg (hipofosfatemia grave: P < 1,5 mmol/dL)* Máx. dose única: 0,24 mmol/kg
Magnésio Infusão em 4 horas	25 a 30 mg/kg dose (0,2 a 0,4 mEq/kg por dose) Máx. dose única: 2.000 mg ou 16 mEq	1 g a cada 6 horas por 4 doses em caso de hipomagnesemia (1 a 1,8 mg/dL) 8 a 12 g em duas doses em caso de hipomagnesemia < 1 mg/dL)
Potássio Infusão em 1 hora	0,3 a 0,5 mEq/kg por dose Máx. dose única: 30 mEq	0,3 a 0,5 mEq/kg por dose Máx. dose única: 30 mEq Hipopotassemia grave < 2,5 mEq/dL

(continua)

		(continuação)
Tiamina	10 a 25 mg/dia (IM ou EV) 10 a 50 mg/dia (VO) por 2 semanas 5 a 10 mg/dia (VO) por 1 mês	5 a 30 mg por dose (3 vezes/dia) (IM ou EV) 5 a 30 mg (VO) por 1 mês Encefalopatia de Wernicke – 100 mg (EV), 50 a 100 mg (VO)

IM: intramuscular; EV: endovenoso; VO: via oral.
Insuficiência renal – reduzir 50% dose inicial.
*Aumentar a dose em 25 a 50%, se persistir hipofosfatemia.
Fonte: Fuentebella J et al., 2009.

Nutrição enteral mínima

A presença de nutriente no lúmen intestinal promove a integridade do trato gastrointestinal, estimulando as secreções entéricas, hormônios e fluxo sanguíneo. No período neonatal, em pacientes com restrições temporárias ou permanentes de uso pleno da via digestiva, recomenda-se a utilização da nutrição enteral mínima precoce como mecanismo trófico da mucosa intestinal. Preconiza-se, no período neonatal, a infusão de 0,5 a 1 mL/hora até 20 mL/kg de peso/dia, de preferência com o leite materno da própria mãe, e, em pacientes maiores, 2 a 3 mL/hora na bomba de infusão contínua. A nutrição enteral mínima deve ser continuada até o recém-nascido (RN) estar suficientemente estável para tolerar maiores volumes. Essa técnica está contraindicada em recém-nascido com enterocolite necrotizante ou com anomalias congênitas gastrointestinais.

Em relação à forma de apresentação dos nutrientes das dietas enterais com finalidade de trofismo da mucosa intestinal, preferem-se as dietas poliméricas, seguidas das semielementares e, por último, as elementares.

Nos casos de jejum prolongado (> 7 dias), acarretando lesão e aumento da permeabilidade da mucosa intestinal, recomenda-se iniciar nutrição enteral mínima com dietas enterais semielementares.

O procedimento antigo de introdução de água, glicose e gelatina para testar a motilidade intestinal não deve mais ser realizado. Em vez disso, deve-se utilizar a fórmula infantil ou dieta enteral. Nos casos de lactentes desnutridos, utilizar a fórmula com baixa quantidade ou isenta de lactose. Nos casos de jejum prolongado, iniciar com fórmula semielementar.

MONITORAÇÃO

A monitoração da nutrição enteral inclui parâmetros, como controle da ingestão, medidas antropométricas, tolerância gastrointestinal e aspectos físicos que podem ser vistos na Tabela 11. A monitoração bioquímica deve ser realizada antes do início da nutrição enteral e, a seguir, uma a duas vezes por semana, devendo incluir: glicemia, proteína total e frações, cálcio, fósforo, sódio, potássio, magnésio, gasometria arterial, transaminase glutâmico-oxalacética (TGO), transaminase glutâmico-pirúvica (TGP), fosfatase alcalina, bilirrubina e d-GT, ureia e creatinina. O estabelecimento de protocolos e o envolvimento de uma equipe de terapia nutricional para acompanhamento diário dos pacientes é essencial para o sucesso da terapia nutricional.

Tabela 11 Monitoração de parâmetros em pacientes em nutrição enteral

Parâmetros	Primeira semana	Durante a hospitalização	Paciente em NE domiciliar	Paciente em NE e/ou NP domiciliar
Medidas antropométricas				
Peso				
UTI	Diário	Diário	Semanal/mensal	Semanal
Lactentes	Diário	Diário	Semanal/mensal	Semanal
Crianças	Diário	Diário - 2 vezes/ semana	Semanal ou a cada consulta	Semanal
Comprimento				
UTI	Medida de base	Semanal	Mensal ou a cada consulta	Mensal ou a cada consulta
Lactentes	Medida de base	Mensal		
Crianças	Medida de base	Mensal		
Estatura (> 36 meses)	Medida de base	Mensal		
Perímetro cefálico (< 36 meses)	Medida de base	Semanal/mensal	Mensal ou a cada consulta	Mensal ou a cada consulta
Ganho de peso	Diário/semanal	Diário/semanal	Semanal/mensal	Semanal
Crescimento linear	Mensal	Mensal	Mensal	Mensal
Ingestão, calorias, macro e micronutrientes, balanço hídrico e nitrogenado	Diário	Semanal	Mensal	Semanal
Tolerância Trato gastrointestinal				
Perímetro abdominal	Quando indicado	Quando indicado	Quando indicado	Quando indicado
Resíduo gástrico	Conforme orientação do serviço – a cada 3 h	Conforme orientação do serviço – a cada 3 h	Conforme orientação do serviço – a cada 3 h	Conforme orientação do serviço – a cada 3 h

(continua)

Manual de terapia nutricional pediátrica

				(continuação)
Vômitos	Quando relatado	Quando relatado	Quando relatado	Quando relatado
Fezes (volume, frequência, consistência, cor) Ostomias (volume, consistência)	Diário	Diário	Relatar modificação no padrão fecal	Relatar modificação no padrão fecal
Físicos				
Temperatura	Rotina da equipe de enfermagem	Rotina da equipe de enfermagem	Relatar quando > 38,5°C	Relatar quando > 38,5°C
Posição da sonda enteral	Antes de iniciar a dieta	Antes de iniciar a dieta	Antes de iniciar a dieta	Antes de iniciar a dieta
Cuidados com o local da inserção da sonda	Diário	Diário	Diário	Diário

NE: nutrição enteral; NP: nutrição parenteral.
Fonte: modificada de Szeszychi E et al., 2010.

COMPLICAÇÕES

As complicações da nutrição enteral podem ser mecânicas, gastrointestinais e metabólicas. As complicações mecânicas ocorrem basicamente por causa do posicionamento inadequado da sonda. As complicações gastrointestinais acontecem em razão da elevada osmolalidade e velocidade de infusão da dieta. As complicações metabólicas geralmente são causadas pelo uso de fórmulas inadequadas às necessidades específicas do paciente e/ou ao modo de infusão inapropriado. As complicações mais frequentes, suas prováveis causas e tratamento são descritas nas Tabelas 12 a 14.

Tabela 12 Complicações mecânicas da NE

Complicações	Causa provável	Prevenção
Obstrução da sonda	Irrigação inadequada da sonda Dieta rica em fibras Infusão de medicações pela sonda	Irrigar a sonda após cada dieta Nas dietas ricas em fibras, utilizar sondas de calibre ≥ 10Fr Infundir medicações líquidas pela sonda e, a seguir, irrigá-la com água
Aspiração pulmonar	Redução dos reflexos de proteção das vias aéreas Atonia gástrica/íleo Sonda mal posicionada	Utilizar a via pós-pilórica em pacientes com redução do nível de consciência ou em ventilação mecânica Infundir lentamente a dieta em decúbito elevado Monitorar resíduo gástrico
		(continuação)

Nutrição enteral

		(continuação)
Mau posicionamento ou deslocamento da sonda	Técnica de passagem incorreta – vômito ou tosse	Técnica adequada para passagem da sonda Monitorar a posição diariamente
Remoção acidental	Fixação inadequada da sonda Paciente agitado	Fixação correta da sonda Vigilância constante Sedação, se necessário

Fonte: Carvalho WB, Leite HP, 2007.

Tabela 13 Complicações gastrointestinais da NE

Complicações	Causa provável	Prevenção/tratamento
Diarreia	Infusão rápida da dieta	↓ velocidade de infusão
	Alta osmolalidade da dieta	↑ a diluição ou mudar a dieta
	Intolerância à lactose	Usar fórmula sem lactose
	Alto teor lipídico da dieta	↓ teor lipídico
	Intolerância alimentar	Usar fórmula de hidrolisado proteico
	Alteração da flora intestinal por causa da antibioticoterapia	Não usar antidiarreicos; considerar vancomicina ou metronidazol via oral
	Contaminação bacteriana da dieta	Técnica asséptica no preparo e na administração; preferir dietas prontas. Permanência em temperatura ambiente ≤ 2 a 3 horas
Distensão abdominal	Uso de antiácidos e antibióticos Infusão rápida da dieta Fórmula hipertônica ou com alto teor lipídico Uso de narcóticos	Considerar a suspensão das drogas ↓ fluxo ou volume da infusão Considerar mudança da dieta Rever uso de drogas causadoras de atonia gástrica
Náuseas e vômitos	Multifatorial	↓ fluxo da infusão Considerar mudança da dieta, afastar processo infeccioso
Obstipação intestinal	Dieta pobre em resíduos Desidratação	Dieta rica em fibras Hidratação

Fonte: Carvalho WB, Leite HP, 2007.

Tabela 14 Complicações metabólicas da NE

Complicações	Causa provável	Prevenção/tratamento
Hiperglicemia	Estresse metabólico	↓ velocidade de infusão Monitorar glicemia e glicosúria
Desidratação	Dietas com alta osmolalidade Oferta hídrica inadequada	Monitorar eletrólitos, ureia, hematócrito ↑ oferta hídrica ↓ oferta proteica

(continua)

		(continuação)
Hipopotassemia	Anabolismo/falta de oferta Perdas (diarreia, líquidos digestivos, uso de diuréticos)	Monitoração do nível sérico de potássio
Hiperpotassemia	Insuficiência renal Acidose metabólica	↓ oferta de potássio Tratar causa básica
Hipernatremia	Fórmulas hipertônicas Oferta hídrica insuficiente	↑ oferta hídrica Considerar mudança da fórmula
Hipofosfatemia	Realimentação do desnutrido grave Uso de diuréticos	Monitoração do fosfato
Hipercapnia	Dieta rica em carboidratos em pacientes com insuficiência respiratória	↑ proporção de lipídios como fonte calórica

Fonte: Carvalho WB, Leite HP, 2007.

FATORES QUE AFETAM A VELOCIDADE DE ESVAZIAMENTO GÁSTRICO

☐ Redução da velocidade de esvaziamento gástrico: dor, trauma, sepse, úlcera duodenal, coma hepático, hipercalcemia, diabete melito, desnutrição, hipertensão intracraniana, drogas anticolinérgicas, anticolinesterásicos, isoniazida, fenitoína, hidróxido de alumínio, hidróxido de magnésio, narcóticos, gorduras, aminoácidos, alimentos sólidos e hormônios gastrina, secretina e colecistocinina;

☐ aumento da velocidade de esvaziamento gástrico: úlcera gástrica, metoclopramida, alimentos líquidos, distensão gástrica, postura prona e decúbito lateral direito.

BIBLIOGRAFIA

1. American Society for Parenteral and Enteral Nutrition (A.S.P.E.N.). Corkins MR (ed). Pediatric Nutrition Support Handbook. ASPEN, 2011.
2. Baker DA. The use of modular nutrients in pediatrics. JPEN 1996; 20:228-36.
3. Baker SS, Baker RD, Davis A. Pediatric nutrition support. In: Shikora AS, Blackburn GL. Nutritional support – theory and therapeutics. New York: Chapman & Hall, 1996. p.520.
4. Bughman AL, Klish WJ. Handbook of nutritional support. Baltimore: Williams & Wilkins,1997. p.185.
5. Carrazza FR, Leite HP, Telles Júnior M. Nutrição enteral. In: Falcão MC, Carrazza FR. Manual básico de apoio nutricional em pediatria. São Paulo: Atheneu, 1999. p.53-63.
6. Carvalho WB, Leite HP. Nutritional support in the critically ill child. In: Roger's textbook of Pedriatric Intensive Care. 4 ed. Nichols DG, Helfaer MA (eds.). Williams & Wilkins, 2007. p.1501-15.
7. Current concepts in pediatric critical care. Society of Critical Care Medicine, 1996.

8. Departamento de Suporte Nutricional da Sociedade de Pediatria de São Paulo. Atualização das fórmulas e dietas enterais em pediatria. Revista Paulista de Pediatria 1999; 17(3):141-5.

9. Dimand RJ, Kallas HJ. Metabolic and nutritional support of the critically ill infants and children. In: Mohan OE, Fineman JF. Current concepts in pediatric critical care. Society of Critical Care Medicine, 1999. p.38-56.

10. Fuentebella J, Kerner JA. Refeeding syndrome. In: Goday PS, Sentongo TS. Nutritional deficiencies. Pediatric Clin North Am 2009; 56(5):1201-10.

11. Howard J, Dardai E, Meier R, Harsanyi L, Jonkers CF. Enteral nutrition. In: Sobotka L. Basics in clinical nutrition. Galen: ESPEN, 2004. p.201-31.

12. Kolacek S. Enteral nutrition support. In: Koletzko B. Pediatric nutrition in practice Basel: Karger, 2008. p.142-6.

13. Leite, HP. Nutrição Enteral. In: Carvalho WB, Souza N, Souza RL. Emergência e terapia intensiva pediátrica. São Paulo: Atheneu, 1997. p.444-53.

14. Nieman Carney L, Cohen SS, Dean A, Yanni C, Markowitz G. Parenteral and enteral nutrition support: determining the best way to feed. In: Corkins MR (ed). The A.S.P.E.N. pediatric nutrition support core curriculum. Silver Spring, MD: American Society of Parenteral and Enteral Nutrition, 2010. p.433-47.

15. Oliveira FLC, Iglesias SBO. Nutrição enteral. In: Lopes FA, Sigulem DM, Taddei JAAC. Fundamentos da terapia nutricional em pediatria. São Paulo: Sarvier, 2002. p.32-63.

16. Sarni RS, Barbieri CP, Oliveira FLC. Necessidades nutricionais da criança. In: Falcão MC, Carrazza FR. Manual básico de apoio nutricional em pediatria. São Paulo: Atheneu, 1999. p.5-10.

17. Szeszychi E, Cruse W, Strup M. Evaluation and monitoring of pediatric patients receiving specialized nutrition support. In: Corkins MR (ed). The A.S.P.E.N. pediatric nutrition support core curriculum. Silver Spring, MD: American Society of Parenteral and Enteral Nutrition, 2010. p.460-76.

18. Vidigal MV, Leite HP, Nogueira PC. Factors associated with peptide-based formula prescription in a pediatric intensive care unit. J Pediatr Gastroenterol Nutr 2012; 54(5):620-3.

6

Nutrição parenteral

Heitor Pons Leite
Simone Brasil de Oliveira Iglesias

INTRODUÇÃO

A nutrição parenteral (NP) tem como objetivos recuperar ou manter o estado nutricional do paciente e promover o crescimento. É indicada quando o trato gastrointestinal está comprometido por doença ou tratamento ou a via enteral é insuficiente para suprir as necessidades nutricionais. Pacientes em estado grave e desnutridos podem necessitar de nutrição parenteral em associação com a nutrição enteral.

Pacientes previamente eutróficos, sem perspectiva de receber nutrição enteral efetiva em 5 a 7 dias, são candidatos à NP. Para pacientes desnutridos graves e neonatos sem perspectiva de serem realimentados em curto prazo pela via digestiva, havendo estabilidade hemodinâmica, recomenda-se não retardar o início da NP para além de 48 horas de vida. A NP está indicada principalmente para desnutridos crônicos, em risco de desnutrição por doença aguda ou pós-operatório complicado, síndrome de má absorção intestinal e neonatos prematuros.

A NP está sujeita a complicações metabólicas, infecciosas e mecânicas. Portanto, além de contemplar a relação custo/benefício, para a implementação adequada, devem-se considerar:

- reconhecimento do estado metabólico do paciente;
- impacto da doença sobre o metabolismo;
- avaliação e monitoramento das necessidades nutricionais e metabólicas;
- determinação dos objetivos nutricionais;
- estabelecimento de via de acesso;
- formulação.[1]

Os aspectos referentes à monitoração serão abordados em outro capítulo deste manual.

VIA DE ACESSO

O acesso venoso periférico deve ser utilizado na NP por períodos inferiores a 2 semanas. Permite a infusão de soluções com concentrações de 10 a 12,5% e osmolaridade não superior a 900 mOsm/L. Nas soluções de NP, além da glicose, quantidades variáveis de aminoácidos e eletrólitos contribuem para a osmolaridade final da solução. Concentrações de glicose superiores a 8% têm, em geral, osmolaridade superior a 600 mOsm/L, independentemente da concentração de aminoácidos. Em concentrações intermediárias, entre 6 e 8%, são encontradas osmolaridades elevadas quando a concentração de aminoácidos é igual ou maior que 10%. Soluções com osmolaridade em torno de 600 mOsm/L têm sido associadas à tromboflebite periférica.

Outro fator importante a ser considerado é o tempo de infusão, pois a tolerância das veias à osmolaridade reduz à medida que aumenta o tempo de infusão. As veias superficiais, por causa do seu baixo fluxo, podem apresentar esclerose e flebite durante a infusão de soluções hipertônicas ou, ainda, extravasamento da solução com lesão do tecido subcutâneo e formação de abscessos. A baixa tolerância das veias periféricas às soluções hiperosmolares limita sua utilidade para a NP.

É necessário conhecer previamente a osmolaridade da solução de NP, principalmente quando há suspeita de que ela seja hipertônica. A fórmula a seguir foi validada para estimar a osmolaridade de NP em crianças.[2]

$$\text{Osmolaridade (mOsm/L)} = (A \times 8) + (G \times 7) + (Na \times 2) + (P \times 0,2) - 50$$

Em que: G = glicose (g/L); A = aminoácidos (mg/L); Na = sódio (mEq/L); P = fósforo (mg/L).

Essa fórmula é útil nos casos de concentração final de glicose superior a 7% e quando esta é inferior a 7% e a de aminoácidos superior a 10%, situações que não garantem osmolaridade final da solução inferior a 600 mOsm/L.

O uso do acesso venoso central deve ser considerado quando as concentrações forem mais elevadas, as necessidades hídricas nutricionais não forem atingidas pela via periférica ou na perspectiva do uso prolongado de nutrição parenteral. O acesso venoso central cursa com maior risco de morbidade infecciosa e mecânica. Pode ser obtido por punção ou dissecção de vaso periférico calibroso (veia basílica, cefálica ou jugular externa) ou vaso profundo (veia jugular interna, subclávia ou femoral) e progressão do cateter até a posição central de conexão da veia cava superior ou inferior com o átrio direito.

Para o acesso venoso profundo, o cateter utilizado deve ser preferivelmente de silicone ou de poliuretano e de uso exclusivo da NP. Os cateteres de pequeno calibre (2F a 4F) têm facultado o acesso central por inserção periférica. Embora sejam vantajosos por sua colocação à beira do leito e boa tolerância do paciente, não há ainda evidências sobre sua segurança no uso em longo prazo.

OFERTA HÍDRICA

A oferta hídrica depende da situação clínica. Avaliação diária do peso, estado de hidratação, densidade urinária, volume de diurese e balanço hídrico fornece boa estimativa do estado de hidratação. As necessidades hídricas basais diárias são de 100 mL por 100 calorias metabolizadas. Fatores como febre, aumento de temperatura ambiente, hipermetabolismo e perda de líquidos por diarreia ou sucos do tubo digestivo implicam perda adicional de água, o que requer aumento da oferta hídrica.

A restrição de volume está indicada na presença de edema por alteração da permeabilidade capilar, que pode ocorrer na sepse e no trauma, em pacientes portadores de cardiopatias, insuficiência renal e na síndrome de secreção inapropriada de hormônio antidiurético. Na vigência de insuficiência renal aguda, deve-se administrar o volume adequado para suprir as necessidades proteico-energéticas, associando-se diálise peritoneal para a retirada do excesso de líquidos. Alguns parâmetros podem ser utilizados para avaliar a adequação do volume ofertado (Tabela 1).

O cálculo das necessidades hídricas é feito com base na fórmula de Holliday e Segar[3], que estima a atividade metabólica diária a partir do peso corporal (Tabela 2).

Manual de terapia nutricional pediátrica

Tabela 1 Parâmetros para avaliar a adequação do volume da nutrição parenteral

Parâmetros	Desidratação	Sobrecarga hídrica
Alteração de peso	Rápida perda de peso	Rápido ganho de peso
Ganhos: líquidos via intravenosa ou digestiva, hemoderivados, medicações	Total de ingestão < total de perdas	Total de ingestão > total de perdas
Perdas: urina, gástrica, fezes, bile, drenos, ferimentos, pele	Redução do débito urinário Urina escura	Aumento do débito urinário em pacientes com função renal e hepática normais
Laboratório	↑ ureia ↑ sódio ↑ osmolaridade plasmática ↑ densidade urinária ↑ hemoglobina ↑ albumina	↓ sódio ↓ osmolaridade plasmática ↓ densidade urinária ↓ hemoglobina ↓ albumina
Sinais vitais	↑ frequência cardíaca Febre	↑ frequência respiratória
Medicações	Uso de diuréticos ou aumento da dose	Retenção hídrica com uso de esteroides ou excesso de administração de sódio
Exame físico	Sede, lábios ressecados, mucosas secas, pele seca, cefaleia, tontura	Edema periférico, facial e palpebral, ↑ perímetro abdominal, respiração curta

Fonte: modificada de Szeszycki et al., 2010.[4]

Tabela 2 Necessidades hídricas basais

Peso corpóreo (kg)	Necessidade hídrica (mL/kg/dia)
Até 10 kg	100 mL/kg/dia
De 11 a 20 kg	1.000 mL + 50 mL/kg/dia acima de 10 kg
Acima de 20 kg	1.500 mL + 20 mL/kg/dia acima de 10 kg

Fonte: modificada de Holliday MA et al., 1957.[4]

OFERTA DE ENERGIA

As quantidades de nutrientes podem variar, sendo dependentes da função orgânica e de eventual alteração metabólica e da velocidade de crescimento, portanto não são constantes e devem ser adaptadas à fase da doença. O metabolismo e as necessidades nutricionais são diferentes quando comparados a indivíduos saudáveis. A hiperalimentação deve ser evitada na fase aguda da doença. O uso de bloqueadores neuromusculares, a temperatura corpórea e o modo de ventilação pulmonar mecânica também podem alterar o consumo energético.

O gasto energético de uma criança é representado, de modo resumido, pelo somatório das necessidades para manter o metabolismo basal, a atividade e o crescimento. Em crianças sadias, a taxa metabólica basal (TMB) representa aproximadamente 50% do gasto energético total; a atividade e o crescimento representam os outros 50%. Para a estimativa das necessidades de energia em crianças que não estejam em estresse metabólico, podem-se utilizar as recomendações da American Society for Parenteral and Enteral Nutrition (ASPEN) (Tabela 3).[5]

Tabela 3 Necessidades estimadas de energia, segundo a faixa etária

Idade	kcal/peso corpóreo
0 a 1	90 a 120
1 a 7	75 a 90
7 a 12	60 a 75
12 a 18	30 a 60
> 18	25 a 30

Fonte: ASPEN, 2002.[5]

Como alternativa, é prático o uso da fórmula de Seashore para estimar o gasto energético: TMB (kcal/dia) = (55 - 2 × idade em anos) × (peso em kg).[6]

A oferta energética excessiva não reverte o catabolismo durante os estados hipermetabólicos. Durante a fase de estresse metabólico, não há consumo de energia por crescimento e atividade física; portanto, a oferta habitual de 100 kcal/kg/dia para crianças sadias é excessiva.

A distribuição das calorias totais segue as seguintes proporções:

☐ carboidratos: 40 a 50%;
☐ lipídios: 30 a 40%;
☐ proteínas: 8 a 20%.

Nessa situação, adota-se uma relação nitrogênio:calorias não proteica entre 1:90 e 1:150, visando a minimizar os efeitos do catabolismo proteico.

OFERTA DE NUTRIENTES
Glicose

As soluções para NP periférica, em geral, limitam-se a concentrações de 10 e 12,5%. A taxa de infusão de glicose, equivalente à produção endógena de glicose, deve ser inicialmente de 2 a 5 mg/kg/min (2 a 4 mg/kg para adolescentes e 4 a 5 mg/kg para crianças menores), podendo ser aumentada até 12,5 g/kg/min (equivalente ao máximo de 18 g/kg/dia). A oferta excessiva de calorias na forma de glicose associa-se a um aumento da taxa metabólica, hiperglicemia e alterações hepáticas. Cada grama de glicose hidratada fornece 3,4 kcal.

A taxa de infusão de glicose deve ser diminuída quando houver hiperglicemia, estresse agudo ou corticoterapia. A hiperglicemia pode causar glicosúria com diurese osmótica, prejudicando a função imunológica e a cicatrização, e possivelmente estaria associada a hemorragia peri e intraventricular em neonatos e piora do prognóstico neurológico em pacientes com trauma cranioencefálico. Se ocorrer hiperglicemia, a conduta é tratar a causa e reduzir a concentração ou a velocidade de infusão de glicose. Deve-se evitar a infusão de soluções com concentração de glicose inferior a 2,5%, pelo risco de hemólise e hipercalemia.

Não há evidências claras da vantagem de protocolos de controle glicêmico rígido com o uso de insulina em crianças. Como o tratamento intensivo com insulina está associado ao risco de hipoglicemia e esta aumenta o risco de mortalidade, uma conduta mais cautelosa, principalmente com pacientes desnutridos graves, é tratar inicialmente a causa e reduzir a velocidade de infusão de glicose quando a glicemia chegar a 150 mg/dL ou 140 mg/dL. Apenas nos casos de hiperglicemia grave, pode-se infundir insulina na dose de 0,01 a 0,05 U/kg/hora, em diluição de 0,1 U/mL. A desnutrição pode aumentar o risco de mortalidade e morbidade em crianças com hiper ou hipoglicemia, de modo independente da gravidade clínica. O estado nutricional, portanto, deve ser um fator a ser considerado na elaboração de protocolos de controle glicêmico em crianças gravemente doentes.[7]

A glicemia capilar deve ser monitorada inicialmente a cada 12 horas. Se houver disglicemia, a monitoração passa a ser feita a cada 1 a 4 horas e a cada 1 a 2 horas nos casos de hipoglicemia, de hiperglicemia grave (> 180 mg/kg/min) ou após o uso de insulina.

Lipídios

Os lipídios têm alto teor energético (9 kcal/g) e são a fonte de ácidos graxos essenciais e de energia estrutural das membranas celulares. As fontes de gordura habitualmente utilizadas são: óleo de soja ou girassol com triglicérides de cadeia média (50% TCM) e 1,2% de fosfolípides de ovo como emulsificante. As emulsões lipídicas a 20% são preferíveis pelo seu maior teor energético e pela

Nutrição parenteral **83**

melhor relação fosfolípide/triglicéride. Para prevenir a deficiência de ácidos graxos essenciais, 2 a 4% das calorias devem ser ofertadas como ácido linoleico.

Taxa de infusão

A oferta lipídica deve ser iniciada com 0,5 g a 1 g/kg/dia e aumentada progressivamente até o máximo de 3 a 4 g/kg/dia, mantendo uma taxa de infusão de 0,25 a 0,5 g/kg/hora, evitando exceder a velocidade de depuração plasmática. O tempo de infusão deve situar-se entre 20 e 24 horas; em lactentes, recomenda-se não ultrapassar 0,25 a 0,5 g/kg/hora; em casos de sepse, 0,08 g/kg/hora; em recém-nascidos a termo, 0,25 g/kg/hora; nos prematuros, 0,16 g/kg/hora; e nos de muito baixo peso, 0,04 a 0,08 g/kg/hora.

A infusão de grandes quantidades de emulsão lipídica pode ter efeitos adversos sobre a hematose, por causar alterações inflamatórias, edema e alterações no surfactante em adultos com lesão pulmonar aguda. As alterações dependem do tipo de emulsão utilizado; as emulsões MCT/LCT causam menos alterações que as LCT. Recomenda-se limitar a oferta de emulsão lipídica durante a fase aguda da insuficiência respiratória.[8]

As emulsões lipídicas devem também ser utilizadas com cautela em casos de insuficiência hepática, sepse, distúrbios da coagulação, pancreatite, hipertensão pulmonar e síndrome do desconforto respiratório. Limita-se a oferta lipídica a 1,5 g/kg/dia em insuficiência hepática, pancreatite, distúrbios graves de coagulação, nefrose lipoídica, hiperlipemias, hipertensão pulmonar e pneumopatias graves, como membrana hialina e síndrome do desconforto respiratório do adulto na criança. Na hiperbilirrubinemia neonatal, se o neonato tiver bilirrubina indireta sanguínea próxima ao nível de indicação de exsanguinotransfusão ou quadro clínico compatível com sepse, a oferta de lipídios não deve ultrapassar 1 g/kg/dia, dose suficiente para a prevenção da deficiência de ácidos graxos essenciais. O uso de emulsões lipídicas em misturas 3 em 1 não resulta em mistura completa e a estabilidade da emulsão pode ser prejudicada.

Recomendações

A concentração sérica de triglicérides deve ser monitorada em pacientes recebendo NP com lipídios, antes do início e a cada aumento da taxa de infusão lipídica. Concentrações elevadas de triglicérides plasmáticos saturam o sistema da lipase lipoproteica, resultando em depuração via fagocitose pelo sistema reticuloendotelial do fígado e dos pulmões e possível depressão da função imunológica. Os atuais valores considerados como limites de tolerância para

Manual de terapia nutricional pediátrica

hipertrigliceridemia são 250 mg/dL para recém-nascidos e 300 a 400 mg/dL para crianças maiores. Em pacientes com hipertrigliceridemia ou NP em uso há mais de 4 semanas, deve-se considerar o uso de carnitina.

Emulsões lipídicas

Emulsões lipídicas, por conterem ácidos graxos polinsaturados, são suscetíveis a oxidação. Hidroperóxidos lipídicos podem ser formados, especialmente se as emulsões forem infundidas na presença de fototerapia. Além de serem citotóxicos, os hidroperóxidos lipídicos podem causar vasoconstrição em território pulmonar, por interferência na síntese de prostaglandinas vasorreguladoras. Para minimizar o problema, recomenda-se proteger a emulsão da exposição à fototerapia com equipo de cor escura ou cobrindo o frasco e o equipo de infusão.

Em mistura do tipo 3 em 1 (todos os nutrientes e eletrólitos em um mesmo frasco), a concentração de cálcio não deve ultrapassar 8 mEq/L; caso isso aconteça, há risco de separação da solução em duas fases, por desestabilização da emulsão lipídica pelos cátions divalentes.

As emulsões lipídicas endovenosas contêm triglicérides de cadeia longa (TCL) ou uma mistura de TCL com triglicérides de cadeia média (TCM/TCL) em proporções iguais, o que torna a metabolização lipídica mais rápida. As emulsões a 20% são mais facilmente depuradas em pacientes recebendo doses elevadas de lipídios, sendo vantajosas em relação às emulsões de menor concentração.

Mais recentemente, estão disponíveis outros dois tipos de emulsão: uma à base de óleo de oliva e óleo de soja, que está sujeita a menor peroxidação lipídica; a outra contém uma mistura de óleo de soja, óleo de oliva, TCM e óleo de peixe, que contém ácidos graxos ômega-3 EPA e DHA, com menor relação ômega-6/ômega-3, com efeito benéfico na redução da inflamação e no sistema imune.[9,10]

Aminoácidos

A necessidade proteica varia de acordo com o estado nutricional do paciente, o grau de catabolismo e a faixa etária. A oferta proteica, de acordo com a faixa etária, pode ser vista na Tabela 4.[11] A necessidade proteica deve atingir de 8 a 15% da oferta energética total, chegando a 20% nos estados hipercatabólicos. Para promover o anabolismo, a relação nitrogênio/calorias não proteicas deve estar entre 1:150 e 1:250; no hipercatabolismo, entre 1:90 e 1:150 (1:100 = 20% da oferta calórica total como aminoácidos; 1:150 = 14%; 1:200 = 11%; 1:250 = 9%). Um grama de proteína provê 4 kcal e corresponde a 0,16 g de nitrogênio, ou 1 g de nitrogênio está contido em 6,25 g de proteína. São parâmetros de monitoração

Nutrição parenteral

Tabela 4 Recomendações para início e progressão da nutrição parenteral

	Início		Progressão		Objetivo final	
Lactentes (< 1 ano)	**Pré-termo**	**Termo**	**Pré-termo**	**Termo**	**Pré-termo**	**Termo**
Proteína (g/kg/dia)	1,5 a 3	1,5 a 3	1	1	3 a 4	2 a 3
Carboidrato (mg/kg/min)	5 a 7	6 a 8	1 a 2,5% dextrose/dia	1 a 2 ou 2,5 a 5% dextrose/dia	8 a 12 (máx.:14 a 18)	12 (máx.: 14 a 18)
Lipídios (g/kg/dia)	1 a 2	1 a 2	0,5 a 1	0,5 a 1	3 a 3,5 (máximo 0,17 g/kg/h)	3 (máximo 0,15 g/kg/h)
Crianças (1 a 10 anos)						
Proteína (g/kg/dia)	1 a 2		1		1,5 a 3	
Carboidrato (mg/kg/min)	10% dextrose		5% dextrose		8 a 10	
Lipídios (g/kg/dia)	1 a 2		0,5 a 1		2 a 3	
Adolescentes						
Proteína (g/kg/dia)	0,8 a 1,5		1		0,8 a 2,5	
Carboidrato (mg/kg/min)	3,5 ou 10% de dextrose		1 a 2 ou 5% de dextrose		5 a 6	
Lipídios (g/kg/dia)	1		1		1 a 2,5	

Fonte: modificada de Nieman Carney L et al., 2010.[11]

da oferta proteica dosagem sérica de ureia, amônia, proteínas séricas, gasometria e balanço nitrogenado. Quando quantidades excessivas de aminoácidos são administradas, podem ocorrer acidose, desconforto respiratório, uremia, hiperamonemia, disfunção hepática, aumento do consumo de oxigênio e icterícia colestática.

Soluções ricas em aminoácidos de cadeia ramificada são recomendadas apenas nos casos que cursam com encefalopatia hepática grave.[12] As fórmulas à base de aminoácidos essenciais, pelo seu baixo teor de nitrogênio, são inadequadas nos estados hipercatabólicos. Em situações de insuficiência renal, é preferível o uso de solução padronizada de aminoácidos, que possibilita a oferta adequada de nitrogênio, associando-se diálise peritoneal. Nos pacientes com insuficiência renal, sem evento agudo que determine hipercatabolismo, a oferta proteica deve ser restrita a 2 g/kg/dia, preferivelmente à base de aminoácidos essenciais.

As soluções para uso pediátrico são indicadas para crianças de até 3 meses de idade, por conterem quantidades maiores de aminoácidos semiessenciais (cisteína, taurina e tirosina) e menores de fenilalanina e metionina.

Eletrólito

A oferta de eletrólitos deve atender às necessidades basais, tomando-se o cuidado de repor as perdas anormais. Quando houver necessidade de correção hidroeletrolítica, deve-se inserir uma linha venosa paralela à da nutrição parenteral.

Os processos de realimentação e desnutrição podem estar associados a alterações do balanço hidroeletrolítico. As necessidades de magnésio, fósforo e potássio se elevam em situações de anabolismo e são dependentes de carboidratos. Esses eletrólitos devem ser suplementados e ajustados de acordo com a concentração sérica, balanço acidobásico, uso de drogas e métodos dialíticos. Na desnutrição, há perda de potássio intracelular, magnésio e fósforo, e ganho de sódio e água. Em crianças desnutridas, atenção especial deve ser dada ao magnésio e ao fósforo, objetivando prevenir a disfunção dos músculos respiratórios e o retardo na retirada gradual da ventilação pulmonar mecânica.

Oferta de cálcio e de fósforo

Deve-se estar atento para a incompatibilidade físico-química entre sais desses dois íons. Sua oferta obedece à relação cálcio:fósforo 1,3:1. Situações em que haja a necessidade de restrição hídrica podem favorecer a precipitação desses íons na solução. Portanto, visando a prevenir a administração inadvertida de altas concentrações de cálcio e fósforo, recomendam-se as concentrações mostradas na Tabela 5, as quais são descritas em mg/L de solução de nutrição parenteral.[13] Essas recomendações pressupõem uma oferta hídrica de 120 a 150 mL/kg/dia e o uso de 25 g/L de solução pediátrica de aminoácidos. Devem-se utilizar, preferencialmente, sais orgânicos de fósforo, cujas soluções disponíveis contêm 0,23 mg ou 0,33 mmol de fósforo + 0,66 mEq de sódio + 60,1 mg de glicose por mL ou 1 mmol de fósforo e 2 mmol de sódio por mL. Para garantir solubilidade adequada da NP, a soma das ofertas de sódio e magnésio não deve ultrapassar 16 mEq/L.

Os fatores que reduzem a solubilidade do cálcio e do fósforo na solução de NP são:

- □ baixo teor de glicose;
- □ baixo teor de aminoácidos, pH alto (a oferta de 20 a 25 g/L de solução pediátrica de aminoácidos favorece a solubilidade; essas soluções contêm cisteína, que reduz o pH e aumenta a solubilidade);
- □ exposição prolongada da solução à temperatura da incubadora;
- □ concentração e ordem de mistura do cálcio e do fósforo na solução. Para evitar a formação de precipitados insolúveis em soluções que contenham

Tabela 5 Quantidades diárias recomendadas em mg/L de cálcio, fósforo e magnésio

Nutriente (mg/L)	RNPT	RNT	Crianças maiores
Cálcio	500 a 600	500 a 600	200 a 400
Fósforo	400 a 450	400 a 450	150 a 300
Magnésio	50 a 70	50 a 70	20 a 40

RNPT: recém-nascidos pré-termo; RNT: recém-nascido a termo.
Fonte: Greene et al., 1988.[13]

fosfato inorgânico e gluconato de cálcio, recomenda-se observar o limite de $[P] \times [Ca] < 250$ mEq/L ou Ca (mmol/L) $\times$ P (mmol/L) < 75.

Oferta de micronutrientes

Os micronutrientes devem fazer parte de todas as formulações de NP. Em situações de anabolismo e estresse metabólico, nas quais ocorre maior consumo ou perda de micronutrientes, a deficiência pode não ser clinicamente perceptível de forma precoce. Na Tabela 6, são apresentadas drogas com interferência no metabolismo e que podem aumentar as necessidades de micronutrientes. As recomendações existentes contemplam as necessidades das crianças saudáveis e não consideram os estados de hipercatabolismo, situação em que são provavelmente maiores, mas ainda não foram bem estabelecidas.

Recomenda-se a adição rotineira de zinco, cobre, selênio, cromo e manganês. A necessidade de zinco varia de acordo com a faixa etária, portanto, deve ser fornecido em solução isolada, quando necessário. O selênio atua no sistema de eliminação de radicais livres de oxigênio como integrante da glutationa peroxidase. As necessidades diárias de selênio variam de 10 a 15 mcg/dia, para crianças, a 100 mcg/dia, para adultos.[14]

Tabela 6 Drogas que podem aumentar as necessidades de micronutrientes

Vitamina A	Neomicina, fenobarbital, cafeína, glicocorticosteroides, antiácidos, antibióticos, colestiramina, óleo mineral
Vitamina D	Anticonvulsivantes, glicocorticosteroides, cimetidina
Vitamina E	Anticonvulsivantes, colestiramina, óleo mineral, antiácidos, antibióticos
Vitamina K	Antibióticos (cefalosporinas)
Vitamina B1	Drogas antiepiléticas
Niacina	Isoniazida
	(continua)

	(continuação)
Vitamina B6	Isoniazida, hidralazina, procarbazina, l-dopa, antidepressivos
Ácido pantotênico	Antibióticos de largo espectro
Vitamina B12	PAS, neomicina, KCL
Biotina	Sulfa, antibióticos de largo espectro, anticonvulsivantes: fenitoína, fenobarbital, carbamazepina
Ácido fólico	Metotrexato, anticonvulsivantes, antiácidos, colestiramina, sulfassalazina, trimetoprim, pirimetamina, ranitidina, cimetidina
Zinco	Etambutol, penicilamina, clorotiazida

O ferro pode ser adicionado à NP, mas existem relatos de reações alérgicas significativas. Apenas o ferro dextran é compatível com a NP (soluções 3:1). A suplementação de ferro na NP está limitada para situações em que haja deficiência e não seja possível a suplementação oral. A necessidade em crianças é de 200 mcg/kg; em adultos, 1 a 1,2 mg/dia.[14]

O alumínio é um contaminante dos componentes da NP e a intoxicação por esse elemento pode comprometer o sistema nervoso central e os ossos. A Food and Drug Administration (FDA) identificou como quantidade máxima de alumínio que pode ser seguramente tolerada na NP 5 mcg/kg/dia.[15]

Em pacientes com comprometimento da excreção de oligoelementos, deve-se estar atento à possibilidade de intoxicação. Na presença de colestase, o cobre e o manganês devem ser administrados com cuidado, uma vez que têm excreção hepática. Na insuficiência renal, pode ser necessário reduzir a oferta de selênio, cromo e molibdênio.

As vitaminas hidrossolúveis, a vitamina C e as do complexo B são armazenadas em pequenas quantidades e requerem ingestão frequente para a manutenção dos estoques corporais. A deficiência de tiamina pode ocorrer em situações de realimentação de pacientes graves e desnutridos, principalmente quando recebem dietas com alto teor de carboidratos. A deficiência de tiamina causa diminuição da função cardíaca, encefalopatia e acometimento da função dos nervos periféricos. Em pacientes desnutridos, cardiopatas em uso de diuréticos e pacientes em vigência de resposta inflamatória sistêmica e necessidade de restrição hídrica que estejam recebendo apenas soluções glicosadas, deve-se suplementar essa vitamina.[16]

Nas Tabelas 7 a 9, são mostradas, respectivamente, as recomendações para oferta de eletrólitos, vitaminas e oligoelementos.

Nutrição parenteral | 89

Tabela 7 Necessidades diárias de eletrólitos em pacientes normais

Eletrólito	Neonatos	Lactentes/crianças	Adolescentes e crianças > 50 kg
Sódio (mEq/kg)	2 a 5 mEq/kg	2 a 5 mEq/kg	1 a 2 mEq/kg
Potássio (mEq/kg)	2 a 4 mEq/kg	2 a 4 mEq/kg	1 a 2 mEq/kg
Cálcio (mEq/kg)	2 a 4 mEq/kg	0,5 a 4 mEq/kg	10 a 20 mEq
Fósforo (mmol/kg)	1 a 2 mmol/kg	0,5 a 2 mmol/kg	10 a 40 mmol
Magnésio (mEq/kg)	0,3 a 0,5 mEq/kg	0,3 a 0,5 mEq/kg	10 a 30 mEq
Acetato	O necessário para a manutenção do equilíbrio acidobásico		
Cloreto	O necessário para a manutenção do equilíbrio acidobásico		

Fontes: ASPEN.[15,17]

Tabela 8 Oferta diária recomendada de vitaminas por via parenteral

Vitamina	Crianças e RN a termo (dose total)	RN pré-termo (dose por kg/peso)
A (UI)	2.300	1.640
E (mg)	7	2,8
K (mcg)	200	80
D (UI)	400	160
C (mg)	80	25
Tiamina (mg)	1,2	0,35
Riboflavina (mg)	1,4	0,15
Piridoxina (mg)	1	0,18
Niacina (mg)	17	6,8
Pantotenato (mg)	5	2
Biotina (mcg)	20	6
Folato (mcg)	140	56
B-12 (mcg)	1	0,3

RN: recém-nascido.
Fonte: Greene et al., 1988.[13]

Tabela 9 Quantidades diárias recomendadas de oligoelementos por via parenteral

Oligoele-mentos	Neonatos pré-termo < 3 kg (mcg/kg/dia)	Neonatos a termo 3 a 10 kg (mcg/kg/dia)	Crianças 10 a 40 kg (mcg/kg/dia)	Adolescentes > 40 kg (por dia)
Zinco	400	50 a 250	50 a 125	2 a 5 mg
Cobre	20	20	5 a 20	200 a 500 mcg
Manganês	1	1	1	40 a 100 mcg
Cromo	0,05 a 02	0,2	0,14 a 0,2	5 a 15 mcg
Selênio	1,5 a 2	2	1 a 2	40 a 60 mcg

Fonte: ASPEN, 2011.[15,16]

COMPLICAÇÕES DA NUTRIÇÃO PARENTERAL

Complicações mecânicas relacionadas à punção ou ao cateter

Venopunção periférica

□ Dor, hematoma, perfuração, deslocamento, trombose, lesão de estruturas adjacentes, quebra do cateter, flebite e extravasamento.

Venopunção jugular interna ou subclávica

□ Punção arterial, pneumotórax, hemotórax, quilotórax, hidromediastino, lesão de plexo braquial, hematoma mediastinal, fístula arteriovenosa, lesão do ducto torácico, síndrome de Claude Bernard-Horner, paralisia do nervo frênico, osteomielite clavicular e punção de traqueia;

□ cateter venoso central;

□ mau posicionamento, perfuração miocárdica e tamponamento, arritmias cardíacas, fragmentação e embolização do cateter, embolia gasosa, trombose e tromboembolismo.

Complicações infecciosas

□ Sepse é a complicação infecciosa mais grave e geralmente está relacionada aos cateteres centrais. Os agentes mais frequentes são *Staphylococcus aureus*, *Staphylococcus* coagulase negativa, bactérias Gram-negativas (*Pseudomonas aeruginosa, Klebsiella, Proteus, E. coli*) e fungos (*Candida* sp).

Complicações metabólicas e hidroeletrolíticas

Tabela 10 Complicações metabólicas da nutrição parenteral

Complicação	Provável etiologia
Acidose metabólica	Uso de aminoácidos catiônicos e hidrolisado proteico
Alcalose metabólica	Diminuição de cloreto e potássio do líquido extracelular. Uso de hormônio corticoadrenal
Acidose respiratória	Sobrecarga de hidratos de carbono com alteração da função pulmonar
Distúrbios da glicose	Oferta insuficiente ou excessiva. Resistência periférica à insulina durante o estresse metabólico
Distúrbios hídricos	Patologias que alterem o balanço hídrico ou infusão rápida da NP
Distúrbios do sódio	Oferta insuficiente ou excessiva
Distúrbios do potássio	Oferta insuficiente ou excessiva. Doença de base
Distúrbios do cálcio	Doença subjacente
Distúrbios do magnésio	Perda pela porção inferior do intestino delgado e na fase de balanço nitrogenado positivo
Distúrbios do fósforo	Durante o estresse metabólico e também na fase de anabolismo, pode haver hipofosfatemia

CONSIDERAÇÕES FINAIS

A NP é um recurso útil na terapia nutricional de pacientes com limitação ao uso da via digestiva, pois permite aumentar a oferta de nutrientes. Sua utilização requer monitoração nutricional e metabólica. Atenção especial deve ser dispensada à via de acesso, bem como à osmolaridade da solução. As ofertas de macronutrientes (glicose, lipídios e proteínas) são estabelecidas para cada faixa etária; porém, existem restrições referentes a doenças específicas, como insuficiência hepática, doenças pulmonares graves, pancreatite, entre outras. É importante estar atento ao uso de medicamentos que possam interferir nas necessidades diárias de micronutrientes. As principais complicações estão relacionadas à punção vascular (periférica ou central), infecções e distúrbios hidroeletrolíticos.

REFERÊNCIAS BIBLIOGRÁFICAS

1. Pertkiewicz M, Szczygiel B, Sobotka L, Dudrick SJ. Basics in clinical nutrition: composition of nutritional admixtures and formulas for parenteral nutrition. Eur Clin Nutr Metabol 2009; 4:e161-3.

2. Pereira da Silva L, Virella D, Henriques G Rebelo M, Serelha M, Videira-Amaral JM. A simple equation to estimate the osmolarity of neonatal parenteral nutrition solutions. JPEN 2004; 28:34-7.

3. Holliday MA, Segar WE. The maintenance need for water in parenteral fluid therapy. Pediatrics 1957; 19:823-32.

4. Szeszycki E, Cruse W, Strup M. Evaluation and monitoring of pediatric patients receiveing specialized nutrition support. In: Corkins MR (ed.). The A.S.P.E.N. Pediatric Nutrition Support Core Curriculum. Am Soc Parent Ent Nutr 2010; 460-76.

5. A.S.P.E.N. Board of Directors. Guidelines for the use of Parenteral and Enteral Nutrition in Adult and Pediatric Patients. JPEN 2002; 26 Suppl:25SA-26SA.

6. Seashore JH. Nutritional support of children in the Intensive Care Unit. Yale J Biol Med 1984; 57:111-34.

7. Leite HP, Lima LF, de Oliveira Iglesias SB, Pacheco JC, de Carvalho WB. Malnutrition may worsen the prognosis of critically ill children with hyperglycemia and hypoglycemia. JPEN DOI: Disponível em: 10.1177/0148607112458124. Acessado em 28 de agosto de 2012.

8. Guidelines on Pediatric Parenteral Nutrition. J Ped Gastroenterol Nutr 2005; 41:S19-S27.

9. Carpentier YA, Simoens C, Siderova V, Nakadi I, Vanwevwnber V, Eggerickx D et al. Recent developments in lipid emulsions: relevance to intensive care. Nutrition 1997; 13(Suppl):S73-8.

10. Koletzko B, Göbel Y, Engelsberger I, Bohles HJ, Forget D, Le Brun A et al. Parenteral feeding of preterm infants with fat emulsions based on soybean and olive oils: effects on plasma phospholipid fatty acids. Clin Nutr 1998; 17(suppl):25.

11. Nieman Carney L, Cohen SS, Dean A, Yanni C, Markowitz G. Parenteral and enteral nutrition support: determining the best way to feed. In: Corkins MR (ed.). The A.S.P.E.N. Pediatric Nutrition Support Core Curriculum. Am Soc Parent Ent Nutr 2010. p.460-76.

12. Kreymann G, Adolph M, Druml W, Jauch KW. Working group for developing the guidelines for parenteral nutrition of The German Association for Nutritional Medicine. Intensive medicine – Guidelines on Parenteral Nutrition, Chapter 14. Ger Med Sci. 2009; 7:Doc14.

13. Greene HL, Hambidge KM, Schanler R, Tsang RC. Guidelines for the use of vitamins, trace elements, calcium, magnesium, and phosphorus in infants and children receiving total parenteral nutrition: report of the Subcommittee on Clinical Practice Issues of The American Societyror Clinical Nutrition. Am J Clin Nutr 1988; 48:1324-42.

14. Hardy G, Menendez AM, Manzanares W. Trace element supplementation in parenteral nutrition: Pharmacy, posology, and monitoring guidance. Nutrition 2009; 25:1073-84.

15. American Society for Parenteral and Enteral Nutrition (A.S.P.E.N.). Corkins MR (ed.). Pediatric Nutrition Support Handbook. ASPEN, 2011.

16. Lima LF, Leite HP, Taddei JA. Low blood thiamine concentrations in children upon admission to the intensive care unit: risk factorsand prognostic significance. Am J Clin Nutr 2011; 93:57-61.

17. Mirtallo M, Canada T, Johnson D, Kumpf V, Petersen C, Sacks G et al. Safe practices for parenteral nutrition. J Parent Ent Nutr 2004; 28:S39-S70.

Distúrbios hidroeletrolíticos

José Carlos Milaré
Rejane Maria Rios Fleury Trautwein

INTRODUÇÃO

Os distúrbios hidroeletrolíticos são eventos clínicos comuns em pediatria e ocorrem em virtude de diarreia, vômitos, desidratação grave, distúrbios hormonais, doenças orgânicas, uso de drogas (como diuréticos), dietas, distúrbios do sistema nervoso central (SNC), choque séptico, queimaduras, intoxicações, etc. O seu reconhecimento e tratamento precoces são importantes na redução da morbimortalidade.

DISTÚRBIOS DO SÓDIO

Na maioria das alterações no metabolismo de sódio trata-se, na verdade, de um transtorno na regulação da água corporal. A água corporal é o componente mais abundante do corpo humano, correspondendo a 80% do peso do recém-nascido (RN) e a 60% do peso de uma criança maior, e encontra-se dividida nos compartimentos intracelular (CIC) e extracelular (CEC), separados por uma membrana celular permeável à água e com permeabilidade seletiva a solutos. O sódio é o cátion mais abundante no CEC, e constitui, juntamente com íons cloretos e bicarbonato, 90% dos solutos do CEC. A natremia é a grande determinante da osmolalidade plasmática, da movimentação de água entre os compartimentos e, portanto, do volume intracelular.

Fisiologia e fisiopatologia

A natremia varia entre 135 e 145 meq/L, e o sódio intracelular, entre 10 e 20 mEq/L. O balanço de sódio depende de sua ingestão e excreção renal. A ingestão não é regulada por princípios fisiológicos, variando, principalmente e conforme fatores culturais. A perda por suor é pouco significativa, exceto em casos como fibrose cística e doença de Addison. No intestino, a absorção é limitada e a excreção é pequena. Portanto, os fatores mais importantes são a excreção e a retenção de sódio nos rins.

As variações do sódio repercutem no volume do CEC e, principalmente, no volume arterial efetivo (volemia). Existem barorreceptores localizados nas artérias e veias centrais que, a partir de variações na volemia, estimulam ou inibem a reabsorção de sódio pela ação do sistema renina-angiotensina--aldosterona e do peptídio natriurético atrial (PAN).

Outro componente importante na regulação da água e do sódio corporal é o hormônio antidiurético (ADH) ou arginina-vasopressina, sintetizado no hipotálamo e armazenado e secretado pela hipófise posterior. Quando seu receptor renal (V2) é estimulado, aumenta o AMPc e determina a inserção de canais de água (aquaporinas-2) na membrana luminal dos ductos coletores, reabsorvendo água, com queda do débito urinário e formação de urina com osmolalidade alta.

Em condições normais, 90% do sódio filtrado é reabsorvido para manter o balanço de sódio. No túbulo proximal, 2/3 da reabsorção do sódio ocorre por meio de bombas Na-K-ATPase presentes nas células tubulares. Na alça ascendente de Henle, a reabsorção de sódio ocorre pelo cotransporte sódio/potássio/cloro (Na-K-ATPase), é estimulada pelo ADH e inibida pelos diuréticos de alça, como a furosemida. No túbulo contorcido distal, a reabsorção acontece pelo cotransporte ativo de cloro, que pode ser inibido pelos diuréticos tiazídicos. No túbulo coletor, ocorre reabsorção de sódio e cloro em troca da secreção tubular de potássio e íons de hidrogênio, estimulada pela aldosterona e inibida pela liberação de PAN.

Hiponatremia

Definida como uma concentração sérica de sódio inferior a 130 mEq/L, a hipo-natremia é o distúrbio eletrolítico mais comum, acometendo 1,5% das crianças hospitalizadas. É considerada aguda quando ocorre em menos de 48 horas e crônica quando em mais de 48 a 72 horas. Se for abaixo de 120 mEq/L, é grave e pode estar associada com sintomas neurológicos.

Distúrbios hidroeletrolíticos 95

As manifestações clínicas da hiponatremia são principalmente neurológicas, variando de sonolência e deficiência de concentração até, nos casos mais graves, estupor e coma.

Ressalta-se a grande porcentagem de crianças hospitalizadas que desenvolvem hiponatremia em virtude da infusão de soluções salinas hipotônicas. É comum ocorrer um aumento de ADH em algumas doenças em resposta ao estresse (causado por dor, febre ou cirurgia) ou pelo uso de opioides e anti-inflamatórios não hormonais. Diante dessas situações, a administração de água realizada de forma livre provoca hiponatremia, pois os rins são incapazes de excretar o excesso de água.

Diante de uma criança com hiponatremia, deve-se inicialmente confirmar a presença de hiponatremia verdadeira, e não de pseudo-hiponatremia (viés laboratorial induzido por hiperlipidemia ou hiperproteinemia) ou de hiponatremia factícia (dilucional, causada pela presença de substâncias osmoticamente ativas no plasma, p.ex., glicose), pois essas situações não necessitam de tratamento.

Na hiponatremia verdadeira, a osmolaridade plasmática é baixa e há diminuição de sódio em relação à água corporal total, seja por perdas de sódio maiores que de água ou por excesso de água. Pode estar associada a volume intravascular normal, baixo ou alto (Tabela 1).

Tabela 1 Hiponatremias

Volemia	Água e sódio corporal	Causas	Na urinário	Sinais clínicos
Hipovolemia	Redução do sódio corporal total e contração do CEC	Perdas renais de sódio primárias ou induzidas por drogas ou hormônios (tubulopatias por diuréticos, insuficiência suprarrenal e acidose tubular renal)	> 20 mEq/L	Clássicos de desidratação
		Perdas extrarrenais de sódio (gastrointestinais ou para terceiro espaço)	< 20 mEq/L	
Volemia normal	Aumento da água corporal total, com sódio corporal total normal	SSIHAD; intoxicação hídrica; hipotireoidismo	> 20 mEq/L	Leves, relacionados ao SNC
Hipervolemia	Água corporal total e sódio aumentados	Anasarca (ICC, cirrose hepática e síndrome nefrótica)	< 20 mEq/L	Edema importante e sintomas relacionados à doença de base
		Insuficiência renal aguda ou crônica	> 20 mEq/L	

SSIHAD: síndrome de secreção inapropriada de hormônio antidiurético; ICC: insuficiência cardíaca congestiva; SNC: sistema nervoso central.

Manual de terapia nutricional pediátrica

Tratamento

O tratamento da hiponatremia tem como objetivo primário, uma vez que já está estabelecido o distúrbio, prevenir e/ou minimizar sequelas ou lesões principalmente no SNC. Entretanto, é muito importante tratar a causa básica que originou o distúrbio.

A indicação do tratamento depende da gravidade, do tempo transcorrido desde a instalação da hiponatremia e do estado volêmico da criança.

A hiponatremia aguda grave, definida como concentração de sódio sérico < 120 mEq/L, com duração menor que 48 horas, é geralmente sintomática e deve ser considerada emergência médica. O tratamento faz-se mediante administração de NaCl 3% para elevar o sódio sérico para 125 mEq/L, nível que, na grande maioria dos casos, ameniza os sintomas do paciente. A quantidade de sódio a ser administrada pode ser calculada pela fórmula abaixo, levando-se em consideração que é importante não ultrapassar a velocidade de 5 mEq/kg/h (10 mL/kg/h):

$$Na^+ \left(\frac{mEq}{L} \right) = \left[\left(Na^+ \text{ desejado - } Na^+ \text{ atual} \right) \times peso \times 0,6 \right]$$

Quando o sódio estiver ou atingir concentração > 125 mEq/L, deve-se avaliar o volume do CEC do paciente. Na hiponatremia hipovolêmica, o paciente apresenta sinais de desidratação e diminuição do volume arterial efetivo. Portanto, o tratamento consiste na administração de solução salina isotônica (SF 0,9%) para corrigir a volemia.

Nos pacientes normovolêmicos, a hiponatremia pode ser corrigida simplesmente pela restrição hídrica em 50 a 75% das necessidades basais do indivíduo. Em casos de síndrome de secreção inapropriada de hormônio antidiurético (SSIHAD) ou de intoxicação hídrica aguda, pode ser necessária a administração de furosemida intravenosa seguida de reposição de sódio com NaCl 3%.

Na hiponatremia hipervolêmica, o tratamento consiste apenas na restrição tanto de sódio quanto de água. Nesse caso, a reposição de sódio com NaCl 3% poderia piorar o problema por expandir ainda mais o CEC.

É importante ressaltar que, em casos crônicos e com sintomas leves, a correção da hiponatremia deve ser lenta, entre 24 e 48 horas, dando tempo para o SNC se adaptar ao aumento da osmolaridade.

Um cuidado que se deve ter durante o tratamento da hiponatremia é quanto à velocidade da correção do nível sérico de sódio com o intuito de prevenir complicações. Quando a correção ocorre em uma velocidade maior que a capacidade de adaptação do cérebro ao aumento da osmolaridade, ocorre desmielinização cerebral, principalmente da ponte, mas também extrapontina. Durante o tratamento da hiponatremia, são fatores de risco para desmielinização pontina (além da correção muito rápida do sódio): desenvolvimento de hipernatremia, aumento de sódio maior que 25 mmol/L em 48 horas, hipoxemia, doença hepática grave, alcoolismo, doença maligna, queimaduras graves, desnutrição, hipocalemia, diabetes e insuficiência renal.

Quando a desmielinização ocorre, o quadro apresenta-se em duas fases: inicialmente, observa-se melhora clínica no quadro de hiponatremia com melhora do nível de sódio, seguida por deterioração do quadro neurológico 2 a 7 dias depois. As manifestações da desmielinização pontina são mutismo, disartria, quadriplegia espástica, paralisia pseudobulbar, ataxia e coma. A clínica da desmielinização é variável, desde mudanças de comportamento até alterações de movimento.

Os pacientes com hiponatremia em virtude de intoxicação hídrica, desidratação por diarreia e uso de tiazídicos e DDAVP estão sob risco aumentado de correção exagerada do sódio, o que ocasiona hipernatremia, e devem ser monitorados.

Hipernatremia

Definida como concentração plasmática de sódio acima de 145 mEq/L, a hipernatremia reflete deficiência de água em relação ao sódio corporal total. Tem origem na oferta aumentada de sódio (raro) ou na perda de líquidos hipotônicos ou de água livre.

É a causa mais frequente de hipertonicidade no plasma. No SNC, a hipertonicidade nos capilares diante da barreira hematoencefálica provoca desidratação neuronal e engurgitamento neuronal, favorecendo fenômenos trombóticos e hemorrágicos. Quando a hipernatremia se estabelece lentamente, ocorre adaptação neuronal com formação de osmóis idiogênicos e restabelecimento do equilíbrio com o CEC.

No quadro de desidratação hipernatrêmica, os sinais de desidratação estão atenuados, com sintomas principalmente oriundos do SNC (choro irritado, letargia, confusão mental, convulsões e coma).

Um mecanismo de proteção importante é a sede, e, por isso, a hipernatremia acomete grupos etários e sociais com restrição de acesso à água, como recém-nascidos e lactentes, pessoas acamadas e portadores de lesão no centro da sede (Tabela 2).

Manual de terapia nutricional pediátrica

Tabela 2 Diagnóstico diferencial das hipernatremias

Euvolêmica	Hipovolêmica		Hipervolêmica
	Perda de água	Perda de água e Na⁺	
Na⁺ corpóreo total normal	Na⁺ corpóreo total normal	Na⁺ corpóreo total baixo	Na⁺ corpóreo total elevado
Hipernatremia essencial	Diabete insípido; diabete melito;	Diarreia; perdas 3° espaço:	Intoxicação pelo sódio: VO, EV ou via retal;
Tratamento:	aumento das perdas	queimaduras	IRC;
Reposição hídrica	insensíveis; ingestão	peritonites	hiperaldosteronismo
Avaliação	inadequada de água	Diuréticos osmóticos;	primário;
neurológica	Tratamento:	uropatia obstrutiva	síndrome de Cushing
	Reposição hídrica	Tratamento:	Tratamento:
	Terapia específica	Reposição hidrossalina	Restrição de sal, diuréticos Diálise

VO: via oral; EV: via endovenosa; IRC: insuficiência renal crônica.

Tratamento

A indicação do tratamento depende da gravidade do caso, do tempo transcorrido desde a instalação da hipernatremia e do estado volêmico da criança.

O tratamento é indicado quando o sódio estiver acima de 145 mEq/L, atentando-se sempre para a velocidade da correção por causa do risco de complicações no SNC.

Sempre que a hipernatremia tiver duração superior a 48 horas ou se houver dúvidas quanto à duração do distúrbio, deve-se corrigi-la em 48 horas, infundindo apenas metade do volume nas primeiras 24 horas, com queda máxima de 12 mEq/L/dia.

$$\text{Déficit de água (litros)} = \left[\left(\frac{Na^+ - 140}{140}\right) \times \text{peso} \times 0,6\right]$$

Se houver choque, deve-se repor o volume com SF 0,9% ou Ringer lactato e, depois, fazer a reposição do déficit de água livre.

O volume total para correção da hipernatremia deve comportar o déficit de água livre e as necessidades de manutenção para 48 horas, tendo a solução final glicose a 2,5%, sódio 20 a 30 mEq/L, potássio 40 mEq/L (na presença de diurese) e cálcio 2 mL/kcal. Deve-se realizar o controle laboratorial de sódio a cada 6 horas.

Se a correção da hipernatremia é realizada de forma rápida, ocorre desvio de água para o interior da célula neuronal por causa da presença dos osmóis idiogênicos, ocasionando edema cerebral.

Apresentações

- NaCl 20%: 3,4 mEq/mL de sódio;
- NaCl 3%: 0,5 mEq/mL de sódio. Outra possibilidade: 15 mL de NaCl 20% + 85 mL de ABD (água destilada) = 100 mL de NaCl 3%;
- NaCl 0,9% (soro fisiológico): 0,15 mEq/mL de sódio.

Pontos-chave

- Na maioria das alterações no metabolismo de sódio, trata-se, na verdade, de um transtorno na regulação da água corporal;
- a natremia é a grande determinante da osmolalidade plasmática, da movimentação de água entre os compartimentos e, portanto, do volume intracelular;
- a natremia varia entre 135 e 145 mEq/L e o sódio intracelular, entre 10 e 20 mEq/L;
- a hiponatremia aguda grave, definida como concentração de sódio sérico < 120 mEq/L com duração de menos de 48 horas, é geralmente sintomática e deve ser considerada emergência médica. O tratamento faz-se mediante administração de NaCl 3% para elevar o sódio sérico para 125 mEq/L, nível que geralmente ameniza o sintomas do paciente;
- o tratamento da hipernatremia está indicado quando o sódio estiver acima de 145 mEq/L, atentando-se sempre para a velocidade da correção por causa do risco de complicações no SNC.

DISTÚRBIOS DO POTÁSSIO

O potássio é o cátion intracelular mais abundante, presente em concentração de 120 a 150 mEq/L dentro da célula, enquanto sua concentração plasmática é de 3,5 a 5,5 mEq/L. O distúrbio do potássio é muito frequente em unidades de terapia intensiva (UTI). Suas manifestações variam desde simples fraqueza muscular até arritmias cardíacas.

Fisiologia e fisiopatologia

O rim é o principal mecanismo de regulação do potássio: 65% do íon filtrado é reabsorvido no túbulo proximal, 30% na porção espessa da alça de Henle e uma pequena parte no ducto coletor medular. A secreção do potássio ocorre no túbulo distal e ducto coletor e tem fatores estimulantes (aldosterona) e inibidores, como espironolactona, acidose, PAN e calciúria.

Outros mecanismos importantes no balanço de potássio são estado acido-básico, mineralocorticosteroides e secreção de insulina e catecolaminas.

Hipocalemia

Trata-se da concentração plasmática de potássio menor que 3,5 mEq/L, considerada grave quando menor que 2,5 mEq/L, sendo resultado de redução do potássio corporal total ou apenas transferência do potássio extracelular para o intracelular (Tabela 3).

Tabela 3 Causas da hipocalemia

Diminuição da ingestão	Desnutrição
	Administração insuficiente
Aumento das perdas renais	Doença tubular
	Uso de drogas (diuréticos, anfotericina B, penicilinas)
	Excesso de mineralocorticosteroides (hiperaldosteronismo primário e secundário)
Aumento das perdas pelo TGI	Vômitos
	Diarreia
	Uso de laxantes
Transferência do CEC para CIC	Insulina
	Aumento da atividade beta-2-adrenérgica
	Alcalose

TGI: trato gastrointestinal; CEC: compartimento extracelular; CIC: compartimento intracelular.

São manifestações clínicas e eletrocardiográficas da hipocalemia:

- neuromusculares: fraqueza, paralisia e íleo paralítico;
- cardiovasculares: hipotensão postural, arritmias cardíacas (extrassístoles, bloqueios atrioventriculares [BAV], taquicardia ventricular [TV] e fibrilação ventricular [FV]);
- gastrointestinais: náuseas e vômitos;
- renais: queda no ritmo de filtração glomerular (RFG), diminuição na capacidade de concentrar a urina;
- metabólicos: distúrbios na secreção de insulina;
- eletrocardiográficos: depressão do segmento ST, inversão da onda T e surgimento de onda U.

Tratamento

O tratamento tem como objetivos prevenir os sintomas e as consequências da hipocalemia. É importante identificar e corrigir sua causa básica e agir sobre outros fatores que podem complicar o quadro (distúrbios acidobásicos e doenças renais) e que interferem na distribuição e excreção de potássio.

O tratamento de reposição é indicado para todos os pacientes com potássio sérico menor que 3,5 mEq/L.

Nos casos leves e assintomáticos (K^+ entre 2,5 e 3,5 mEq/L), deve-se realizar reposição via oral (VO) com KCl xarope 6% (0,78 mEq/mL), ofertando 3 a 5 mEq/kg/dia. A reposição volêmica, quando necessária, é importante, assim como o aumento da oferta em soro de manutenção.

Nos casos moderados a graves com K^+ abaixo de 2,5 mEq/L, deve-se realizar reposição EV e monitoração com eletrocardiograma (ECG). Ofertar 0,3 a 0,5 mEq/kg/h em 4 horas, obedecendo a concentração máxima de 60 mEq/L em veia periférica e 80 mEq/L em veia central. Após correção, manter oferta basal diária.

Nos casos refratários, considerar hipomagnesemia.

Hipercalemia

Definida como concentração sérica de potássio acima de 5,5 mEq/L, a hipercalemia representa aumento real do potássio corporal total ou desvio do potássio do CIC para o CEC. São várias as causas de hipercalemia:

- □ pseudo-hipercalemia: hemólise, leucocitose, trombocitose;
- □ lesão celular: síndrome de lise tumoral, rabdomiólise, grande queimado, hemólise intravascular grave;
- □ aumento da ingestão: dieta, medicações com potássio;
- □ prejuízo da excreção renal: insuficiência renal aguda (IRA), insuficiência renal crônica (IRC), diuréticos poupadores de potássio (espironolactona), inibidores da enzima conversora da angiotensina (ECA), ciclosporina, anti-inflamatórios não hormonais;
- □ troca transcelular: acidose, hipertonicidade plasmática, ausência de insulina, betabloqueadores, digitais;
- □ hipoaldosteronismo primário e secundário.

As principais manifestações clínicas são alterações musculares (variando de fraqueza à quadriplegia) e alterações cardíacas vistas no ECG (Tabela 4).

Quando a hipercalemia está associada com acidose, hiponatremia, hipocalcemia e hipermagnesemia, o risco para a ocorrência de arritmias graves é maior, mesmo em vigência de hipercalemia leve ou moderada.

Tabela 4 Anormalidades típicas do eletrocardiograma

K^+ entre 5,5 e 6,5 mEq/L (hipercalemia leve)	ECG normal Ondas T estreitas e apiculadas Diminuição do intervalo QT
K^+ entre 6,5 e 8 mEq/L (hipercalemia moderada)	Alargamento do complexo QRS Diminuição da amplitude ou até desaparecimento da onda P
K^+ acima de 8 mEq/L (hipercalemia grave)	Fusão dos complexos QRS com as ondas T, levando à fibrilação ventricular

ECG: eletrocardiograma.

Tratamento

O tratamento tem como objetivos antagonizar os efeitos da hipercalemia na membrana cardíaca, aumentar a troca transcelular de potássio e remover esse íon do organismo.

Todos os casos de hipercalemia moderada ou grave têm indicação de tratamento. Nessas situações, deve-se restringir ou suspender a oferta de potássio.

Nos casos leves, o tratamento consiste apenas na restrição de potássio e supressão dos fatores causais. É importante assegurar débito urinário adequado, manter paciente com monitor cardíaco contínuo e controlar o potássio a cada 12 horas.

Nos casos moderados e graves, além de suspender qualquer oferta de potássio e corrigir fatores causais, deve-se estabelecer o tratamento da hipercalemia.

O tratamento consiste em três objetivos principais:

- estabilizar a membrana cardíaca:
  - infusão endovenosa de gluconato de cálcio 10%, 0,5 a 1 mL/kg em 10 minutos, associada à monitoração com ECG. Duração do efeito de 30 minutos a 2 horas;
- promover a entrada de potássio do extra para o intracelular:
  - bicarbonato de sódio 8,4%: 1 mEq/kg, EV;
  - glicose: 0,5 g/kg, EV, por 2 horas, associada ou não à insulina simples 0,1 U/kg;

- beta-2-agonista (salbutamol ou terbutalina): 10 mcg/kg, EV, por 10 minutos;
- □ promover a retirada de potássio do organismo:
  - furosemida 1 mg/kg, EV, a cada 6 horas;
  - resinas de troca 0,5 a 1 g/kg, VO ou SNG, a cada 6 horas;
  - diálise nos casos graves.

Apresentações

□ KCl 19,1%: 2,5 mEq/mL de potássio;

□ xarope de KCl 6%: 60 mg/mL (0,78 mEq/mL);

□ Slow K®: drágeas de liberação lenta de 600 mg de potássio.

Pontos-chave

□ O potássio é o mais abundante cátion intracelular, estando em concentração de 120 a 150 mEq/L dentro da célula, enquanto sua concentração plasmática é de 3,5 a 5,5 mEq/L;

□ na hipocalemia moderada a grave com K^+ abaixo de 2,5 mEq/L, deve-se realizar reposição EV (0,3 a 0,5 mEq/kg/h em 4 horas) e monitoração com ECG;

□ diferentemente do que ocorre na hipocalemia, na hipercalemia as alterações ao ECG refletem a concentração de potássio no soro;

□ o tratamento da hipercalemia tem como objetivos estabilizar a membrana cardíaca, promover a entrada de potássio do extra para o intracelular e promover a retirada de potássio do organismo.

DISTÚRBIOS DO CÁLCIO

O cálcio é o principal cátion divalente do organismo e participa de vários processos importantes, como contração muscular e cardíaca, neurotransmissão, crescimento e reprodução celular, secreção glandular, agregação plaquetária e função imune.

Fisiologia e fisiopatologia

De todo o cálcio do organismo, 99% está presente nos ossos e apenas 1% no plasma (50% ligado à albumina, 10% formando complexos aniônicos e 40% na forma ativa ionizada).

A vitamina D, sintetizada na pele sob influência da luz solar ou absorvida no intestino delgado, sofre dupla hidroxilação para se transformar na forma ativa, hidroxilação estimulada pelo paratormônio (PTH) e pela hipofosfatemia. Está associada à manutenção da calcemia, promovendo o aumento da absorção do cálcio no intestino delgado, da reabsorção no túbulo distal e da mobilização do cálcio ósseo.

O PTH promove a reabsorção do cálcio tubular distal, estimula a secreção de cálcio do osso para o plasma e media a hidroxilação da vitamina D na sua forma ativa. A calcitonina, por outro lado, aumenta a deposição de cálcio nos ossos.

Hipocalcemia

É definida como cálcio ionizado quando < 1 mEq/L ou cálcio total < 6 mg/dL nos pré-termos, < 7 mg/dL nos RN a termo e < 8 mg/dL em lactentes e crianças.

No RN, a hipocalcemia pode tanto ser precoce (quando nas primeiras 48 horas de vida e assintomática, associada à hipóxia neonatal, filho de mãe diabética e prematuridade) quanto tardia (após 5 a 10 dias de vida, sendo relacionada à hiperfosfatemia e à ingestão de fórmulas à base de leite de vaca, com alta relação fósforo-cálcio). Pode também estar relacionada ao hipoparatireoidismo, geralmente transitório (com melhora até 6 meses de idade), relacionada à imaturidade de resposta do eixo paratireoide-vitamina D-rins.

A hipocalcemia está presente também em casos de insuficiência de vitamina D, como raquitismo congênito, doenças renais (síndrome nefrótica, insuficiência renal aguda e crônica), doenças hepáticas, desnutrição, sepse e secundária ao uso de furosemida, esteriodes e anticonvulsivantes.

Além disso, situações como infusão de hemoderivados com citrato, hiperfosfatemia (lise tumoral, falência renal e rabdomiólise), alcalose e pancreatite aguda estão relacionadas à hipocalcemia.

As manifestações clínicas mais importantes são: fraqueza e espasmos musculares, parestesias, tetania, sinais de Trousseau e Chvostek, hiper-reflexia e convulsões. No ECG, nota-se prolongamento do intervalo QT, bradicardia, hipotensão e parada cardíaca. Em RN, a utilização do QTc tem boa correlação com o cálcio iônico. Assim, QTc > 0,19 em RN a termo e > 0,2 em pré-termos sugerem cálcio iônico baixo.

Tratamento

Deve ser instituído apenas nos casos sintomáticos, com a infusão de 1 a 2 mL/kg de gluconato de cálcio 10% em 5 a 10 minutos. É importante instalar monitoração cardíaca contínua e corrigir hipomagnesemia, hipocalemia e hiperfosfatemia concomitante. Iniciar suplementação com 1 a 2 g/dia de carbonato de cálcio, via oral, 2 a 4 vezes ao dia.

Nos casos assintomáticos, deve-se aumentar a oferta diária de cálcio (400 a 800 mg/kg/dia) por 3 a 4 dias.

Hipercalcemia

Definida como concentração de cálcio iônico < 2,7 mEq/L ou de cálcio total < 10,5 mg/dL. São manifestações clínicas da hipercalcemia:

□ neurológicas: fadiga, letargia, fraqueza, ataxia, coma e perda de reflexos tendinosos profundos;
□ cardiovasculares: hipertensão, bradicardia sinusal, BAV e arritmias ventriculares;
□ renais: poliúria, polidipsia com desidratação, nefrolitíase e nefrocalcinose;
□ gastrointestinais: anorexia, náuseas, vômitos, dor abdominal, obstipação e pancreatite.

As principais causas são doenças endócrinas (hiperparatireoidismo neonatal, hiperparatireoidismo primário, hipertireoidismo, insuficiência adrenal e feocromocitoma), tumores sólidos, drogas (tiazídicos, vitaminas D e A, antiácidos e lítio) e doenças granulomatosas (tuberculose, hanseníase).

Tratamento

Os objetivos do tratamento são:

□ restaurar a volemia;
□ aumentar a excreção renal de cálcio;
□ diminuir a mobilização de cálcio ósseo;
□ diminuir a absorção intestinal de cálcio;
□ tratar a doença de base.

Todos os casos de hipercalcemia com cálcio sérico > 13 mg/dL, sintomáticos ou não, devem ser tratados.

No tratamento da hipercalcemia, é importante restaurar a volemia e corrigir os distúrbios hidroeletrolíticos associados.

Para aumentar a excreção renal de cálcio, infundir 10 a 20 mL/kg de SF 0,9%, seguido de 1 mg/kg de furosemida, associada à hidratação venosa (1,5 a 2 vezes a basal).

Com o objetivo de reduzir a mobilização óssea de cálcio, administrar calcitonina (1 a 5 U/kg/dose, EV, a cada 12 horas) ou etidronato (7,5 mg/kg em 24 horas).

Finalmente, deve-se reduzir a absorção intestinal de cálcio realizando infusão de hidrocortisona EV (dose de 4 a 8 mg/kg/dia, a cada 6 horas) ou, como segunda escolha, prednisona (1 a 2 mg/kg/dia, VO, a cada 6 horas).

Manual de terapia nutricional pediátrica

Apresentações

- Gluconato de cálcio 10%: 1 mL = 9,3 mg de cálcio elementar = 0,46 mEq;
- cloreto de cálcio 10%: 1 mL = 27,2 mg de cálcio elementar = 1,36 mEq;
- carbonato de cálcio: várias apresentações no mercado.

Pontos-chave

- O cálcio é o principal cátion divalente do organismo e participa de vários processos importantes. Fisiologicamente, é regulado pela vitamina D, pelo paratormônio (PTH) e pela calcitonina;
- a hipocalcemia é definida como cálcio ionizado < 1 mEq/L ou cálcio total < 6 mg/dL nos pré-termos, < 7 mg/dL nos recém-nascidos a termo e < 8 mg/dL em lactentes e crianças;
- o tratamento da hipocalcemia deve ser instituído apenas nos casos sintomáticos, com a infusão de gluconato de cálcio 10% na dose de 1 a 2 mL/kg em 5 a 10 minutos;
- a hipercalcemia é definida como cálcio iônico > 2,7 mEq/L ou cálcio total > 10,5 mg/dL. Seu tratamento tem como objetivos restaurar a volemia, aumentar a excreção renal de cálcio, diminuir a mobilização de cálcio ósseo, diminuir a absorção intestinal de cálcio e tratar a doença de base.

DISTÚRBIOS DO FÓSFORO

O fósforo é o ânion intracelular mais abundante do organismo. Está envolvido em processos fisiológicos importantes, como produção de energia, mineralização óssea e excreção ácida renal, além de ser necessário para o funcionamento normal do SNC, hemácias, leucócitos, plaquetas e para a liberação do oxigênio da oxiemoglobina.

Fisiologia e fisiopatologia

No organismo, o fósforo é encontrado principalmente na forma inorgânica (monovalente ou divalente) e apenas uma pequena parte na forma orgânica, formando fosfolipídios, distribuído nos ossos (85%), tecidos moles (14%) e líquido extracelular (1%).

Aproximadamente 50 a 65% do fósforo ingerido na dieta é absorvido no jejuno de forma passiva, dependendo da sua concentração, ou de forma ativa, pela ação da vitamina D. O aumento da ingestão de cálcio ou o uso de antiácidos diminui a absorção do fósforo.

Sua excreção é realizada pelos rins (90%) e pelo intestino (10%). O fósforo é filtrado nos glomérulos e 80% dele é reabsorvido no túbulo proximal, processo que é inibido pelo PTH e pela calcitonina, provocando fosfatúria. A hipercalcemia e a hipermagnesemia diminuem a excreção renal de fósforo por inibição da secreção do PTH.

Os valores normais do fósforo sérico dependem da idade:

☐ RN: 4,2 a 9 mg/dL;
☐ 1 ano: 3,8 a 6,2 mg/dL;
☐ 2 a 5 anos: 3,5 a 6,8 mg/dL;
☐ adultos: 2,8 a 4,5 mg/dL.

Hipofosfatemia

A definição de hipofosfatemia varia conforme a faixa etária. Nos adultos, pode ser classificada como leve (2 a 2,5 mg/dL), moderada (1 a 2 mg/dL) e grave (< 1 mg/dL). Tem como mecanismos a diminuição do aporte e da absorção, a redistribuição intracelular e o aumento das perdas renais. É causada por: alcalose respiratória, uso de nutrição parenteral total (NPT), síndrome de realimentação do desnutrido grave, cetoacidose diabética, queimadura extensa (perdas pela pele), intoxicação alcoólica e drogas, como hidróxido de alumínio e de magnésio.

A alcalose respiratória eleva o pH intracelular e estimula a glicólise, com consequente depleção de fósforo do CIC e desvio do CEC para o CIC.

Os pacientes com desnutrição proteico-calórica já apresentam depleção de fósforo e, quando recebem NPT, essa deficiência é agravada pelo fato de ocorrer um deslocamento do CEC para o CIC em resposta ao anabolismo provocado pelo aumento da oferta calórica.

A cetoacidose diabética provoca hipofosfatemia por vários mecanismos: a acidose desvia o fósforo do CIC para o CEC, com aumento da excreção na urina; a diurese osmótica aumenta a perda desse íon; e o uso de insulina estimula o anabolismo, com migração do fósforo do CEC para CIC.

Os níveis de fósforo têm correlação negativa com as concentrações séricas de interleucina-6 (IL-6) e fator de necrose tumoral-alfa (TNF-alfa), e o mecanismo não é bem conhecido. Altos níveis de catecolaminas, endógenas ou exógenas, levam à diminuição dos níveis de fósforo. Além disso, a hipofosfatemia tem correlação com a gravidade da infecção e pode ser usada como um parâmetro de prognóstico na sepse.

As consequências da hipofosfatemia são variadas. O desconforto respiratório ocasionado pela diminuição da disponibilidade do ATP para a contração dos músculos respiratórios é a mais importante, mas incluem, ainda, fraqueza muscular, diminuição da atividade miocárdica, anemia hemolítica, diminuição da fagocitose, disfunção plaquetária e anormalidades neurológicas, que vão desde parestesias até o coma.

Tratamento

A correção da hipofosfatemia pode ser feita por VO ou EV, sendo que a EV é mais associada a complicações como hiperfosfatemia, hipomagnesemia, hipocalcemia e hipotensão. A quantidade total de fósforo a ser ofertada não pode ser estimada pelas concentrações séricas, já que esse íon se encontra dividido entre vários compartimentos do corpo.

Nos casos de jejum prolongado, o fósforo é depletado. No processo de realimentação, é necessária uma oferta maior de fósforo.

A hipofosfatemia é uma complicação comum do tratamento da cetoacidose diabética e, ao mesmo tempo, a suplementação do fósforo não é uma rotina nos serviços. Por isso, deve-se ter especial atenção à concentração de fósforo durante o tratamento da cetoacidose diabética, pois a hipofosfatemia é um marcador de pior prognóstico na cetoacidose.

Nos casos de hipofosfatemia moderada, a suplementação oral deve ser suficiente. Deve-se ter em mente que, para a absorção intestinal do fósforo, a vitamina D é necessária. A dose é 2 ou 3 vezes a necessidade basal diária para a faixa etária, sendo, em média, 1.000 mg para adultos e 800 mg para crianças.

No caso de hipofosfatemia grave, devem-se ofertar 15 a 45 mg/kg/dia até a normalização do nível sérico, sendo essa dose uma extrapolação da dose do RN prematuro.

O dipiridamol pode diminuir a perda urinária de fósforo, mas ainda são necessários outros estudos para estabelecer o papel desse medicamento no tratamento da hipofosfatemia.

Hiperfosfatemia

Definida como concentração de fósforo > 6,8 mg/dL na criança e > 9 mg/dL no RN, a hiperfosfatemia não é um distúrbio muito frequente em pacientes críticos. Suas causas principais são:

- ◻ diminuição da excreção de fósforo (insuficiência renal);
- ◻ aumento da reabsorção tubular de fósforo (hipoparatireoidismo);

- sobrecarga de fósforo (rabdomiólise, lise tumoral, sepse, grande queimado);
- redistribuição de fósforo (acidose).

Os sintomas estão associados a hipocalcemia secundária, formação de complexos fosfato-cálcico (crises convulsivas, coma, arritmias e parada cardíaca) e calcificação ectópica de tecidos e órgãos, como córnea, vasos, pele e rins.

Tratamento

Nos casos leves, administrar hidróxido de alumínio (5 a 10 mL), após as refeições. Nos casos graves, administrar 10 a 20 mL/kg de SF 0,9% para aumentar a excreção renal de fósforo e 15 mg/kg de acetazolamida a cada 4 horas (contraindicada nos casos de insuficiência renal e hepática). Corrigir a hipocalcemia concomitante.

Nos casos persistentes ou na insuficiência renal, indica-se a hemodiálise.

Apresentações

- Fosfato tricálcico: cálcio a 38,1% e fósforo a 41,3% (70,7 mg/mL de fósforo e 65,2 mg/mL de cálcio), VO;
- fosfato de potássio 2 mEq/mL: 34,7 mg/mL de fósforo e 2 mEq/mL de potássio, EV;
- fósforo orgânico: 10,23 mg/mL de fósforo e 0,66 mEq/mL de sódio, EV.

Pontos-chave

- O fósforo é o ânion intracelular mais abundante do organismo. Os valores normais do fósforo sérico dependem da idade:
  - RN: 4,2 a 9 mg/dL;
  - 1 ano: 3,8 a 6,2 mg/dL;
  - 2 a 5 anos: 3,5 a 6,8 mg/dL;
  - adultos: 2,8 a 4,5 mg/dL;
- as consequências da hipofosfatemia são variadas, sendo o desconforto respiratório ocasionado pela diminuição da disponibilidade do ATP para a contração dos músculos respiratórios a mais importante;
- a hiperfosfatemia não é um distúrbio muito frequente em pacientes críticos. Nos casos leves, administrar hidróxido de alumínio (5 a 10 mL) após as refeições. Nos casos graves, administrar 10 a 20 mL/kg de SF 0,9% para aumentar a excreção renal de fósforo e 15 mg/kg de acetazolamida a cada 4 horas.

DISTÚRBIOS DE MAGNÉSIO

O magnésio é o segundo cátion mais abundante no líquido intracelular e participa de processos fisiológicos importantes, como produção, armazenamento e utilização de energia, integridade da função das membranas celulares, transmissão neuromuscular, excitabilidade cardíaca e metabolismo de proteínas, gorduras e ácidos nucleicos. Mais da metade (60%) do magnésio corporal encontra-se nos ossos e apenas 1% no extracelular (5 a 20% ligado a proteínas, 20 a 30% formando complexos orgânicos com ânions e 55 a 65% sob a forma ionizada livre).

Fisiologia e fisiopatologia

O balanço do magnésio é feito por meio da absorção intestinal e da excreção renal. Entre 25 e 60% do magnésio ingerido é absorvido no íleo, e 95% do magnésio filtrado é reabsorvido no túbulo proximal e no ramo espesso ascendente da alça de Henle.

A concentração plasmática normal é de 1,5 a 2,5 mEq/L, sendo afetada pelo estado acidobásico (acidose promove a saída de magnésio do intracelular para o extracelular; na alcalose, ocorre o inverso), pelo PTH (o paratormônio mobiliza o magnésio a partir do osso e aumenta a sua excreção urinária) e pelo cálcio e fósforo.

Hipomagnesemia

A hipomagnesemia pode ser definida como concentração de magnésio < 1,4 mEq/L, sendo, geralmente, sintomática quando < 1 mEq/L.

A hipomagnesemia é um evento comum em pós-operatório de cirurgia cardíaca, cetoacidose diabética, alcalose metabólica e queimaduras (Tabela 5).

Tabela 5 Causas de hipomagnesemia

Baixa oferta	Administração venosa insuficiente
Diminuição da absorção	Síndrome de má absorção Ressecção de intestino delgado
Aumento das perdas	Fístulas digestivas IRC Drogas (aminoglicosídeos, anfotericina B e diuréticos)
Excesso de vitamina D	

IRC: insuficiência renal crônica.

Os sintomas principais são alterações neuropsíquicas (depressão, convulsões) e arritmias graves (fibrilação atrial e ventricular e taquicardia ventricular). As alterações encontradas no ECG são: prolongamento do intervalo PR e QT, onda T achatada e invertida, depressão do segmento ST e alargamento do QRS.

Tratamento

Nos casos sintomáticos, deve-se fazer a reposição de magnésio endovenoso na dose de 1 mEq/kg em 24 horas ou 0,25 mEq/kg a cada 6 horas, ambos por via intramuscular.

Na presença de arritmias graves, tetania ou convulsões, tratar com 1,25 a 2,4 mEq/kg de magnésio endovenoso durante 30 minutos e buscar associação com outros distúrbios, como hipocalemia, hipocalcemia e hipofosfatemia.

Hipermagnesemia

Definida como concentração plasmática de magnésio acima de 2,5 mEq/L, a hipermagnesemia é geralmente de causa iatrogênica em pacientes com insuficiência renal. Entre as causas, é importante destacar a doença de Addison e os recém-nascidos de mães com eclâmpsia que foram tratadas com sulfato de magnésio.

Os sintomas dependem do nível sérico. Se > 4 mEq/L, observam-se náusea, fraqueza muscular e hiporreflexia. Quando está acima de 10 mEq/L, há paralisia flácida, insuficiência respiratória, apneia e parada cardiorrespiratória.

No ECG, ocorre aumento do intervalo PR, alargamento de QRS e aumento da amplitude da onda T quando acima de 5 mEq/L e BAV quando superior a 12 mEq/L.

Tratamento

O tratamento consiste na suspensão de toda a oferta de magnésio e administração de gluconato de cálcio na dose de 1 mL/kg, EV, durante 20 minutos para reverter a clínica.

Além disso, é importante remover o magnésio do organismo, induzindo sua perda por meio da expansão do extracelular com solução salina 0,9% (dose de 10 a 20 mL/kg), seguida de diurético de alça (furosemida 0,5 a 1 mg/kg). Nos casos graves ou com insuficiência renal, considerar diálise peritoneal ou hemodiálise.

Apresentações

□ Sulfato de magnésio 10%: 0,8 mEq/mL de magnésio;
□ sulfato de magnésio 50%: 4 mEq/mL de magnésio.

Pontos-chave

□ A concentração plasmática normal de magnésio é de 1,5 a 2,5 mEq/L, sendo afetada pelo estado acidobásico, PTH, cálcio e fósforo;
□ a hipomagnesemia é um evento comum em pós-operatório de cirurgia cardíaca, cetoacidose diabética, alcalose metabólica e queimaduras. Nos casos sintomáticos, deve-se fazer a reposição de magnésio endovenoso na dose de 1 mEq/kg durante 24 horas ou 0,25 mEq/kg a cada 6 horas, ambas por via intramuscular;
□ a hipermagnesemia é definida como concentração plasmática de magnésio acima de 2,5 mEq/L e geralmente tem causa iatrogênica. O tratamento consiste na suspensão de toda a oferta de magnésio e na administração de gluconato de cálcio 10% na dose de 1 mL/kg, EV, durante 20 minutos, para reverter a clínica. Além disso, é importante remover o magnésio do organismo.

BIBLIOGRAFIA

1. Bossolan RM, Ernesto LC, Hirschheimer MR. Distúrbios hidroeletrolíticos do cálcio, do fósforo e do magnésio. In: Carvalho WB, Hirschheimer MR, Matsumoto T (eds.). Terapia intensiva pediátrica. 3.ed. v1. São Paulo: Atheneu, 2006. p.743-63.
2. Choong K, Bohn D. Maintenance parenteral fluids in the critically ill child. J Pediatr (Rio J) 2007; 83(2 Suppl):S3-10.
3. Friedman A. Fluid and electrolyte therapy: a primer. Pediatr Nephrol 2010; 25:843-6.
4. Geerse DA, Bindels AJ, Kulper MA, Roos An, Spronk PE, Schultz MJ. Treatment of hypophosphatemia in the intensive care unit: a review. Critical Care 2010; 14:R147.
5. Hatherill M. Rubbing salt in the wound. Arch Dis Child 2004; 89:414-8.
6. Hirschheimer MR, Akashi D. Distúrbios hidroeletrolíticos do sódio e potássio. In: Carvalho WB, Hirschheimer MR, Matsumoto T (eds.). Terapia intensiva pediátrica. 3.ed. v.1. São Paulo: Atheneu, 2006. p.709-41.
7. Holliday MA, Ray PE, Friedman AL. Fluid therapy for children: facts, fashions and questions. Arch Dis Child 2007; 92:546-50.
8. Iglesias SBO, Leite HP, Carvalho WB. Hypophosphatemia-induced seizure in a child with diabetic ketoacidosis. Pediatr Emer Care 2009; 25:859-61.
9. Koletzko S, Osterrieder S. Acute infectious diarrhea in children. Dtsch Arztebl Int 2009; 106:539-48.

Distúrbios hidroeletrolíticos **113**

10. Loudenot A, Michot C, Alberti C, Armoogum P, Tsapis M, Dauger S. High prevalence of hypophosphataemia at PICU admission in non-malnourished children. Intensive Care Med 2010; 36(8):1443-4.

11. Mann, NP. What routine intravenous maintenance fluids should be used? Arch Dis Child 2004; 89:411.

12. Menezes FS, Leite HP, Carvalho WB, Lopes E Jr. Hypophosphatemia in critically ill children: prevalence and associated risk factors. Pediatr Crit Care Med 2009; 10 (2):234-8.

13. Menezes FS, Leite HP, Fernandez J, Benzecry SG, Carvalho WB. Hypophosphatemia in critically ill children. Rev Hosp Clin Fac Med S Paulo 2004; 59(5):306-11.

14. Menezes FS, Leite HP, Fernandez J, Benzecry SG, Carvalho WB. Hypophosphatemia in children hospitalized within an intensive care unit. J Intensive Care Med 2006; 21:235-9.

15. Moritz ML, Ayus JC. Preventing neurological complications from dysnatremias in children. Pediatr Nephrol 2005; 20:1687-700.

16. Simon H Jr, Milaré JC. Distúrbios hidroeletrolíticos. In: Ferreira AVS, Simon H Jr, Baracat ECE, Abramovici S (eds.). Emergências pediátricas. 2.ed. São Paulo: Atheneu, 2010. p.195-210.

17. Taylor D, Durward A. Pouring salt on troubled waters. Arch Dis Child 2004; 89:411-4.

18. Wesseling K, Bakkaloglu S, Salusky I. Chronic kidney disease mineral and bone disorder in children. Pediatr Nephrol 2008; 23:195-207.

19. Wood EG, Lynch RE. Electrolyte management in pediatric critical illness. In: Fuhrman BP, Zimmerman J (eds.). Pediatric critical care. 3.ed. Philadelphia: Mosby Elsevier, 2006. p.939-57.

8.1

Cardiopatias

Heitor Pons Leite
Silvana Gomes Benzecry

INTRODUÇÃO

A prevalência de desnutrição em crianças com cardiopatias congênitas varia de 24 a 90%, conforme o método de avaliação e a população estudada.[1-3] O retardo ponderoestatural relaciona-se ao tipo de cardiopatia; por exemplo, nas crianças com *shunt* esquerda-direita, os maiores fatores determinantes são hemodinâmicos — hipertensão pulmonar e insuficiência cardíaca. Além disso, pode estar relacionada ao baixo peso de nascimento e a outras anomalias associadas.[4]

EFEITOS DA CARDIOPATIA SOBRE O ESTADO NUTRICIONAL

Os mecanismos classicamente descritos para explicar o conceito de caquexia cardíaca são a deficiência da ingestão calórica, o hipermetabolismo, a hipóxia celular e a redução da absorção intestinal de nutrientes.[5,6]

Ingestão insuficiente

Nas crianças cardiopatas desnutridas, a presença de dispneia e as infecções frequentes de vias aéreas causam astenia e diminuição da ingestão alimentar. A ingestão energética média em crianças cardiopatas, considerando-se

o peso real, é inferior à recomendada pela Organização das Nações Unidas para Agricultura e Alimentação/Organização Mundial da Saúde (FAO/OMS).[7]
Garantir uma ingestão alimentar adequada pode atenuar a desnutrição. Schwarz et al. demostraram que, com oferta calórica próxima a 150 kcal/kg/dia, administrada por sonda enteral durante períodos de 4 a 6 meses, houve melhora antropométrica em crianças cardiopatas desnutridas.[8]

Hipermetabolismo

Por causa do aumento do trabalho miocárdico, da musculatura respiratória e do sistema hematopoiético, as demandas metabólicas e o consumo de oxigênio dos cardiopatas são maiores que os das crianças normais.[9-12]

A análise dos resultados de alguns estudos em crianças de 3 a 5 meses de idade com cardiopatia congênita permitiu observar que o gasto energético diário é 40% maior (94,2 ± 6,9 kcal/kg) em relação ao das crianças saudáveis da mesma faixa etária (75,1± 7,3 kcal/kg).[13]

Hipóxia celular

O aumento da eritropoiese e a hiperplasia da série vermelha, a redução da pressão de oxigênio do sangue venoso e o aumento na concentração de lactato sérico sugerem que a hipóxia celular é a consequência mais importante da insuficiência miocárdica. A hipóxia reduz as quantidades teciduais de ATP e favorece a captação de glicose pelo músculo e pelo fígado, com ativação da via glicolítica anaeróbica e rápida depleção das reservas de glicogênio. Também é menor a eficiência metabólica, pois, na via glicolítica anaeróbica, o ganho energético é aproximadamente 10 vezes menor do que quando a glicose passa pelo ciclo de Krebs e pela fosforilação oxidativa, resultando em menor quantidade de energia obtida por unidade de substrato metabolizado.[14,15]

Perdas anormais pelo trato gastrointestinal

Em lactentes com cardiopatias congênitas graves e insuficiência cardíaca congestiva ou cianose, pode ocorrer perda excessiva de proteínas.[16] A enteropatia perdedora de proteínas que ocorre na insuficiência cardíaca descompensada provavelmente é secundária às altas pressões venosa e linfática. Pode ainda ser encontrada em pacientes com pericardite constritiva e em crianças submetidas a cirurgias que resultam em aumento da pressão atrial direita, como a cirurgia de Fontan. Na insuficiência cardíaca congestiva, pode ocorrer uma linfangiectasia funcional, que afetaria a absorção de gorduras e proteínas. Com o aumento da insuficiência do coração direito, a drenagem linfática do intestino é prejudicada, desenvolvendo-se obstrução intestinal linfática funcional e prejuízo da absorção de proteínas e gorduras. Nesta última, os pacientes devem receber fórmula láctea desnatada (com menor teor de ácidos graxos de cadeia longa) acrescida de triglicérides de cadeia média, carboidrato e proteína em proporções adequadas, de modo a reconstituir um teor de energia similar ao das fórmulas completas.

ALTERAÇÕES HORMONAIS

A atividade da *insulin-like growth factor* I (IGF-I), ou somatomedina-C, está diminuída em crianças cardiopatas desnutridas.[17-19] Atuando como efetora das ações anabólicas do hormônio de crescimento (Gh), a IGF-I tem suas concentrações séricas influenciadas por esse hormônio e pelo estado nutricional, configurando-se, na desnutrição, um estado de resistência periférica ao Gh.

FUNDAMENTOS DA TERAPIA NUTRICIONAL

No planejamento da terapia nutricional, devem ser consideradas as seguintes alterações fisiopatológicas inerentes às cardiopatias:

- □ dificuldade de eliminação de água;
- □ sistema respiratório trabalhando em regime aumentado;
- □ propensão às complicações da terapia nutricional: o excesso de oferta hídrica pode causar descompensação cardíaca; a hiperalimentação pode aumentar o gasto energético, a frequência cardíaca e o consumo miocárdico de oxigênio; e a oferta excessiva de carboidratos aumenta a liberação de insulina que, por seu efeito antinatriurético, promove retenção de sódio. Não devem ser ofertadas, inicialmente, quantidades plenas de líquidos e de energia;
- □ necessidades específicas de vitaminas e minerais: a deficiência de alguns micronutrientes pode prejudicar a função cardíaca.

SUPLEMENTAÇÃO DE MICRONUTRIENTES

O aumento da oferta de micronutrientes, reduzindo o estresse oxidativo, pode beneficiar a nutrição e a estrutura e a função miocárdicas, sendo um recurso útil no tratamento clínico. Além de participarem do metabolismo energético, os micronutrientes atuam no metabolismo oxidativo, modulando o efeito tóxico dos radicais livres contra as membranas celulares. É provável que, nos cardiopatas, a oferta habitualmente recomendada não seja suficiente para atender as maiores necessidades impostas pela doença, como carnitina, tiamina, taurina e coenzima Q10 (ubiquinona).[20]

A tiamina é uma vitamina hidrossolúvel que atua como coenzima em vários processos metabólicos, principalmente no metabolismo dos carboidratos. Seus estoques são muito pequenos, portanto, a oferta insuficiente pode levar, a curto prazo, ao risco de deficiência, que também seria induzido pelo uso de furosemida.

A deficiência de carnitina está associada à cardiomiopatia e à disfunção da musculatura esquelética, condições que são melhoradas com a administração desse micronutriente. A L-carnitina, na dose de 50 a 100 mg/kg/dia, pode promover melhora clínica em pacientes com miocardiopatia quando comparada ao tratamento convencional.[21]

A hipopotassemia e a hipomagnesemia causam arritmia; a hipocalcemia inibe a contratilidade miocárdica e as deficiências de fósforo e de selênio estão associadas a miocardiopatia e insuficiência cardíaca.

ESTRATÉGIA NUTRICIONAL NO PRÉ-OPERATÓRIO

A terapia nutricional coloca a criança em melhores condições para enfrentar o trauma cirúrgico. Para tanto, a oferta energética deve estar situada por volta de 150 kcal/kg. Para aumentar a oferta energética sem o risco de sobrecarga hemodinâmica, acrescenta-se lipídio à dieta, atendendo-se às recomendações da American Heart Association e evitando-se as gorduras saturadas e os ácidos graxos trans.[22] As concentrações séricas de potássio, magnésio, cálcio e fósforo devem ser monitoradas com frequência, fazendo-se a suplementação, se necessário, pois a ingestão pode não satisfazer as recomendações e, em geral, os pacientes estão em uso de diuréticos, que aumentam a excreção renal desses eletrólitos.

A avaliação nutricional é obrigatória, pois identifica pacientes com maior risco nutricional e que podem ser beneficiados pela suplementação nutricional precoce. A via preferencial de alimentação é a digestiva, devendo ser adotadas medidas posturais antirrefluxo para prevenir aspiração.

O atendimento realizado por equipe interdisciplinar (cardiologista, pediatra/nutrólogo, nutricionista, psicólogo, fonoaudiólogo e assistente social) permite melhor identificação dos problemas e planejamento da terapia nutricional. A reavaliação do paciente deve ser mensal ou até semanal, conforme a necessidade. Em acompanhamento ambulatorial multidisciplinar de cardiopatas desnutridos e com ingestão deficiente de energia e micronutrientes, a orientação clínica e nutricional periódica durante 6 meses promoveu aumento da oferta de micronutrientes, acompanhado de melhora significativa nos escores z das relações antropométricas. Nas crianças com hipertensão pulmonar e insuficiência cardíaca descompensada, não houve melhora antropométrica.[23]

Nos casos mais graves, a alimentação por sonda enteral permite que a criança receba maior quantidade de energia (150 a 170 kcal/kg/dia), o que não seria possível com a alimentação via oral. É necessária a integração entre as equipes de terapia nutricional e de cardiologia, que devem trocar informações sobre a evolução clínica e eventuais mudanças de medicações e da alimentação. A dieta por sonda enteral deve ser infundida de modo contínuo ou lentamente, pois está associada a menos oscilações do gasto energético e melhor aproveitamento dos nutrientes administrados.[24,25] A infusão em bolo ou por lavagem pode causar distensão gástrica, reduzir a complacência pulmonar no paciente em ventilação pulmonar mecânica, além de ter maior risco de aspiração e menor aproveitamento energético.

A tentativa de recuperação nutricional muito rápida pode provocar insuficiência cardíaca, que é atribuída aos seguintes fatores: aumento na volemia e na taxa metabólica, elevando o consumo de oxigênio e o débito cardíaco, retenção excessiva de sódio, relativa deficiência de vitaminas e íons e diminuição da contratilidade cardíaca. Portanto, a realimentação deve ser gradual, monitorando-se a tolerância à administração de nutrientes para que se evite a piora do estresse metabólico e a descompensação cardíaca. A Tabela 1 mostra algumas orientações práticas para a terapia nutricional em regime ambulatorial.

Tabela 1 Orientações práticas para a terapia nutricional da criança cardiopata em regime ambulatorial

Sintoma	Conduta
Anorexia	A dieta deve ser fracionada durante o dia, priorizando-se a oferta dos alimentos de maior preferência da criança Devem ser ingeridos primeiro aqueles com maior densidade energética. Para aumentar a densidade energética dos alimentos, adicionar óleo de soja ou, se possível, azeite de oliva
Taquipneia	Aleitamento materno: revisar a técnica de amamentação (a "boa pega"); colocar a criança sentada (pernas abertas, abdome junto ao da mãe e face de frente para o seio materno) Outros alimentos: diminuir o volume e aumentar a frequência, adotando-se a posição sentada
Constipação	Aumentar a oferta de fibras e ajustar a quantidade de água, pois o uso de diurético associado à restrição hídrica pode causar desidratação
Diarreia	Ajustar a oferta hídrica considerando as perdas fecais. Preferir alimentos de consistência branda, ofertar 5 a 6 refeições por dia, aumentar a ingestão de alimentos ricos em fibras solúveis (aveia, frutas com casca, inhame e mandioca) e evitar os ricos em fibras insolúveis (cereais integrais, milho, verduras e legumes com casca), evitar alimentos ricos em lactose e substituir o leite convencional pelo com baixo teor de lactose

(continua)

	(continuação)
Náuseas e vômitos	Rever as doses de digoxina e outras medicações (a intoxicação digitálica pode iniciar com vômitos) Durante a crise, não ingerir alimentos Comer devagar, mastigando bem Evitar excessos de açúcar, gordura e temperos Preferir alimentos frios ou em temperatura ambiente Preferir alimentos macios (purês, massas bem cozidas e arroz) Evitar excesso de líquidos durante as refeições Não se deitar após a alimentação
Segurança alimentar	Corrigir erros quantitativos e qualitativos, horário das refeições, orientar sobre higiene dos alimentos e utensílios e a forma de ofertar os alimentos
Insegurança do cuidador (mãe)	Apoio multiprofissional para as mães, a fim de ajudá-las a lidar com dificuldades do tratamento (cansaço, vômitos e administração de vários medicamentos)

ESTRATÉGIA NUTRICIONAL NO PÓS-OPERATÓRIO NA UNIDADE DE TERAPIA INTENSIVA

As dificuldades da terapia nutricional são inerentes aos pacientes de alto risco cirúrgico, pois eles têm maior propensão às complicações da terapia nutricional, que são:

□ excesso de oferta hídrica, que pode causar descompensação cardíaca;
□ hiperalimentação, que pode aumentar o gasto energético, a frequência cardíaca e o consumo miocárdico de oxigênio;
□ oferta excessiva de carboidratos, que aumenta a liberação de insulina, promovendo, por seu efeito antinatriurético, a retenção de sódio.

Inicialmente, não devem ser administradas quantidades plenas de líquidos e de energia. A nutrição enteral deve ser iniciada nas primeiras 24 a 48 horas. Deve-se passar sonda enteral pós-pilórica, posicionando-a preferencialmente além da segunda porção duodenal, e iniciar nutrição enteral mínima. Em criança acima de 1 ano de idade, utilizam-se dietas pediátricas; nas menores, leite materno ordenhado ou, na ausência deste, fórmulas lácteas modificadas para lactentes. Nos casos de desnutrição grave, tempo de circulação extracorpórea muito prolongado ou se houve choque no intra ou pós-operatório, considera-se o uso de fórmula à base de hidrolisado proteico. Protocolos para alimentação de crianças com cardiopatias graves, como a síndrome do coração esquerdo hipoplásico, mostraram-se úteis na melhora do estado nutricional e do padrão de crescimento.[26]

Não havendo perspectiva de nutrição por via digestiva efetiva em até 5 dias, deve-se iniciar nutrição parenteral, visando a atingir os seguintes parâmetros:

☐ energia: 1 a 1,2 vezes a taxa metabólica basal (TMB). A TMB é estimada pela fórmula: 55 − (2x idade) em kcal/kg/dia;
☐ aminoácidos: 2,5 g/kg/dia;
☐ lipídios: 1 a 2 g/kg, preferindo as emulsões a 20%;
☐ relação nitrogênio:calorias não proteicas de 1:150 a 1:100.

Passa-se sonda enteral pós-pilórica, posicionando-a preferencialmente além da segunda porção duodenal e inicia-se nutrição enteral mínima. Em criança acima de 1 ano de idade, utilizam-se dietas pediátricas; nas menores, leite materno ordenhado ou, na ausência deste, fórmulas modificadas para lactentes. Nos casos de desnutrição grave, tempo de circulação extracorpórea muito prolongado ou se houve choque no intra ou pós-operatório, considera-se o uso de fórmula à base de hidrolisado proteico. Dietas enterais industrializadas feitas especificamente para crianças menores de 12 meses têm maior teor energético (1 kcal/mL), mas também de proteínas e de cálcio, podendo causar sobrecarga renal de solutos. Portanto, quando houver indicação para o uso dessas dietas, devem-se monitorar eletrólitos séricos, ureia, diurese, balanço hídrico e osmolaridade sérica e urinária.

Quando a resposta inflamatória sistêmica decorrente da cirurgia entra em fase de resolução, o que geralmente ocorre após 7 dias, a oferta de energia pode ser aumentada gradualmente, visando ao anabolismo.

QUILOTÓRAX

O quilotórax é uma complicação rara do pós-operatório cardíaco. Ocorre por lesão direta do ducto torácico em cirurgias de correção de coarctação da aorta, ligadura de canal arterial, ou a colocação de *shunts* arteriais sistêmico--pulmonares extracardíacos. Pode ainda ser secundário à oclusão da veia cava superior por trombo e em situações em que há aumento de pressão venosa, como cirurgias que envolvem anastomose cavopulmonar para o tratamento paliativo da síndrome do coração esquerdo hipoplásico. As cirurgias mais comuns associadas a essa complicação incluem a correção total da tetralogia de Fallot, as cirurgia de Fontan e de Glenn e o transplante cardíaco.

Os pacientes desenvolvem depleção nutricional por perda de proteína no líquido quiloso, hipovolemia e perda de sódio, cálcio e bicarbonato. Pode ocorrer imunodeficiência por diminuição de linfócitos e hipogamaglobulinemia. A terapia nutricional inclui dietas pobres em ácidos graxos de cadeia longa e fórmula láctea desengordurada enriquecida com triglicérides de cadeia média, módulos de carboidratos e proteína.[27] Os triglicérides de cadeia média não passam pelo sistema linfático, entrando diretamente na circulação portal. Se o quilotórax é muito importante e não diminui com as modificações na dieta, recomendam-se o jejum por via digestiva e a nutrição parenteral total, cujo objetivo é não apenas manter o estado nutricional, mas repor as perdas de eletrólitos pelo líquido quiloso.

REFERÊNCIAS BIBLIOGRÁFICAS

1. Mehrizi A, Drash AL. Growth disturbance in congenital heart disease. J Ped 1962; 61:418-28.
2. Cameron JW, Rosenthal A, Olson AD. Malnutrition in hospitalized children with congenital heart disease. Arch Pediatr Adolesc Med 1995; 149(10):1098-102.
3. Leite HP, Fisbeg M, Novo NF, Nogueira EB, Ueda IK. Nutritional assessment and surgical risk markers in children submitted to cardiac surgery. São Paulo Med J 1995; 113(1):706-14.
4. Leite HP, Carvalho AC, Fisberg M. O estado nutricional de crianças portadoras de cardiopatia congênita com *shunt* esquerda-direita. Importância da presença de hipertensão pulmonar. Arq Bras Cardiol 1995; 65:403-7.
5. Pittman JG, Cohen P. The pathogenesis of cardiac cachexia. New Engl J Med 1964; 271:403-8.
6. Pittman JG, Cohen P. The pathogenesis of cardiac cachexia (concluded). New Engl J Med 1964; 271:453-60.
7. Hansen SR, Dorup I. Energy and nutrient intakes in congenital heart disease. Acta Pediatr 1993; 82:166-72.
8. Schwarz SM, Gewitz MH, See CC, Berezin S, Glassman MS, Medow CM et al. Enteral nutrition in infants with congenital heart disease and growth failure. Pediatrics 1990; 86(3):368-73.
9. Stocker FP, Wilkoff W, Miettinen OS, Nadas AS. Oxygen consumption in infants with heart disease. Relationship to severity of congestive failure, relative weight, and caloric intake. J Pediatr 1972; 80(1):43-51.
10. Huse DM, Feldt RH, Nelson RA, Novak LP. Infants with congenital heart disease. Food intake, body weight, and energy metabolism. Am J Dis Child 1975; 129(1):65-9.
11. Lees MH, Bristow JD, Griswold HE, Olmsted RW. Relative hypermetabolism in infants with congenital heart disease and undernutrition. Pediatrics 1965; 36:183-91.
12. Menon G, Poskitt ME. Why does congenital heart disease cause failure to thrive? Arch Dis Child 1985; 60:1134-39.

13. Leitch CA. Growth, nutrition and energy expenditure in pediatric heart failure. Progress in Pediatric Cardiology 2000; 11:195-202.
14. Katz AM. Heart failure. In: Physiology of the heart. New York: Raven Press, 1977. p.397.
15. Katz AM. Oxidative metabolism. In: Physiology of the heart. New York: Raven Press. p.51.
16. Sondheimer JM, Hamilton JR. Intestinal function in infants with severe congenital heart disease. J Pediatr 1978; 92:572-78.
17. Kerpel-Fronius E, Kiss S, Kardos G, Gács G. Somatomedin und Wachstumshormon bei mit Atrophie Verbundenen Wachstumsstörugen. Mscr Kinderheilk 1977; 125:783-86.
18. Dundar B, Akçoral A, Saylam G, Unal N, Mese T, Hüdaoğlu S et al. Chronic hypoxemia leads to reduced serum IGF-I levels in cyanotic congenital heart disease. J Pediatr Endocrinol Metab 2000; 13(4):431-6.
19. Pons Leite H, Gilberto Henriques Vieira J, Brunow De Carvalho W, Chwals WJ. The role of insulin-like growth factor I, growth hormone and plasma proteins in surgical outcome of children with congenital heart disease. Pediatr Crit Care Med 2001; 2(1):29-35.
20. Jeejeebhoy KN, Sole MJ. Nutrition and the heart. Clin Nutr 2001; 20(Suppl 1):181-6.
21. Helton E, Darragh R, Francis P, Fricker FJ, Jue K, Koch G et al. Metabolic aspects of myocardial disease and a role for L-carnitine in the treatment of childhood cardiomyopathy. Pediatrics 2000; 105(6):1260-70.
22. Uauy R, Castillo C. Lipid requirements of infants: implications for nutrient composition of fortified complementary foods. J Nutr 2003; 133:2962-72.
23. Benzecry SG, Leite HP, Oliveira FLC, Meneses JF, de Carvalho WB, Silva CM. Interdisciplinary approach improves nutritional status of children with heart diseases. Nutrition 2008; 24:669-74.
24. Heymsfield SB, Smith J, Redd S, Whitworth HB Jr. Nutritional support in cardiac failure. Surg Clin North Am 1981; 61(3):635-52.
25. Vanderhoof JA, Hofschire PJ, Baluff MA, Guest JE, Murray ND, Pinsky WW et al. Continuous enteral feedings. An important adjunt to the management of complex congenital heart disease. Am J Dis Child 1982; 136(9):825-7.
26. Hehir DA, Cooper DS, Walters EM, Ghanayem NS. Feeding, growth, nutrition, and optimal interstage surveillance for infants with hypoplastic left heart syndrome. Cardiol Young 2011; 21(Suppl 2):59-64.
27. Medoff-Cooper BM, Naim M, Torowicz D, Mott A. Feeding, growth, and nutrition in children with congenitally malformed hearts. Cardiol Young 2010; 20(Suppl 3):149-53.

8.2

Desnutrição energético-proteica moderada e grave

Roseli Oselka Saccardo Sarni
Fabíola Isabel Suano de Souza

INTRODUÇÃO

A desnutrição energético-proteica (DEP) é conceituada como um desequilíbrio entre o suprimento de nutrientes e de energia e a demanda do organismo para assegurar sua manutenção, seu crescimento e suas funções metabólicas. Crianças com DEP têm deficiências em vários micronutrientes, incluindo zinco, cobre, selênio, ferro e vitaminas A, C e E, o que resulta em comprometimento do sistema imunológico e aumento do risco de doenças infecciosas.

A DEP é classificada como primária quando não há outra doença associada (relacionada à insegurança alimentar, forma predominante em países em desenvolvimento) e secundária quando há doença relacionada (p.ex., fibrose cística, cardiopatias congênitas, neuropatias). Este capítulo tem como foco a desnutrição primária. Aspectos relacionados à terapia nutricional na desnutrição secundária a doenças específicas são apresentados em outros capítulos deste livro.

A DEP acomete mais de 1/3 das crianças com idade inferior a 5 anos, em todo o mundo, contribuindo com 29% das mortes em crianças de 0 a 4 anos de idade nos países em desenvolvimento. A Organização Mundial da Saúde (OMS) estima que a DEP é responsável por 55% da mortalidade infantil no mundo.

No Brasil, a Pesquisa Nacional de Demografia e Saúde (PNDS), realizada em 2006, revelou que o déficit de altura para a idade (< -2 z escore) ocorre em 7% das crianças menores de 5 anos, enquanto o déficit de peso para a estatura (< -2 z escore), em 2% dessa mesma população. Comparativamente à pesquisa realizada em 1996, verificou-se redução expressiva na prevalência de DEP em 50% para o déficit de altura para idade (desnutrição crônica).

Apesar da redução na prevalência de DEP, a letalidade a ela associada ainda é muito elevada, especialmente nas formas moderadas e graves, e manteve-se praticamente inalterada nas últimas décadas (mediana de 20 a 30%, nas décadas de 1950 a 1990). Uma das causas prováveis para esse fato reside no desconhecimento dos profissionais de saúde com relação à fisiopatologia da DEP grave e, consequentemente, da instituição de uma terapia inadequada, o que resulta em sérias complicações logo nos primeiros dias da internação hospitalar, culminando, muitas vezes, com a morte do paciente. Outro aspecto importante diz respeito à desnutrição hospitalar, situação muito prevalente, acometendo de 6 a 40% das crianças hospitalizadas.

Por causa da mortalidade elevada decorrente da DEP grave, em 1999, a OMS publicou um manual prático visando à padronização de condutas e à capacitação dos profissionais de saúde envolvidos no atendimento a crianças gravemente desnutridas. Essa publicação leva em conta as características fisiopatológicas peculiares da DEP grave e a importância da abordagem interdisciplinar, objetivando tratar a criança de forma global e com a participação da família, evitar recorrências e reduzir a mortalidade, independentemente da sua etiologia.

Há estudos na literatura avaliando as repercussões da utilização do protocolo da OMS com resultados muito favoráveis, inclusive em relação à mortalidade. Estudos avaliando a aplicação do protocolo da OMS, com algumas adaptações em relação ao tipo de dieta utilizada, envolvendo o uso de fórmulas industrializadas (isenta de lactose para a fase de estabilização e com baixo conteúdo de lactose na fase de recuperação nutricional) em crianças hospitalizadas, em centro de referência localizado em São Paulo, obtiveram resultados extremamente satisfatórios em relação à letalidade (2%) e à adequação na relação peso/estatura, que ocorreu em 92,2% das crianças com mediana do tempo de internação de 17 dias.

CLASSIFICAÇÃO DA DEP

O passo inicial da terapia nutricional na DEP é a identificação por meio da avaliação do estado nutricional (ver Capítulo 1 – Avaliação Nutricional). Os exames bioquímicos e a investigação do processo infeccioso devem ser solicitados de acordo com a avaliação clínica. De acordo com a OMS, os exames complementares podem ser agrupados em: exames úteis para o tratamento (hemograma, glicemia, eletrólitos, parasitológico e culturas) e exames necessários em determinadas condições, como esfregaço sanguíneo para pesquisa de malária (em áreas endêmicas), radiografia de tórax na suspeita de pneumonia, teste para HIV ou teste cutâneo para tuberculose, exame de liquor, entre outros.

A Tabela 1 mostra a classificação antropométrica proposta pela OMS.

Tabela 1 Classificação antropométrica (escore z) da desnutrição e baixa estatura (BE)

	DEP moderada	DEP grave
Z P/E	-3 ≤ -2	≤ -3
	BE moderada	BE grave
Z E/I	- 3 ≤ -2	≤ -3

Z P/E: escore z do índice de peso para estatura; Z E/I: escore z do índice de estatura para idade; DEP: desnutrição energético-proteica.
Fonte: WHO, 1999.

O monitoramento das medidas antropométricas (peso diariamente e estatura semanalmente) é de fundamental importância. O uso da circunferência do braço (CB), medida simples, eficaz e de boa precisão, pode ser preconizado para o diagnóstico de DEP grave, sendo interessante como preditor de mortalidade. A CB inferior a 11,5 cm apresenta sensibilidade e especificidade (46 e 91%, respectivamente) para risco de morte similares à do escore z do índice de peso para estatura inferior a -3 DP.

Há duas formas clínicas de desnutrição grave bem estabelecidas: marasmo e kwashiorkor, e ainda há a possibilidade da forma mista, o kwashiorkor--marasmático:

☐ marasmo: acomete com mais frequência lactentes jovens. A criança com marasmo é pequena para a idade, com baixa atividade, membros delgados em virtude da atrofia muscular e subcutânea, com desaparecimento da bola de

Bichat (último depósito de gordura a ser consumido, localizado na região malar), o que favorece o aspecto envelhecido (fácies senil ou simiesca), com costelas visíveis e nádegas atróficas. O abdome pode ser globoso e raramente se observa hepatomegalia. Os cabelos são finos e escassos e o comportamento, apático;

□ kwashiorkor: por muito tempo não era reconhecida como uma forma de DEP. Foi graças à descrição de Williams, em 1933, que se passou a reconhecer essa doença como desnutrição. A palavra kwashiorkor, na língua de Gana, significa "doença do primogênito quando nasce o segundo filho". O aspecto clínico caracteriza-se por alterações de pele (lesões hipocrômicas ao lado de hipercrômicas, com descamação) e dos cabelos (textura, coloração e facilidade em se soltar do couro cabeludo), hepatomegalia (decorrente de esteatose), ascite, face de lua (edema de face) e/ou anasarca. Em geral, acomete crianças mais velhas (> 2 anos) e pode cursar com apatia e/ou irritabilidade.

O mecanismo classicamente descrito para justificar o edema nas formas graves de DEP era exclusivamente a hipoalbuminemia, frequentemente associada à descompensação infecciosa. Atualmente, sabe-se que o edema é multifatorial e envolve estresse oxidativo (redução das defesas antioxidantes com aumento da permeabilidade endotelial por ação de radicais livres circulantes), ingestão de aflatoxinas (termoestáveis e hepatotóxicas), redução da síntese hepática de proteínas viscerais e elevação na produção de citocinas pró-inflamatórias agravados pela presença de infecção, entre outros.

Esses avanços no conhecimento da gênese do edema revolucionaram o tratamento das formas edematosas de desnutrição. Fica claro que o uso de diuréticos e a reposição de albumina visando ao tratamento do edema não são indicados, uma vez que a hipoalbuminemia aparece como consequência do aumento de permeabilidade endotelial, e não como causa primária exclusiva do edema.

Em relação à hipótese mais plenamente aceita, associando o kwashiorkor ao estresse oxidativo, cabe ressaltar que a polêmica continua. Um estudo de intervenção conduzido por Ciliberto et al. com 2.332 crianças africanas, entre 1 e 4 anos de idade, recebendo suplementação diária na forma de pó de riboflavina, vitamina E, selênio e N-acetilcisteína, com dose três vezes maior que a recomendada para crianças saudáveis ou, então, placebo por 20 semanas, não comprovou a associação. No seguimento, 62 crianças desenvolveram kwashiorkor, sendo 39 do grupo antioxidante e 23 do grupo-controle. Os autores concluíram que a depleção antioxidante pode ser mais a consequência do que a causa do kwashiorkor. De acordo com Golden, a causa primária da DEP grave é a deficiência nutricional tipo II (zinco, fósforo e magnésio), resultado de dietas com qualidade nutricional pobre e com consequente perda de apetite, comprometimento do crescimento e má resposta a infecções, o que modifica a habilidade da criança em responder ao estresse ambiental e em resistir a processos infecciosos.

FISIOPATOLOGIA

O conhecimento da fisiopatologia da DEP é fundamental para a redução da mortalidade e o êxito da terapia nutricional. A Tabela 2 resume as principais alterações que compõem a fisiopatologia da DEP, com ênfase nas relacionadas à terapia nutricional.

Tabela 2 Fisiopatologia da DEP e suas consequências

Órgão ou sistema afetado	Alteração observada	Consequência
Cardiovascular	↓ força de contratilidade do coração ↓ débito cardíaco	Descompensação cardíaca aguda em caso de excessiva oferta hídrica e de sódio
Gastrointestinal	↓ produção ácida do estômago ↓ motilidade intestinal Sobrecrescimento bacteriano Atrofia vilositária	Risco de translocação bacteriana Má absorção e deficiência de dissacaridases, especialmente a lactase
Fígado	↓ gliconeogênese ↓ síntese de proteínas viscerais, complemento e fatores de coagulação	↑ do risco de hipoglicemia com o jejum Comprometimento imunológico e da coagulação
Imune	Comprometimento da imunidade humoral e celular: ↓ IgA, ↓ fagocitose, atrofia tímica e de linfonodos	Imunocomprometimento e infecções frequentes Sinais típicos (p.ex., febre) podem estar ausentes
Geniturinário	↓ filtração glomerular/excreção de sódio ↓↓ excreção do excesso de ácido e de água Atrofia cortical renal	Riscos com a oferta excessiva de sódio e água e consequente descompensação cardíaca Riscos com carga renal elevada de soluto na dieta
Transporte iônico celular	Comprometimento da bomba de sódio e potássio ↓ sistemas de transporte ativo	Sódio corporal total aumentado: cuidado com a oferta excessiva de sódio Edema celular Hipomagnesemia Hipofosfatemia: síndrome da realimentação ↓ potássio e acidose intracelular

(continua)

		(continuação)
Endócrino	↑ hormônio de crescimento ↓ somatomedina C ↓ triiodotironina (↓ atividade da enzima 5-monodeiodinase) ↑ glucagon e epinefrina ↓ insulina	↑ lipólise, ↓ neoglicogênese ↓ crescimento estatural ↓ função tireoidiana Instabilidade no metabolismo da glicose
Pele, músculos e glândulas exócrinas	Atrofia de pele e tecido celular subcutâneo, ↓ elasticidade da pele Atrofia de glândulas exócrinas (salivares, lacrimal, pâncreas)	Dificuldade na identificação de sinais de desidratação Insuficiência pancreática e má absorção
SNC	Alterações anatômicas e bioquímicas	Atraso no DNPM Alterações cognitivas e comportamentais

DNPM: desenvolvimento neuropsicomotor; SNC: sistema nervoso central.

Fonte: adaptado de Antwi, 2011.

TRATAMENTO

A DEP grave, uma vez identificada, é considerada uma emergência médica. O tratamento adequado envolve o diagnóstico precoce, o uso adequado de medicamentos, o conhecimento aprofundado da fisiopatologia e a terapia nutricional. O manual da OMS de 1999 propõe a divisão didática do tratamento da criança gravemente desnutrida em três fases:

□ fase de estabilização: consiste na identificação e no tratamento de fatores que podem levar precocemente ao óbito, como correção de distúrbios metabólicos e hidroeletrolíticos, tratamento das infecções e abordagem apropriada ao choque, anemia, deficiência de micronutrientes e outras situações associadas. A realimentação é iniciada lentamente e deve ser cuidadosamente monitorada. Essa fase dura, em média, de 2 a 7 dias;
□ fase de reabilitação: é clinicamente identificada pelo retorno do apetite. Nessa etapa, o paciente encontra-se em estabilidade clínica e a reabilitação nutricional pode ser iniciada visando à recuperação ponderoestatural. Além disso, é recomendado prosseguir na correção de distúrbios eletrolíticos e de micronutrientes e realizar a estimulação emocional (vínculo mãe-filho) e física. A fase é concluída com sucesso quando a criança atinge -1 DP do índice de peso para a estatura. A família é orientada a prosseguir com os cuidados em casa. Essa fase do tratamento usualmente começa na 2ª semana da admissão e dura cerca de 4 a 6 semanas;

□ seguimento ou acompanhamento ambulatorial: visa ao acompanhamento em unidade de saúde ou hospital-dia da criança e da família, que devem ser acompanhadas a fim de evitar recidivas e de otimizar ao máximo o crescimento e o desenvolvimento do paciente.

A Tabela 3 ilustra as etapas do tratamento da DEP.

Tabela 3 Etapas no tratamento da DEP grave

Atividade	Fase de estabilização	Fase de reabilitação	Seguimento
	1 a 2 dias 3 a 7 dias	2 a 6 semanas	7 a 26 semanas
Tratar e prevenir			
Hipoglicemia	——→		
Hipotermina	——→		
Desidratação	——→		
Correção hidroeletrolítica	————————————→		
Tratamento de infecção	————————→		
Correção de deficiências de micronutrientes	——————————┼——————————→		
	Sem ferro	Com ferro	
Iniciar a alimentação	————————→		
Recuperação nutricional	————————————————————————→		
Estimulação (emocional, sensorial, desenvolvimento)	————————————————————————————→		
Preparação para a alta	————————————————————————————————→		

Fonte: adaptada de WHO, 1999.

As seguintes complicações devem ser identificadas e tratadas: hipoglicemia, hipotermia, choque, desidratação, anemia grave, falência cardíaca congestiva, xeroftalmia, dermatose grave e infecções.

Hipoglicemia

Glicemia sérica < 54 mg/dL. É causa importante de mortalidade nos primeiros dias. Os sinais clássicos de palidez, hipotermia, sudorese e perda de consciência nem sempre estão presentes. Se houver suspeita clínica sem comprovação laboratorial, trata-se como hipoglicemia. Após o tratamento, reinicia-se a dieta em intervalos inferiores a 3 horas, incluindo o período noturno:

- □ criança consciente: oferecer 50 mL de solução de glicose a 10% ou a própria dieta;
- □ criança inconsciente ou com convulsões: 5 mL/kg de solução de glicose a 10% por via endovenosa ou 50 mL de glicose a 10% por sonda nasogástrica.

Hipotermia

Temperatura axilar < 35°C. O atendimento da criança deve ser feito, se possível, em sala com temperatura adequada (25 a 30°C), com a criança protegida. Se for detectada a hipotermia, deve-se providenciar imediatamente o aquecimento (contato com o corpo, cobertores, roupas) do paciente. Além do controle da temperatura, devem ser implementadas medidas para manter a criança aquecida, como evitar banhos prolongados, não realizar o exame físico nem trocar fraldas ou roupas em lugares abertos ou com grande circulação de ar.

Desidratação (sem choque)

Os sinais de desidratação na criança desnutrida são mais difíceis de serem identificados pela escassez de tecido celular subcutâneo e pelo comprometimento da elasticidade da pele. Dessa forma, alguns sinais devem ser valorizados: sede, olhos encovados, pulso fraco, extremidades frias, saliva espessa, letargia e redução da diurese.

Sempre que possível, prefere-se a hidratação por via oral com solução apropriada contendo menor quantidade de sódio e maior de potássio, acrescida de micronutrientes – ReSoMal. Iniciar com 5 mL/kg a cada 30 minutos, por 2 horas, seguidos de 5 a 10 mL/kg, com reavaliações de hora em hora – com cerca de 70 a 100 mL/kg de ReSoMal. A dieta deve ser reiniciada, no máximo, 2 a 3 horas após o início do processo de hidratação (Tabela 4).

Tabela 4 Composição da solução de reidratação oral específica

Componente	Concentração (mmol/L)
Glicose	125
Sódio	45
Potássio	40
Cloro	70
	(continua)

	(continuação)
Citrato	7
Magnésio	3
Zinco	0,3
Cobre	0,045
Osmolaridade	300

Fonte: WHO, 1999.

Há, ainda, a possibilidade de adaptação do soro de reidratação oral convencional: 1 pacote diluído em 2 L de água, acrescido de 50 g de sacarose (25 g/L) e 40 mL da solução de eletrólitos e minerais da OMS (Tabela 5).

Tabela 5 Composição da solução de eletrólitos e minerais

Substância	Quantidade
Cloreto de potássio	224 g
Citrato tripotássico	81 g
Cloreto de magnésio	76 g
Acetato de zinco	8,2 g
Sulfato de cobre	1,4 g
Água (quantidade para completar)	2.500 mL

Fonte: WHO, 1999

A hidratação intravenosa deve ser instituída na impossibilidade da hidratação oral ou em crianças gravemente desidratadas (sem choque). Utilizar 30 mL/kg de soro glicosado a 10% e fisiológico ao meio (0,45 mEq/L de sódio) em 2 horas, repetindo, se necessário. Sempre que possível, retornar para a via oral.

Distúrbios hidroeletrolíticos e acidobásicos

Os mais comuns são relacionados aos íons intracelulares (hipopotassemia, hipomagnesemia e hipofosfatemia). Em virtude desse fato, a reposição deve ocorrer por 5 dias a 2 semanas após a normalização dos níveis séricos. É importante lembrar que, por causa da falência da bomba de sódio e potássio, o nível sérico de sódio é mais baixo na criança desnutrida, e a reposição deve ser feita de forma criteriosa e lenta, se os valores forem menores que 120 mEq/L. Acidose metabólica (pH sanguíneo inferior a 7,10) e bicarbonato plasmático menor que 10 mEq/L devem ser corrigidos.

Infecções

A criança com DEP grave é imunodeprimida e não apresenta sinais clínicos clássicos de infecção, como febre; por isso, em caso de dúvida sobre a existência de infecção, instituir antibioticoterapia e investigar o foco utilizando os recursos disponíveis no local de atendimento.

Segundo a OMS, em crianças sem sinais aparentes de infecção, orienta-se o uso de sulfametoxazol e trimetropim (25 mg/kg de peso/dia) por via oral, a cada 12 horas, durante 7 dias. A OMS recomenda também o uso de metronidazol (7,5 mg/kg de peso/dia) a cada 8 horas, por 7 dias, para tratar o sobrecrescimento bacteriano. Em crianças com sinais clínicos de infecção ou letárgicas, utilizar, de acordo com o protocolo do serviço, antibioticoterapia de amplo espectro. Verificar e atualizar a carteira de vacinação.

TERAPIA NUTRICIONAL

A terapia nutricional na DEP deve ser planejada para as duas fases: estabilização e reabilitação. A OMS propõe a utilização de fórmulas artesanais preparadas com leite de vaca em diluição apropriada com acréscimo de óleo vegetal, açúcar, solução de eletrólitos e minerais (Tabelas 6 e 7). As fórmulas industrializadas isentas ou com baixo teor de lactose podem ser utilizadas nas fases de estabilização e reabilitação, respectivamente.

Tabela 6 Composição das dietas (por 100 mL) F75 e F100

Constituintes	F75	F100
Energia	75 kcal	100 kcal
Proteína	0,9 g	2,9 g
Lactose	1,3 g	4,2 g
Potássio	3,6 mmol	5,9 mmol
Sódio	0,6 mmol	1,9 mmol
Magnésio	0,43 mmol	0,73 mmol
Zinco	2 mg	2,3 mg
Cobre	0,25 mg	0,25 mg
% de energia de		
Proteína	5%	12%
Gordura	32%	53%
Osmolalidade	333 mOsm/L	419 mOsm/L

Fonte: WHO, 1999.

Tabela 7 Preparo prático para 1.000 mL das fórmulas F75 e F100

Ingredientes	F75	F100
Leite	35 g	110 g
Açúcar	100 g	50 g
Óleo vegetal	20 g	30 g
Solução de eletrólitos e minerais	20 mL	20 mL

Fonte: WHO, 1999.

☐ Fase de estabilização: utilizar volumes progressivos de F75 ou fórmulas infantis dietoterápicas isentas de lactose disponíveis no mercado. O uso de fórmulas infantis hidrolisadas deve ser considerado apenas em situações disabsortivas graves ou em quadros de sepse. A administração da dieta deve ser:

- 1 a 2 dias, a cada 2 horas (11 mL/kg de peso/refeição);
- 3 a 5 dias, a cada 3 horas (16 mL/kg de peso/refeição);
- 6 a 7 dias, a cada 4 horas (22 mL/kg de peso/refeição).

Nos primeiros 7 dias, a criança pode estar instável, com processo infeccioso associado, desidratação e/ou distúrbio hidroeletrolítico, sendo obrigatório tratar as complicações clínicas antes de iniciar a terapia nutricional.

Considerar o uso de sondas se a ingestão energética for inferior ao gasto energético basal estimado (lactente = 55 kcal/kg). Os parâmetros e cuidados a serem seguidos são:

- oferta hídrica: 80 a 130 mL/kg;
- oferta calórica: 80 a 100 kcal/kg;
- oferta proteica: 1 a 1,5 g/kg/dia;
- oferta de lactose: 1,3%;
- baixo conteúdo de sódio;
- monitoração rigorosa da oferta hídrica.

☐ Fase de reabilitação: neste momento, a criança encontra-se estável e o objetivo é a recuperação nutricional, portanto, ela deve receber 1,5 a 2 vezes a recomendação de nutrientes para a sua idade. Nessa fase, pode-se utilizar o F100 da OMS ou fórmulas infantis com menor teor de lactose disponíveis no mercado. Pode-se optar pelo acréscimo de módulos à dieta:

carboidratos (preferencialmente polímeros de glicose – máximo de 5%) e/ou lipídios (óleo vegetal – máximo de 3%). Os parâmetros a serem seguidos são:

- oferta hídrica: 150 a 200 mL/kg;
- oferta calórica: > 150 kcal/kg;
- oferta proteica: 4 a 6 g/kg/dia;
- monitoração rigorosa do balanço hídrico e oferta energética.

A oferta de vitaminas pode ser feita sob a forma de *mix* adicionado à dieta (Tabela 8).

Tabela 8 Composição do *mix* de vitaminas

Vitaminas	Quantidade por litro da dieta
Hidrossolúveis	
Tiamina	0,7 mg
Riboflavina	2 mg
Ácido nicotínico	10 mg
Piridoxina	0,7 mg
Cianocobalamina	1 µg
Ácido fólico	0,35 mg
Ácido ascórbico	100 mg
Ácido pantotênico	3 mg
Biotina	1 mg
Lipossolúveis	
Retinol	1,5 mg
Calciferol	30 µg
Alfa tocoferol	22 mg
Vitamina K	40 µg

Fonte: WHO, 1999.

Frequentemente, a concentração sérica de fósforo é normal em indivíduos desnutridos graves antes da recuperação nutricional, mas o fósforo corporal total está depletado. Durante o anabolismo, na fase de recuperação nutricional, a demanda intracelular de fósforo eleva-se, visando à síntese de compostos, como adenosina trifosfato (ATP), 2,3 difosfoglicerato, e compostos intermediários fosforilados envolvidos na síntese de glicogênio e proteínas. Os sintomas e sinais de hipofosfatemia raramente ocorrem com concentrações séricas de fósforo superiores a 1 mg/dL. A síndrome *refeeding*, caracterizada por hipofosfatemia, contribui para a elevação da morbimortalidade nessa fase do tratamento por ocasionar danos no SNC, rins e coração. As fórmulas devem conter fósforo para prevenir a ocorrência dessa síndrome, e a monitoração dos níveis séricos de fósforo deve ser obrigatória em crianças com DEP grave.

Reposição de micronutrientes

É uma etapa fundamental da terapia nutricional (Tabelas 9 e 10). O ferro somente deve ser utilizado na fase de reabilitação. Mudanças no metabolismo proteico ocorrem na fase aguda da infecção, com favorecimento para a síntese de proteínas de fase aguda. A transferrina encontra-se saturada e a administração de ferro levaria a uma elevação no ferro livre circulante e na produção de ferritina, ambos pró-oxidantes. A reposição dos micronutrientes é importante não apenas visando à recuperação nutricional, mas também para a melhora do sistema imunológico e a redução do estresse oxidativo. A utilização de megadoses de vitamina A pode ser empregada em regiões de alta prevalência dessa deficiência.

Tabela 9 Suplementação de micronutrientes

Micronutrientes	Reposição diária
Multivitaminas	Dobro*
Ferro	3 mg/kg
Zinco	2 mg/kg
Cobre	0,2 mg/kg
Ácido fólico	1 mg **

*Duas vezes a quantidade recomendada (RDA, 1989) para crianças saudáveis.
**No primeiro dia, administrar 5 mg.
Fonte: WHO, 1999.

Tabela 10 Suplementação de vitamina A

Idade	Cápsulas*
Inferior a 6 meses	1
6 a 12 meses	2
1 a 5 anos	4

*1 cápsula = 50.000 UI de vitamina A.
Fonte: WHO, 1999.

A monitoração dos parâmetros clínicos e metabólicos é de fundamental importância para o êxito do tratamento, bem como o acompanhamento diário do peso é essencial para a avaliação da terapia nutricional proposta, considerando-se como ideal o ganho mínimo de 5 g/kg de peso/dia.

O processo de estimulação deve ser planejado em consonância com as condições clínicas do paciente. O envolvimento e a participação ativa dos pais e/ou cuidadores e o atendimento feito por equipe interprofissional são fundamentais para a recuperação global da criança gravemente desnutrida.

O acolhimento da mãe por parte da equipe e a postura de não elevar os sentimentos de culpa pela situação de desnutrição do filho são importantes para a abordagem terapêutica. Nas situações em que o vínculo mãe-filho encontra-se comprometido, a mãe frequentemente é tão vítima do processo como a criança. Sabe-se que a boa relação entre mãe e filho implica trocas afetivas e, para que ela se desenvolva, é necessário que a mãe exerça bem seu papel materno, que é influenciado por vários fatores, como história de vida, cuidados e afetos recebidos dos pais, qualidade da relação conjugal e dinâmica familiar. A mãe, muitas vezes deprimida, nervosa, sem ter tido, em sua história passada, experiências gratificantes de carinho e proteção com seus próprios pais e insatisfeita com sua vida profissional, pessoal e conjugal, não consegue cuidar de seu filho tão bem como poderia, caso estivesse mais feliz e realizada (tanto no aspecto pessoal como no profissional).

A atuação integrada da equipe de saúde mental e a estimulação são fundamentais, e o processo deve ser iniciado por meio de apoio e da conscientização da mãe. Durante a hospitalização, prioriza-se o contato mãe-filho, começando o trabalho de estimulação por toques e massagens, que devem ser desenvolvidas preferencialmente pela mãe, sendo sempre supervisionada por um profissional.

No processo educativo realizado pela equipe, ressalta-se a importância da educação nutricional e os cuidados de higiene pessoal e ambiental (cautela com água e alimentos contaminados e higiene de utensílios utilizados no preparo e na administração de alimentos). Salienta-se a importância da higienização das mamadeiras, frequentemente contaminadas por coliformes fecais, constituindo, assim, mais uma fonte de contaminação de leites, chás, sucos e água oferecidos à criança. Utensílios e água contaminada favorecem o sobrecrescimento bacteriano e o consequente desenvolvimento de enteropatia ambiental, que pode comprometer o processo de recuperação nutricional pelo agravamento da má absorção de nutrientes e possibilidade de infecção. Por isso, a educação nutricional deve abordar, com ênfase, as questões de higiene.

O trabalho de estimulação deve ser progressivamente implementado com a melhora clínica, podendo ser realizado de forma individual ou grupal e sempre com o envolvimento da mãe, para que ela possa reproduzir o que foi ensinado no domicílio.

À medida que a recuperação nutricional avança, desencadeia-se o processo de estimulação ativa, dando-se preferência à utilização de materiais simples, construídos com sucatas pelas próprias mães. Essa prática é extremamente benéfica para a mãe que, com seus sentimentos de baixa autoestima, pode sentir-se útil, e para a criança, pela praticidade e baixo custo.

BIBLIOGRAFIA

1. Antwi S. Assessment and management of severe malnutrition children. WAJM. 2011; 30(1):11-18.
2. Ashworth A. Treatment of severe malnutrition. J Pediatr Gastroenterol Nutr 2001; 32:516-8.
3. Bengoa JM. From Kwashiorkor to chronic pluricarential syndrome. Nutrition 2000; 16(7/8):642-4.
4. Brewster DR. Impatient management of severe malnutrition: time for a change in protocol and practice. Ann Trop Paediatr 2011; 31:97-107.
5. Ciliberto H, Ciliberto M, Briend A, Ashorn P, Bier D, Manary M. Antioxidant supplemantation for the prevention of kwashiorkor in Malawian children: randomised double blind placebo controlled trial. BMJ 2005; 330 (7500):1109-14.
6. De Lima AM, Gamallo SMM, Oliveira FLC. Desnutrição energético-proteica grave durante a hospitalização: aspectos fisiopatológicos e terapêuticos. Rev Paul Pediatr 2010; 28(3):353-61.
7. Franch-Arcas G. The meaning of hypoalbuminemia in clinical practice. Clin Nutr 2001; 20(3):265-9.
8. Gibbons T, Fuchs GJ. Malnutrition: a hidden problem in hospitalized children: Clin Pediatr 2009; 4:356-61.
9. Golden MH. Evolution of nutritional management of acute malnutrition. Indian Ped 2010; 47:667-78.
10. Golden MHN. Oedematous malnutrition. Br Med Bull 1998; 54(2):433-44.
11. Gopalan S. Malnutrition: causes, consequences, and solutions. Nutrition 2000; 16:556-58.
12. Grunfeld C. Leptin and the immunosupression of malnutrition. J Clin Endocrinol Metab 2002; 87(7): 3038-9.
13. Joosten KFM, Hulst JM. Malnutrition in pediatric hospital patients: current issue. Nutrition 2011; 27:133-7.
14. Lobo DN, Allison SP. Nutritional support and functional recovery. Curr Opin Clin Nutr Metab Care 2000; 3:129-34.

15. Mayatepek E, Becker K, Gana L, Hoffmann GF, Leichsenring M. Leukotrienes in the pathophysiology of kwashiorkor. Lancet 1993; 342:958-60.
16. Nóbrega FJ. Vínculo mãe-filho. Rio de Janeiro: Revinter, 2005.
17. Sarni ROS, Munekata RV. Terapia nutricional na desnutrição energético-proteica grave. In: Lopez FA, Sigulem DM, Taddei JAAC (eds.). Fundamentos da terapia nutricional em pediatria. São Paulo: Sarvier, 2002. p.115-32.
18. Sarni ROS, Souza FIS, Catherino P, Kochi C, Oliveira FLC, Nóbrega FJ. Tratamento da desnutrição em crianças hospitalizadas em São Paulo. Rev Assoc Med Bras 2005; 51(2):106-12.
19. Schofield C, Ashworth A. Why have mortality rates for severe malnutrition remained so high? Bull World Health Organ 1996; 74:223-29.
20. Waterlow JC. Malnutrición protéico-energética. Washington: Organización Panamericana de la Salud (OPS), 1996. p.510.
21. World Health Organization. Management of severe malnutrition: a manual for physicians and other senior health works. Geneva: World Health Organization, 1999. p.62.

8.3

Diarreia aguda e persistente na criança

Soraia Tahan
Carolina Santos Mello
Mauro Batista de Morais

INTRODUÇÃO E EPIDEMIOLOGIA

A diarreia é a segunda causa de morte entre crianças menores de 5 anos de idade no mundo, o que representa letalidade superior à síndrome da imunodeficiência adquirida (SIDA), malária e sarampo combinados. Nos países em desenvolvimento, a morbimortalidade por diarreia é mais prevalente, sendo os lactentes a população mais vulnerável.[1,2] Parte considerável dos casos de diarreia aguda evolui para diarreia persistente, cuja letalidade é maior, variando de 23 a 62% em crianças menores de 5 anos. Metade dessas mortes ocorre no primeiro ano de vida.[3]

No Brasil, houve importante queda da mortalidade infantil por diarreia. Em 1980, a diarreia ocupava o segundo lugar como causa de mortalidade infantil, com 24,3% dos óbitos; em 2005, passou para a quarta posição, com 4,1% dos óbitos.[4] Essa queda da mortalidade foi resultado de incentivo e de campanhas para uso da terapia de reidratação oral, melhora do saneamento básico, redução da pobreza absoluta, criação do Sistema Único de Saúde (SUS) e do Programa Saúde da Família.[4,5] Entretanto, a prevalência de diarreia tem grande variação nas diversas regiões do país, situando-se na faixa de 0,7 a 9,1%.[6-8]

DEFINIÇÃO

A diarreia aguda é de etiologia presumivelmente infecciosa e caracteriza-se por alterações do volume, consistência e frequência das fezes; quando há muco e sangue, é denominada disenteria. Do ponto de vista clínico, é conceituada como pelo menos três evacuações de fezes amolecidas ou líquidas em um período de 24 horas, desde que represente uma alteração no hábito intestinal. A diarreia aguda é autolimitada, com duração média de 4 a 6 dias, chegando ao máximo de 14 dias.[9,10] Em crianças menores de 5 anos, a diarreia persistente origina-se a partir de um episódio de diarreia aguda e estende-se por mais de 14 dias. Segundo a Organização Mundial da Saúde (OMS), a diarreia na criança pode ser classificada em:[11]

- □ diarreia aguda aquosa: tem duração de horas ou dias. A principal complicação é a desidratação. Quando a alimentação é interrompida, pode ocorrer perda de peso;
- □ diarreia aguda sanguinolenta (disenteria): as principais complicações são lesão da mucosa intestinal, desidratação, sepse e desnutrição;
- □ diarreia persistente: origina-se de um quadro de diarreia aguda (aquosa ou sanguinolenta) e tem duração maior que 14 dias. Principais complicações são desnutrição, infecção extraintestinal grave e desidratação;
- □ diarreia com desnutrição grave (marasmo ou kwashiorkor): as principais complicações são infecção sistêmica grave, desidratação, insuficiência cardíaca e deficiência de vitaminas e minerais.

FATORES DE RISCO

Os fatores de risco que estão implicados na ocorrência de diarreia aguda e persistente na criança são:[12]

- □ mães adolescentes;
- □ ausência ou precariedade de acompanhamento pré-natal;
- □ baixa escolaridade materna;
- □ baixo peso ao nascimento;
- □ desnutrição moderada ou grave;
- □ desmame precoce e falta de orientação adequada após o desmame;
- □ sarampo e imunodeficiências;
- □ condições precárias de habitação, saneamento e higiene;
- □ lactentes menores de 1 ano e, especialmente, menores de 6 meses;
- □ mitos e preconceitos culturais.

Os fatores de risco que indicam necessidade para busca imediata de serviço de saúde para avaliação médica são:

- □ frequência de evacuação elevada (mais de 8 episódios em 24 horas);
- □ vômitos persistentes;
- □ lactentes menores de 2 meses de idade;
- □ febre alta (> 39°C), presença de sangue nas fezes;
- □ doença de base grave (desnutrição, doença renal, diabetes, imunodeficiências).[11]

ETIOLOGIA

A diarreia aguda pode ser causada por vírus, bactérias e parasitas, geralmente transmitidos por água e alimentos contaminados ou por contato pessoal. A infecção por rotavírus é a principal causa de diarreia aguda grave em crianças menores de 5 anos de idade em todo o mundo, com predomínio em crianças de 6 a 24 meses. No Brasil, a vacinação contra rotavírus, incorporada ao Programa Nacional de Imunização em 2006, reduziu bastante a incidência de diarreia por rotavírus.[13]

Outro agente viral que vem sendo reconhecido no Brasil como de importância epidemiológica é o norovírus (calicivírus, também denominado agente de Norwalk). No Estado de São Paulo, o norovírus só passou a ser identificado como agente etiológico da diarreia após significativo aumento da incidência, que passou de 16%, em 2008, para 31%, em 2009.[13] De modo diferente do rotavírus, que mostra maior frequência nos meses secos e com temperaturas amenas, o norovírus é mais comum nos meses de verão, causando surtos em locais com aglomerações humanas, como navios e algumas cidades, especialmente as litorâneas. As manifestações clínicas das infecções por rotavírus e por norovírus são diarreia aquosa e vômitos.

Dentre as bactérias que provocam invasão da mucosa e disenteria, estão *Shigella*, *Salmonella*, *Campylobacter* e *Escherichia coli* enteroinvasora. A *Escherichia coli* entero-hemorrágica (EHEC) não é invasora, mas pode provocar diarreia com sangue e complicações graves, como a síndrome hemolítico-urêmica (SHU). As diarreias sanguinolentas, causadas especialmente pela EHEC O157:H7 e por outras bactérias produtoras de toxina do tipo Shiga, podem causar também púrpura trombocitopênica trombótica (PTT).[9] As secretarias estaduais e municipais de saúde, mediante o serviço de vigilância epidemiológica, executam um programa de monitoração que, em âmbito nacional, avalia a situação epidemiológica da diarreia aguda, com especial vigilância da diarreia sanguinolenta, considerando a gravidade da complicação por EHEC.[9]

As bactérias *E. coli* enteropatogênica clássica (EPEC), enterotoxigênica (ETEC), com adesão agregativa e adesão difusa, causam diarreia aquosa. Os protozoários

Giardia lamblia e *Cryptosporidium* também provocam diarreia aguda aquosa, e a *Ameba histolytica* pode provocar diarreia com sangue. É importante ressaltar que a giardíase e a criptosporidiose são enteroparasitoses comuns em crianças frequentadoras de creche, podendo manifestar-se clinicamente com diarreia.[14]

QUADRO CLÍNICO

Os sintomas são mudanças na consistência e/ou na frequência das fezes, acompanhadas ou não de febre ou vômito. A história clínica deve englobar questões epidemiológicas que possam sugerir o agente etiológico, bem como a gravidade das manifestações clínicas, incluindo sintomas de desidratação. Viagens recentes, familiares com doença, tempo desde o início do quadro, número de evacuações líquidas diárias, presença de sangue ou muco nas fezes, frequência e intensidade dos vômitos, histórico alimentar, apetite, sede, capacidade de ingerir líquido, presença e características da diurese e tratamento que vem sendo feito são informações essenciais que devem ser passadas para o clínico no momento da consulta.

No exame físico, deve-se atentar para a condição nutricional e de hidratação, com aferição de peso e estatura, avaliação do estado geral e de consciência, frequências cardíaca e respiratória, turgor do tecido celular subcutâneo, umidade das mucosas, presença ou ausência de lágrimas, temperatura, presença e intensidade de ruídos hidroaéreos e se há outras doenças.[13] A desidratação é a complicação mais comum. O estado de hidratação pode ser classificado em três categorias: a) diarreia sem sinais clínicos de desidratação; b) sinais de desidratação; c) criança com desidratação grave. A Tabela 1 mostra a classificação do estado de hidratação, segundo os critérios do Ministério da Saúde do Brasil e da Organização Mundial da Saúde (OMS).[15,16]

Tabela 1 Classificação do estado de hidratação em crianças com diarreia aguda ou persistente, segundo os critérios propostos pelo Ministério da Saúde do Brasil e pela OMS

Observar			
Condição	Bem alerta	Irritado, intranquilo	Comatoso, hipotônico*
Olhos	Normais	Fundos	Muito fundos
Lágrimas	Presentes	Ausentes	Ausentes
Boca e língua	Úmidas	Secas	Muito secas
Sede	Bebe normalmente	Sedento, bebe rápido e avidamente	Bebe mal ou não é capaz de beber*
			(continua)

Diarreia aguda e persistente na criança **145**

Examinar			(continuação)
Sinal da prega	Desaparece rapidamente	Desaparece lentamente	Desaparece muito lentamente
Pulso	Cheio	Rápido, débil	Muito débil ou ausente*
Enchimento capilar[1]	Normal (até 3 segundos)	Prejudicado (3 a 5 segundos)	Muito prejudicado (mais de 5 segundos)*
Conclusão	Não há desidratação	Dois ou mais dos sinais descritos, há desidratação	Dois ou mais dos sinais descritos, incluindo pelo menos um dos assinalados com asterisco, há desidratação grave
Tratamento	Plano A Tratamento domiciliar	Plano B Terapia de reidratação oral no serviço de saúde	Plano C Terapia de reidratação parenteral

[1]Para avaliar o enchimento capilar, a mão da criança deve ser mantida fechada e comprimida por 15 segundos. Abrir a mão da criança e observar em quanto tempo a coloração da palma da mão volta ao normal. A avaliação da perfusão periférica é muito importante, principalmente em desnutridos cuja avaliação dos outros sinais de desidratação é muito difícil.

DIAGNÓSTICO

O diagnóstico de diarreia aguda e persistente é essencialmente clínico. Não existe padronização para solicitar cultura de fezes e pesquisa de vírus.

TRATAMENTO

Os objetivos do tratamento da diarreia são evitar a ocorrência de desidratação (se não houver sinais de desidratação), tratar a desidratação (quando já estiver presente), evitar distúrbios nutricionais por meio da alimentação durante e após a diarreia, reduzir a duração, a gravidade e a ocorrência de novos episódios.[11]

A fim de facilitar o tratamento da desidratação por diarreia, a OMS, em 1989, propôs uma classificação simplificada da desidratação, adotada pelo Ministério da Saúde do Brasil em 1993, conforme mostra a Tabela 1.[15,16] Essa classificação distribui os pacientes com doença diarreica em três categorias: ausência de desidratação, algum grau de desidratação e desidratação grave. A partir da definição do estado de hidratação do paciente, escolhe-se a modalidade de terapia de reidratação. Quando a criança está desidratada, a reparação e/ou reposição deve ser iniciada precocemente, devendo-se pesar a criança antes do início do tratamento.[10]

A seguir, serão descritos os três planos terapêuticos para crianças com diarreia, segundo o Ministério da Saúde: plano A, para crianças sem desidratação; plano B, para crianças desidratadas; e plano C, para crianças com desidratação grave.[15]

Criança sem desidratação

A conduta é o plano A, com terapia domiciliar, cujo objetivo é manter o estado de hidratação da criança. Não há um esquema terapêutico rígido de reposição oral; no entanto, a OMS estabelece valores aproximados de reidratação oral para evitar a desidratação:[12]

- ☐ 50 a 100 mL de soro após cada episódio de diarreia ou vômito para crianças menores de 1 ano de idade;
- ☐ 100 a 200 mL de soro após cada episódio de diarreia ou vômito para crianças entre 1 e 10 anos de idade;
- ☐ soro à vontade para os maiores de 10 anos de idade.

Os pais devem ser orientados a oferecer maior quantidade de líquidos e soro de hidratação oral livremente, em pequenos volumes e em intervalos curtos. Além do soro oral, a família deve ser orientada a oferecer também maior quantidade de outros líquidos, como água, sucos e chás sem cafeína, evitando sucos de frutas industrializados, café e chás medicinais, que podem ter efeito purgativo.[15] O leite materno deve ser sempre mantido, assim como a alimentação habitual.[11] É muito importante que seja explicado para os pais que a terapia de reidratação oral, nessa fase, tem como objetivo a prevenção da desidratação, e não a cura imediata da diarreia, evitando frustrações na terapêutica e a interrupção indevida da hidratação oral. Além disso, a família deve ser orientada a fim de reconhecer os sinais de desidratação e procurar rapidamente o serviço de saúde mais próximo nessas situações.[17]

Os serviços públicos de saúde fornecem, para uso domiciliar, os sais de reidratação oral (SRO). A família deve ser orientada sobre a maneira correta de preparar o soro, uma vez que a diluição incorreta pode ocasionar complicações à saúde da criança. Para a preparação do soro oral distribuído nas unidades de saúde, dilui-se um envelope de SRO para 1 litro de água fervida ou filtrada.[18]

Nos locais com dificuldades de acesso aos envelopes de SRO, a OMS recomenda o uso da solução sal-açúcar (soro caseiro), como medida alternativa para prevenir a desidratação causada pela diarreia.[16] No entanto, a solução de soro caseiro preparada por mães, sem o uso de colher-medida, pode ser perigosa se contiver quantidade excessiva de sódio.[19] O preparo da solução sal-açúcar deve ser preferencialmente realizada com o uso da colher plástica dupla, preconizada pelo Ministério da Saúde.[15] A família deve ser orientada sobre o uso da colher-medida, cujas informações estão impressas na própria colher. A receita do soro caseiro é: uma medida pequena e rasa de sal e duas medidas grandes e rasas de açúcar em um copo cheio de água (200 mL).

Outro dado que merece ser discutido diz respeito à composição dos SRO. O Ministério da Saúde e a OMS recomendavam a utilização de uma única solução com a seguinte composição: 90 mmol/L de sódio, 80 mmol/L de cloro, 10 mmol/L de citrato, 20 mmol/L de potássio e 111 mmol/L de glicose.[15,16] Contudo, a OMS propôs uma nova composição do soro de reidratação oral, com menor concentração de sódio (75 mmol/L em vez de 90 mmol/L) e glicose (75 mmol/L em vez de 111 mmol/L) e, portanto, com menor osmolaridade, reduzindo em 20% as perdas fecais durante a diarreia aguda.[11] Essa nova composição do soro de reidratação oral já foi preconizada pelo Ministério da Saúde, segundo o Formulário Terapêutico Nacional (2010), mas ainda não está disponível em todas as unidades de saúde do país.[18] Ela deve ser utilizada na terapia de reidratação oral em pacientes com desidratação não associada ao choque ou com comprometimento da consciência.

Criança com desidratação

Nesse caso, deve ser instituído o plano B, a fim de corrigir o estado de desidratação da criança mediante o uso da terapia de reidratação oral, que geralmente é bem-sucedida em grande parcela dos pacientes. Nessas situações, os SRO diluídos em água devem ser oferecidos em volumes de 50 a 100 mL/kg, administrados em pequenos intervalos de tempo, em um período de 4 a 6 horas. Nesse período, não devem ser ofertados alimentos, exceto o leite materno. Quando a criança já estiver hidratada, deve ser acompanhada de acordo com o plano A. Em caso de vômitos, deve-se diminuir a frequência e o volume do soro oral. Se a terapia não for bem-sucedida, com perdas de grande volume hídrico, mesmo após tentativas e observação rigorosa na técnica de hidratar, opta-se pela administração por sonda nasogástrica ou hidratação venosa. Por sonda nasogástrica, o volume a ser infundido inicialmente é de 30 mL/kg/h, com infusão lenta e contínua, aumentando-se gradativamente o volume, de acordo com a tolerância, até o limite de 60 mL/kg/h. Caso não seja possível o gotejamento contínuo, fracionar o volume e administrar com seringa. Se o paciente apresentar vômitos, deve-se reduzir a velocidade de infusão para 15 mL/kg/hora.[20] Caso os sinais de desidratação persistam, sem ganho de peso no período, distensão abdominal, vômitos incoercíveis e sinais de desidratação grave, a terapia de reidratação parenteral deve ser iniciada (plano C).[10]

Criança com desidratação grave

Quando há quadro de desidratação grave, deve ser instituído o plano C imediatamente, mediante a terapia de reidratação parenteral, que também está indicada para casos de íleo paralítico e sinais de septicemia.

O plano C compreende três fases:

- fase de reparação ou expansão, na qual se restabelece o estado normal de hidratação;
- fase de manutenção, que objetiva manter as necessidades basais diárias de água e eletrólitos;
- fase de reposição, quando são acrescidos líquidos e eletrólitos para assegurar a cobertura das perdas.

Na fase de expansão, utiliza-se solução salina com 77 mmol de Na/L, misturando soro fisiológico (SF) e soro glicosado (SG) a 5%, na proporção de 1:1, em volume de 50 a 120 mL/kg de peso, de acordo com o grau de desidratação que a criança se encontra, em uma velocidade aproximada de 50 mL/kg/h. Nos casos de choque hipovolêmico, deve ser infundido SF 0,9% no volume de 20 mL/kg em gotejamento aberto no período de 20 minutos, a ser repetido 1 a 2 vezes. O acesso venoso deve permitir a conclusão da fase de expansão no máximo em 4 horas. Para manter acesso venoso adequado, eventualmente podem ser necessários dois acessos simultâneos e, em alguns casos de urgência e impossibilidade de acesso venoso, a punção intraóssea é indicada. O paciente deve ser rigorosamente acompanhado durante todo o período da reidratação. Se após o período de expansão a criança permanecer desidratada, repete-se a fase de expansão com a solução de 1:1 de SG 5% e SF 0,9%, em um volume de 50 mL/kg a ser infundido em 2 horas; nesses casos, o gotejamento é calculado empregando-se a seguinte fórmula:

número de gotas/minutos = volume (mL) 3 vezes o número de horas (20 gotas em 1 mL ou 60 microgotas em 1 mL)

Se ao fim da infusão de 100 a 150 mL/kg de líquido não houver restabelecimento da função renal, deve-se fazer o teste com furosemida. Nos pacientes com desnutrição grave, a velocidade da fase de reparação deve ser menor em virtude da menor complacência cardiocirculatória. Cuidado semelhante deve ser adotado nos pacientes com cardiopatia congênita, nos recém-nascidos com menos de 2 semanas de vida, no pós-operatório imediato com anestesia geral e na insuficiência renal. Quando a criança estiver hidratada e apresentar pelo menos duas diureses claras (densidade urinária ≤ 1.010), passa-se para a fase de manutenção.[17,20]

Na fase de manutenção, o volume a ser oferecido no período de 24 horas pode ser calculado em relação à quantidade de água necessária para a atividade metabólica normal, que requer 100 mL de água para cada 100 kcal metabolizadas. A atividade metabólica pode ser estimada em relação ao peso corpóreo, utilizando-se a regra de Holliday e Segar:[21]

□ até 10 kg: 100 kcal/kg;
□ de 10 a 20 kg: 1.000 kcal + 50 kcal/kg que exceder os 10 kg;
□ mais de 20 kg: 1.500 kcal + 20 kcal/kg que exceder os 20 kg.

Esse volume corresponde à somatória das perdas insensíveis e urinárias e da produção da água endógena.[21] Quanto a eletrólitos e glicose, para cada 100 kcal, as necessidades para manutenção são: 3 mEq de sódio (20 mL de SF a 0,9%), 2,5 a 5 mEq de potássio e 8 g de glicose. Cálcio e magnésio devem ser acrescentados na fase de manutenção para os lactentes nos primeiros meses de vida e para os pacientes com desnutrição grave nas seguintes quantidades:

□ cálcio: 100 a 200 mg/100 kcal, na forma de gluconato de cálcio;
□ magnésio: 0,4 a 0,8 mmol/100 kcal.[17,20]

Na fase de reposição, utiliza-se solução de partes iguais de SF 0,9% e SG 5%, em volumes de 30 a 70 mL/kg/dia. O volume de reposição calculado é infundido junto com o soro de manutenção. As perdas anormais devem ser periodicamente monitoradas e o volume de reposição deve ser reajustado de acordo com as perdas e conforme a evolução do paciente. Assim que possível, deve-se testar a via oral a fim de reduzir a duração do tratamento endovenoso.[20]

TERAPIA NUTRICIONAL DA DIARREIA AGUDA E PERSISTENTE

Na diarreia aguda não associada à desidratação grave, o retorno à alimentação é bem tolerado nas primeiras 3 a 4 horas após a reidratação. A realimentação precoce favorece rápida recuperação da função intestinal normal, incluindo habilidade na digestão e absorção dos variados nutrientes, garantindo a continuidade do crescimento e ganho ponderal. A alimentação usual, desde que nutricionalmente adequada, deve ser continuada. Nos lactentes, o aleitamento materno deve ser mantido e estimulado sempre que possível.[10] Caso a criança receba leite de vaca, este não deve ser diluído para não se reduzir a oferta calórica.[22]

De acordo com as recomendações, outros alimentos não lácteos devem ser oferecidos à criança com diarreia.[11] Deve-se priorizar o elevado valor energético e a quantidade adequada de micronutrientes essenciais às refeições. O consumo de frutas, vegetais, cereais, leguminosas, carnes e ovos não é restringido. Os alimentos podem ser cozidos e amassados ou picados para facilitar a digestão; alimentos fermentados também têm fácil digestibilidade. Pequenas e frequentes refeições (6 vezes/dia) são mais bem toleradas. Recomenda-se o aumento de uma ou mais refeições ao dia, preparadas com os alimentos habituais, para compensar as perdas causadas pela diarreia e evitar piora do estado nutricional. Essa suplementação alimentar deve ser mantida até a recuperação nutricional da criança. Não há restrição quanto ao uso de gorduras (óleo vegetal, manteiga, etc.). O óleo vegetal é uma boa estratégia para aumentar a densidade energética dos alimentos oferecidos, pois, além do seu alto teor calórico, não piora a evolução da diarreia. É importante ressaltar que os líquidos de hidratação oral, inclusive os SRO, não substituem a alimentação.[15]

No caso da diarreia persistente, devem ser adotadas as mesmas recomendações descritas para a diarreia aguda no que diz respeito ao estímulo ao aleitamento materno e à alimentação usual para a idade. No entanto, a lesão da mucosa intestinal presente na diarreia persistente favorece a deficiência de lactase, sendo o tratamento dietético inicial geralmente baseado no uso de fórmulas isentas de lactose.[11] As lesões do intestino delgado, quando agravadas pela persistência do quadro diarreico, podem facilitar a passagem de proteínas alimentares através da mucosa e causar, como consequência, alergia às proteínas da dieta. Nesse caso, quando a criança não estiver mais sendo amamentada, indica-se o uso de fórmula semielementar, constituída por hidrolisado proteico, que deve ser mantida por no mínimo 6 semanas, para posterior tentativa de desencadeamento. Nos casos de maior gravidade, a dieta elementar baseada em aminoácidos pode ser necessária.[10]

Em crianças com desnutrição e diarreia grave, o restabelecimento da hidratação e o tratamento de infecções oportunistas devem ser priorizados. Após a reidratação, a criança deve ser alimentada a cada 2 ou 3 horas do dia e da noite (aproximadamente 8 refeições diárias), e o valor energético das refeições deve ser aumentado gradativamente, conforme a tolerância do paciente.[11] Caso não haja boa aceitação por via oral, a sonda nasogástrica pode ser utilizada. A via parenteral, por ser de maior risco, deve ser utilizada apenas em último caso, quando houver intolerância alimentar múltipla, inclusive aos monossacarídios.

Quando for necessário o uso de dietas especiais, o retorno à alimentação normal deve ser o mais precoce possível e feito de acordo com a tolerância da criança. Sendo limitada a utilização de fórmulas especiais, principalmente por causa do custo, indica-se o consumo de alimentos nutricionalmente adequados, com prioridade para os hipoalergênicos e os de fácil aceitação. A OMS preconiza terapia nutricional com utilização de alimentos disponíveis e de baixo custo em conjunto com a suplementação mineral e vitamínica.[11]

MEDIDAS TERAPÊUTICAS COADJUVANTES

A base do tratamento é a terapia de reidratação oral e a alimentação adequada. A maioria dos medicamentos para tratamento de diarreia deve ser evitada, pois muitos deles são contraindicados. Antieméticos, como a metoclopramida, podem provocar manifestações extrapiramidais, depressão do sistema nervoso central e distensão abdominal, o que dificulta a ingestão de soro oral e confunde a avaliação clínica do paciente. Antiespasmódicos e drogas que interferem na motilidade intestinal são contraindicados em crianças, pois inibem o peristaltismo e alteram a composição biológica intestinal, prejudicando a eliminação de enteropatógenos e predispondo complicações, como distensão abdominal, íleo paralítico e perfuração intestinal. Os adstringentes atuam apenas como cosméticos, aumentando a consistência fecal, mas podem causar aumento da perda fecal de sódio e potássio.[11]

Em estudos recentes, verificou-se que a nitazoxanida, uma nova droga lançada no mercado, diminui a duração da diarreia aguda causada por rotavírus e norovírus em virtude de sua atuação na inibição da replicação viral.[13] Essa medicação também é indicada para o tratamento de parasitoses intestinais. Segundo o Centro de Vigilância Epidemiológica de São Paulo (CVE-SP), do ponto de vista de controle e prevenção de surtos, a nitazoxanida pode contribuir para a redução da propagação de casos, complementando as medidas sanitárias.[13]

Os antimicrobianos não devem ser prescritos rotineiramente nos casos de diarreia aguda e persistente, pois, além de não serem efetivos, podem ser prejudiciais, desequilibrando a flora intestinal e contribuindo para a continuidade da diarreia. Segundo a OMS (2005), antimicrobianos são indicados nas seguintes situações:[11]

- [ ] diarreia com sangue (disenteria): deve ser utilizado antimicrobiano efetivo para *Shigella*, de acordo com o padrão de sensibilidade da região.[7] O Ministério da Saúde (1993) recomenda o uso de sulfametaxazol-trimetropim (SMT) nos casos de disenteria com comprometimento do estado geral.[15] Entretanto, a OMS (2005) indica ciprofloxacina por 3 dias para crianças com quadro disentérico ou, então, por 5 dias em conjunto com outro antimicrobiano para o qual a maioria das infecções por *Shigella* seja sensível, uma vez que há resistência elevada da *Shigella* ao SMT.[11] Essa divergência de posicionamentos decorre do fato de que o manual do Ministério da Saúde de 1993 se baseou nas recomendações da OMS de 1989, sendo que o uso de ciprofloxacina para *Shigella* foi recomendado pela OMS no manual de 2005, cujas propostas ainda não foram incorporadas nas recomendações das agendas de saúde do país.[11,16] No Brasil, diante da preocupação em prescrever ciprofloxacina para crianças, o ceftriaxone é uma boa opção terapêutica para os casos graves, já que a *Shigella* causa a maioria dos casos de diarreia com sangue em crianças e quase todos os casos são graves. A criança deve ser reavaliada após 2 dias de tratamento; se não houver melhora ou se esta não for significativa, o paciente deve ser encaminhado ao hospital, dado o grande risco de complicações. Se houver melhora, o antimicrobiano deve ser continuado por 5 dias;[10]
- [ ] se há suspeita de cólera com desidratação grave, pode-se utilizar a tetraciclina em crianças acima de 8 anos e eritromicina ou SMT em crianças menores de 8 anos;[10,12]
- [ ] infecção sintomática por *Giardia duodenalis*: o tratamento só deve ser feito nos casos de diarreia persistente e na presença de cistos ou trofozoítos de *G. duodenalis* nas fezes ou no líquido duodenal, podendo ser utilizado o metronidazol;[11]
- [ ] infecções sistêmicas associadas ao quadro de diarreia: a infecção pode ser ocasionada por bactérias da microbiota intestinal, principalmente quando há supercrescimento bacteriano no intestino delgado. As *E. coli* que causam diarreia não são causadoras de sepse. Por outro lado, nas infecções por *Salmonella*, a ocorrência de bacteremia e de sepse pelo próprio agente é frequente, especialmente em lactentes desnutridos;
- [ ] em caso comprovado de amebíase, o metronidazol também pode ser utilizado.[12]

A OMS recomenda a administração de zinco nas crianças com diarreia aguda e persistente. Nos países em desenvolvimento, essa recomendação se associou à redução da gravidade e duração da diarreia em menores de 5 anos de idade, assim como à redução da incidência de diarreia nos 2 a 3 meses subsequentes, quando administrado concomitantemente com a terapia de reidratação oral.[11] A dose preconizada é de 10 mg/dia, durante 10 a 14 dias, nos lactentes menores de 6 meses, e 20 mg/dia para os maiores de 6 meses. Há controvérsias sobre essa recomendação, uma vez que a suplementação do zinco não seria eficaz contra todos os micro-organismos causadores da diarreia.[23,24] O uso desse micronutriente nos casos de diarreia aguda e persistente ainda não foi preconizado pelo Ministério da Saúde do Brasil.

O efeito dos probióticos e dos redutores da secreção intestinal como coadjuvantes terapêuticos também vem sendo pesquisado. Segundo trabalhos de metanálise com estudos randomizados controlados, dentre os probióticos, somente dois tipos têm eficácia comprovada em reduzir a duração da diarreia aguda: *Lactobacillus GG* e *Saccharomyces boulardii*.[2,23]

A racecadotrila reduz a secreção intestinal, podendo ser considerada no tratamento da diarreia aguda, com a vantagem de reduzir a duração do processo, as perdas fecais, o número de evacuações e o volume de solução de reidratação oral.[23] Nos ensaios clínicos feitos em hospitais para mensurar as perdas fecais, observou-se baixa frequência de efeitos colaterais; contudo, ainda são necessários novos estudos com pacientes acompanhados em ambulatório.

Deve-se enfatizar que nenhum medicamento substitui a terapia de reidratação oral, que é fundamental na prevenção e no tratamento da desidratação. Dada a ausência de estudos que comprovem sua efetividade farmacoeconômica, a OMS e o Ministério da Saúde não recomendam o uso rotineiro de medicações coadjuvantes.

PREVENÇÃO

Aleitamento materno, acesso à água tratada, medidas de higiene (como limpeza das mãos, de utensílios e do local destinado ao preparo de alimentos), consumo de alimentos seguros do ponto de vista higiênico-sanitário e destino adequado para deposição de fezes são medidas preventivas fundamentais. A imunização contra o rotavírus, iniciada no país em 2006, reduziu de modo importante a diarreia por esse motivo.[12]

REFERÊNCIAS BIBLIOGRÁFICAS

1. World Health Organization. Diarrhoea. Why children are still dying and what can be done? Unicef/WHO, 2009.
2. Castrellón PG, Allué IP, Lindo ES. Manejo de la gastroenteritis aguda em menores de 5 años: um enfoque basado em la evidencia. Guía de práctica clínica ibero-latinoamericana. An Pediatr (Barc.) 2009; 1-19.
3. World Health Organization. Persistent diarrhea and breastfeeding (WHO/CHD/97.8). Geneva: World Health Organization, 1997.
4. Disponível em: portal.saude.gov.br/portal/aplicacoes/noticias. Acessado em: 28 de agosto de 2011.
5. Victora CG. Mortalidade por diarreia: o que o mundo pode aprender com o Brasil? J Ped (Rio J) 2009; 85(1):3.
6. DATASUS, Ministério da Saúde (Brasil). Disponível em: www.datasus.gov.br. Acessado em: 04 de setembro de 2011.
7. Melli LCFL, Waldman EA. Tendência temporal e desigualdades na mortalidade por diarreias em menores de 5 anos. J Pediatr (Rio J) 2009; 85(1):21-7.
8. Souza TB, Morais MB, Tahan S, Melli LCFL, Rodrigues MSC, Scaletsky ICA. High prevalence of antimicrobial drug-resistant diarrheagenic Escherichia coli in asymptomatic children living in an urban slum. J Infect 2009; 59:247-51.
9. CVE. Manual de monitorização das doenças diarréicas agudas. Doenças transmitidas por alimentos. Normas e instruções. 2.ed. CVE/SP, 2008. Disponível em: www.cve.sp.gov.br.
10. Tahan S, Mello CS, Morais MB. Diarréia aguda e persistente na criança. In: Palma D, Escrivão MAMS, Oliveira FLC (eds.). Nutrição clínica na infância e na adolescência. Guias de medicina ambulatorial e hospitalar da Unifesp-EPM. Barueri: Manole, 2009. p.610.
11. World Health Organization. The treatment of diarrhoea – a manual for physicians and other senior health workers (WHO/CAH/03.7). Geneva: World Health Organization, 2005. p.44.
12. Oliva CAG, Morais MB. Diarreias agudas. In: Freire LMS. Diagnóstico diferencial em pediatria. Rio de Janeiro: Guanabara Koogan, 2008. p.1213.
13. CVE. Manual das doenças transmitidas por alimentos. Norovírus/Noroviroses. Informe-NET DTA 2010. Centro de Vigilância Epidemiológica (CVE) – Secretaria do Estado de São Paulo. Disponível em: www.cve.sp.gov.br.
14. Mascarini, LM, Donalísio MR. Giardíase e criptosporidiose em crianças institucionalizadas em creches no Estado de São Paulo. Rev Soc Bras Med Trop 2006; 39(6):577-9.
15. Ministério da Saúde. Assistência e controle das doenças diarréicas. Brasília: MS/Secretaria da Assistência à Saúde/Coordenação Materno-Infantil,1993. p.44.
16. Organización Mundial de La Salud. Tratamiento y prevención de la diarrea aguda. Genebra: OMS, 1989.

17. Gusmão RHP, Machado FA, Lima FMLS, Martins MCV. Diarreia aguda. In: Lopez FA, Campos Jr D (eds.). Tratado de pediatria. Barueri: Manole, 2006. p.811-21.
18. Ministério da Saúde. Formulário terapêutico nacional 2010: Rename 2010. Ministério da Saúde, Secretaria de Ciência, Tecnologia e Insumos Estratégicos, Departamento de Assistência Farmacêutica e Insumos estratégicos. 2.ed. (Série B. Textos Básicos de Saúde). Brasília: Ministério da Saúde, 2010. p.1135.
19. Sena LV, Maranhão HS, Morais MB. Avaliação do conhecimento de mães sobre terapia de reidratação oral e concentração de sódio em soluções sal-açúcar de preparo domiciliar. J Ped (Rio J) 2001; 77(6):481-6.
20. Morais MB, Campos SO, Silvestrini WS. Terapia de reidratação oral e parenteral. In: Morais MB, Campos SO, Silvestrini WS (eds.). Guia de medicina ambulatorial e hospitalar: pediatria. Barueri: Manole, 2005. p.851-57.
21. Holliday MA, Segar WE. The maintenance need for water in parenteral fluid therapy. Pediatrics 1957; 19:823-32.
22. Chew F, Penna FJ, Peret Filho LA, Quan C, Lopes MC, Mota JA et al. Is dilution of cows' milk formula necessary for dietary management of acute diarrhea in infants aged less than 6 months? Lancet 1993; 341:194-7.
23. Guarino A, Albano F, Ashkenazi S, Gendrel D, Hoekstra J H, Shamir R et al. Evidence-based guidelines for the management of acute gastroenteritis in children in Europe. European society for paediatric gastroenterology, hepatology, and nutrition/European society for paediatric infectious diseases. J Pediatr Gastroenterol Nutr 2008; 46:S81-S122.
24. Patel A, Mamtani M, Dibley MJ, Badhoniya N, Kulkarni H. Therapeutic value of zinc supplementation in acute and persistent diarrhea: a systematic review. PLoS ONE 2010; 5(4):e10386.

8.4

Fibrose cística

Juliana Ferreira Mauri
Ana Paula Brigatto Simões

INTRODUÇÃO

A fibrose cística (FC) é uma doença hereditária, com caráter autossômico recessivo, causada por mutações em um único gene que codifica uma proteína denominada *cystic fibrosis transmembrane regulator* (CFTR).[1,2] A CFTR funciona como canal de cloro, e sua disfunção leva à alteração no transporte de íons e de água nas glândulas exócrinas, com acometimento das células epiteliais que revestem as vias aéreas, os tratos gastrointestinal, hepatobiliar e reprodutor e as glândulas sudoríparas.[3,4]

As complicações clínicas associadas a essas alterações incluem o desenvolvimento de bronquite crônica supurativa com destruição do parênquima pulmonar, insuficiência pancreática (levando à má absorção de gorduras e proteínas), aumento das concentrações de cloro e sódio no suor, diabete melito, doença hepática e comprometimento do sistema reprodutor masculino e feminino.[5]

A morbimortalidade associada à FC é grande, caracterizando-se, na grande maioria das vezes, por infecções pulmonares recorrentes, com atuação da *P. aeruginosa* e do *S. aureus*.[1,2] Em 85% dos pacientes fibrocísticos, ocorre insuficiência pancreática, o que leva à deficiência na absorção de

158 Manual de terapia nutricional pediátrica

lipídios, proteínas e, em menor escala, de carboidratos, causando esteatorreia, azotorreia, perda de vitaminas lipossolúveis e fezes volumosas e fétidas.[4]

O diagnóstico da FC baseia-se em achados clínicos clássicos, como manifestações pulmonares e/ou gastrointestinais típicas, história de casos de FC na família, demonstração de níveis elevados de sódio e de cloro no suor (teste do suor), triagem neonatal, diagnóstico radiológico, avaliação microbiológica, capacidade pulmonar, função pancreática e hepatobiliar e por meio do teste genético.[1-3]

O agravo do estado nutricional dos pacientes fibrocísticos é comum e pode se manifestar de várias formas, entre as quais: estagnação do crescimento, emagrecimento acentuado, deficiências nutricionais específicas, puberdade retardada e grande comprometimento da função pulmonar, com piora do prognóstico clínico.[2,4]

Embora a sobrevida tenha aumentado, nos Estados Unidos, a estimativa de vida para esses pacientes é de 33 anos. Assim, o acompanhamento interdisciplinar e o aprimoramento da intervenção nutricional são indispensáveis para melhorar a expectativa e a qualidade de vida nesses pacientes.[3]

RECOMENDAÇÃO DE MACRONUTRIENTES

Os fatores que contribuem para a gênese da desnutrição podem ser modulados pela terapia nutricional adequada, que, por sua vez, pode influenciar no tratamento e na qualidade de vida dos indivíduos acometidos por essa doença.[6] Fatores interdependentes, como deterioração da função pulmonar, anorexia, vômitos, insuficiência pancreática e complicações biliares e intestinais, são responsáveis pelo aumento das necessidades energéticas, pela ingestão diminuída e pelo aumento das perdas atribuídas à inadequação nutricional, com consequente perda da massa magra e depressão da função imunológica.[7,8]

Os pacientes fibrocísticos necessitam de 120 a 150% mais energia do que a população saudável.[6,7] As necessidades energéticas devem ser calculadas levando-se em conta a taxa metabólica basal, a atividade do paciente, o quadro clínico pulmonar e o grau de má absorção.[8] A quantidade de proteínas deve corresponder a 12 a 15% do valor energético total (VET) e, apesar de as necessidades serem maiores no lactente do que no adolescente, elas devem se restringir às necessidades diárias preconizadas.[6,8] As recomendações sugerem consumo de 50% do VET na forma de carboidratos (CHO) complexos e fibras. No caso de insuficiência respiratória grave, o CHO pode levar a retenção de gás carbônico e aumento da dificuldade respiratória. As gorduras devem proporcionar 40% das necessidades energéticas totais, recomendando-se alimentação rica em ácidos graxos essenciais.[2,7]

DEFICIÊNCIAS DE MICRONUTRIENTES

Vitaminas (Tabela 1)

A má absorção de gordura em pacientes com FC provoca perdas das vitaminas lipossolúveis A, D, E e K.[9,10]

A deficiência da vitamina A nos fibrocísticos é comum, e, apesar da terapia de reposição enzimática e de suplementação, níveis baixos desse nutriente podem persistir por causa de fatores como má absorção, estresse inflamatório da doença pulmonar e lesão hepática.[11]

A hipovitaminose D nesses pacientes tem sido associada ao decréscimo na densidade mineral óssea e osteopenia, demonstrando diminuição nos níveis de cálcio e fósforo.

A vitamina K também tem papel importante no metabolismo ósseo e a sua deficiência é provavelmente um dos fatores que contribuem para osteopenia e osteoporose na FC.[12] Os fatores de risco para desenvolver deficiência de vitamina K em fibrocísticos são insuficiência pancreática, doença hepática, ressecção intestinal e antibioticoterapia.

A deficiência de vitamina E ocorre em razão do aumento do estresse oxidativo da inflamação e de infecção bacteriana crônica.[13]

As vitaminas hidrossolúveis são bem absorvidas. A única exceção é a vitamina B12, mas sua absorção fica adequada com a suplementação enzimática.[14,15]

Tabela 1 Suplementação vitamínica na fibrose cística

	Suplementação de vitaminas lipossolúveis			
Idade	Vitamina A (UI)	Vitamina E (UI)	Vitamina D (UI)	Vitamina K (UI)
0 a 12 meses	1.500	40 a 50	400	0,3 a 0,5
1 a 3 anos	5.000	80 a 150	400 a 800	0,3 a 0,5
4 a 8 anos	5.000 a 10.000	100 a 200	400 a 800	0,3 a 0,5
> 8 anos	10.000	200 a 400	400 a 800	0,3 a 0,5

Conversão de UI para mg: vitamina A: UI x 0,3; vitamina D: UI/40; vitamina E: acetato de all-rac-alfa-tocoferol/UI = mg (forma sintética); vitamina E: RRR-alfa-tocoferol: UI/1,49 = mg (forma natural).
Fonte: Borowitz D et al.[12]

Minerais e eletrólitos

Concentrações séricas reduzidas de zinco, selênio, cobre e ferro são descritas na FC. No entanto, a suplementação com ferro não é recomendada em virtude da formação de radicais livres e do aumento do crescimento da bactéria *P. aeruginosa*. O zinco, um elemento importante na composição de muitas enzimas, pode se tornar deficiente por causa da má absorção de gorduras em pacientes com FC, pois forma complexos com a gordura e o fósforo.[11,12]

As crianças fibrocísticas podem perder sal na forma de cloreto de sódio, especialmente em clima quente ou quando estiver presente febre e/ou diarreia, sendo necessário suplementar 2 a 4 mmol/kg/dia de cloreto de sódio.[10]

CONSUMO ALIMENTAR

A investigação cuidadosa do consumo alimentar pode auxiliar no diagnóstico ou no estabelecimento de um programa de educação nutricional. Por isso, deve-se realizar anamnese nutricional minuciosa, considerando tanto a dieta pregressa quanto a atual do paciente.[16,17] A intervenção nutricional deve ser individualizada de acordo com idade, sexo e complicações específicas da doença. O monitoramento nutricional baseia-se em dados do exame físico, medidas antropométricas, composição corporal, ingestão alimentar e exames laboratoriais.[10,13]

SUPLEMENTOS ORAIS

Segundo o consenso de FC, quando não é possível suprir as necessidades energéticas por meio da alimentação habitual, devem-se utilizar suplementos alimentares nutricionalmente balanceados por via oral.[11]

Os suplementos alimentares devem contribuir com 30% das necessidades diárias, e são indicados quando o paciente tem relação peso/estatura entre 85 e 90% (crianças) ou índice de massa corpórea (IMC) entre 15 e 5% (adolescentes).[13]

NUTRIÇÃO ENTERAL

Quando não há sucesso com a suplementação oral, indica-se a nutrição enteral (NE) por meio de sondas nasogástricas ou ostomias.[18,19] Fatores como ganho ponderal inadequado, persistência da inapetência, restrição da ingestão alimentar abaixo de 85% das necessidades diárias, relação peso para estatura abaixo de 85% ou IMC menor que o percentil 5 confirmam a indicação da NE.[2,18]

Se houver necessidade de manter a dieta por longo período, indica-se a realização de gastrostomia.[19]

Existe uma variedade de dietas enterais e suplementos nutricionais disponíveis para consumo que, em geral, oferecem de 0,9 a 1,5 kcal/mL; porém, ao se optar por um, devem-se levar em conta os estados nutricional e clínico do paciente, o estágio da doença, a idade, o período de uso, o funcionamento do trato gastrointestinal, os nutrientes presentes e sua proporção na dieta.[15]

NUTRIÇÃO PARENTERAL

A nutrição parenteral deve ser utilizada em condições que impossibilitem o uso da terapia enteral, como o trato gastrointestinal não funcionante.[20]

REPOSIÇÃO ENZIMÁTICA NA FIBROSE CÍSTICA

Quando os pacientes fibrocísticos apresentam insuficiência pancreática, deve-se iniciar uma terapia de reposição enzimática, evitando, assim, a instalação ou o agravamento da desnutrição.[5,6,8]

A quantidade inicial de enzima pode ser calculada em unidades de lipase por grama de gordura ingerida, por refeição, por dia (dose inicial de 500 a 1.000 U de lipase/g de gordura/refeição/dia).[21] Esse método é prático para lactentes no primeiro ano de vida. A quantidade inicial de enzima também pode ser calculada em unidades de lipase por quilo de peso, por refeição, por dia (dose inicial de 500 a 1.500 U de lipase/kg/refeição/dia).[22]

O resultado da reposição enzimática deve ser controlado com a melhora clínica (ganho de peso, mudança no aspecto das fezes) ou com exames laboratoriais, para o ajuste individualizado da terapia de reposição enzimática.[21,22] As preparações comerciais contendo enzimas pancreáticas evoluíram muito, desde o uso de preparações de liberação rápida, sem proteção, até preparações de microesferas, com proteção acidorresistentes e concentrações variadas de enzimas por cápsulas.[23,24]

CONSIDERAÇÕES FINAIS

A terapia nutricional consiste em manter ou melhorar o estado nutricional, tal como a deficiência de macro e micronutrientes, minerais e eletrólitos. Deve-se visar ao adequado ganho ponderoestatural, à adequação enzimática, à suplementação alimentar e vitamínica e à consequente diminuição do risco de desnutrição. Ressalta-se a importância da terapia nutricional no atendimento multidisciplinar do paciente com FC nos momentos de descompensação clínica, auxiliando na estabilização do quadro pulmonar e do estado clínico geral, na tentativa de interromper o ciclo desnutrição/infecção e melhorar a qualidade de vida do paciente.[20,23]

REFERÊNCIAS BIBLIOGRÁFICAS

1. Munk A. Nutritional considerations in patients with cystic fibrosis. Expert Rev Respir Med 2010; 4(1):47-56.
2. O'Sullivan BP, Freedman SD. Cystic fibrosis. Lancet 2009; 373(4):1891-904.
3. Damas C, Amorim A, Gomes I. Fibrose cística: revisão. Rev Portuguesa Pneumol 2008; 14(1):89-93.

4. Dodge JA, Turck D. Cystic fibrosis: nutritional consequences and management. Best Pract Res Clin Gastroenterol 2006; 20(3):531-46.
5. Murphy AJ, Buntain HM, Wainwright CE, Davies PS. The nutritional status of children with cystic fibrosis. Br J Nutr 2006; 95(2):321-4.
6. Gaspar MC, Chiba SM, Gomes CET, Juliano Y, Novo NF, Lopez FA. Resultado de intervenção nutricional em crianças e adolescentes com fibrose cística. J Pediatr 2002; 78(2):161-70.
7. Adde FV, Rodrigues JC, Cardoso AL. Nutritional follow-up of cystic fibrosis patients: the role of nutrition education. J Pediatr (Rio J) 2004; 80(6):475-82.
8. World Health Organization [database on internet]. Who Child Growth Standards/ Department of Nutrition/Department of Child and Adolescent Health. Growth reference data for 5-19 years 2007 [cited 31 may 2011]. Disponível em: www.who.int/growthref/en/.
9. World Health Organization. Physical status: the use and interpretation of anthropometry. Technical Report Series nr.854. Geneva: WHO,1995.
10. Thompson FE, Byers T. Dietary assessment resource manual. J Nutr 1994; 124(11 Suppl):2245S-317S.
11. Sinaasappel M, Stern M, Littlewood J, Wolfe S, Steinkamp G, Heijerman HG et al. Nutrition in patients with cystic fibrosis: a european consensus. J Cyst Fibros 2002; 1(2):51-75.
12. Borowitz D, Baker RD, Stallings V. Consensus report on nutrition for pediatric patients with cystic fibrosis. J Pediatr Gastroenterol Nutr 2002; 35(3):246-59.
13. Ramsey BW, Farrell PM, Pencharz P. Nutritional assessment and management in cystic fibrosis: a consensus report. The consensus committee. Am J Clin Nutr 1992; 55(1):108-16.
14. Wood BP. Cystic fibrosis. Radiology 1997; 204(1):1-10.
15. Reis FJ, Oliveira MCL, Penna FJ, Oliveira MGR, Oliveira EA, Monteiro APAF. Quadro clínico e nutricional de pacientes com fibrose cística: 20 anos de seguimento no HC-UFMG. Rev Ass Med Brasil 2000; 46(4):325-30.
16. Flume PA. Pulmonary complications of cystic fibrosis. Respir Care. 2009; 54(5):618-27.
17. Rosa RF, Dias FG, Nobre LN, Morais HA. Fibrose cística: uma abordagem clínica e nutricional. Rev Nutr 2008; 21(6): 725-37.
18. Balinsky W, Zhu CW. Pediatric cystic fibrosis: evaluating cost and genetic testing. J Pediatr Health Care 2004; 18(1):30-4.
19. Fiates GMR, Barbosa E, Auler F, Feiten SF, Miranda F. Estado nutricional e ingestão alimentar de pessoas com fibrose cística. Rev Nut 2001; 14(2):95-101.
20. Wood LG, Gibson PG, Garg ML. Circulating markers to assess nutritional therapy in cystic fibrosis. Clin Chim Acta 2005; 353(1/2):13-29.
21. Wooldridge JL, Heubi JE, Amaro-Galvez R, Boas SR, Blake KV, Nasr SZ et al. EUR-1008 pancreatic enzyme replacement is safe and effective in patients with cystic fibrosis and pancreatic insufficiency. J Cyst Fibros 2010; 8(6): 405-17.

22. Lai Hj, Shoff SM. Classification of malnutrition in cystic fibrosis: implications for evaluating and benchmarking clinical practice performance. Am J Clin Nutr 2008; 88(1):161-6.
23. Milla CE. Nutrition and lung disease in cystic fibrosis. Clin Chest Med 2007; 28:319-30.
24. Wiedemann B, Paul KD, Stern M, Wagner TO, Hirche TO. Evaluation of body mass index percentiles for assessment of malnutrition in children with cystic fibrosis. Eur J Clin Nutr 2007; 61(6):759-68.

8.5

Doença celíaca

Vera Lucia Sdepanian

OBJETIVOS DA LEITURA

Habilitar o pediatra a identificar os indivíduos com doença celíaca (DC) a partir dos sinais e sintomas e iniciar a investigação diagnóstica. Também será abordada a terapia nutricional, cujo objetivo é fazer com que o paciente seja capaz de controlar a doença e ter uma qualidade de vida semelhante aos que não têm essa enfermidade.

INTRODUÇÃO

A importância do conhecimento da DC deve-se à elevada prevalência da doença não somente na Europa (um caso de DC para cada 100 a 200 indivíduos estudados) e nos Estados Unidos, mas também na América Latina.[1,2] No Brasil, essa doença continua sendo subdiagnosticada. Em quatro estudos com doadores de sangue nas cidades de São Paulo, Ribeirão Preto, Curitiba e Brasília, foram observadas prevalências elevadas de 1:214, 1:273, 1:417 e 1:681, respectivamente.[3-6]

A DC é uma intolerância permanente ao glúten – principal fração proteica presente no trigo, no centeio e na cevada – que acomete indivíduos geneticamente predispostos.

FISIOPATOLOGIA

A DC resulta da intersecção de fatores ambientais e genéticos, sendo o glúten reconhecidamente o fator ambiental crítico. O envolvimento de genes do complexo HLA (do cromossomo 6p21) com a doença celíaca está claro. Há evidências de que 90% dos pacientes apresentam uma variante do heterodímero DQ2 e 5 a 10% dos pacientes apresentam DQ8.[7] DQ2 é a designação para os alelos DQA1*0501 e DQB1*0201, enquanto o DQ8 se refere aos alelos DQA1*0301 e DQB1*0302.[7] É importante mencionar que cerca de 40% da população geral apresenta esse haplótipo.

CONSEQUÊNCIAS DA DOENÇA

Três formas de apresentação clínica da DC são reconhecidas: clássica ou típica, não clássica ou atípica e assintomática ou silenciosa.[8]

Forma clássica ou típica

Caracterizada pela presença de diarreia crônica, em geral acompanhada de distensão abdominal e perda de peso, a forma clássica da DC, também conhecida como crise celíaca, pode apresentar diminuição do tecido celular subcutâneo, atrofia da musculatura glútea, falta de apetite, alteração de humor (irritabilidade ou apatia), vômitos e anemia. Além disso, pode ter evolução grave, o que ocorre quando há retardo no diagnóstico e no tratamento adequado, particularmente entre o primeiro e o segundo ano de vida, sendo frequentemente desencadeada por infecção. Essa complicação potencialmente fatal se caracteriza pela presença de diarreia grave com desidratação hipotônica grave, distensão abdominal importante por hipopotassemia, desnutrição grave e outras manifestações, como hemorragia e tetania.[8]

Forma atípica ou não clássica

Caracteriza-se por quadro mono ou paucissintomático, em que as manifestações digestivas estão ausentes ou, quando presentes, ocupam um segundo plano. Os pacientes desse grupo podem ter as seguintes manifestações, que podem ser isoladas ou em conjunto (mais de um sinal ou sintoma): baixa estatura, anemia por deficiência de ferro refratária à ferroterapia oral, anemia por deficiência de folato e vitamina B12, osteoporose, hipoplasia do esmalte dentário, artralgias ou artrites, constipação intestinal refratária ao tratamento, atraso puberal, irregularidade do ciclo menstrual, esterilidade, abortos de repetição, ataxia, epilepsia (isolada ou associada à calcificação cerebral), neuropatia periférica, miopatia, manifestações psiquiátricas (p.ex., depressão, autismo, esquizofrenia), úlcera aftosa recorrente, elevação das enzimas hepáticas e perda de peso sem causa aparente, fraqueza, edema de aparição abrupta após infecção ou cirurgia e dispepsia não ulcerosa.[8]

Deve-se mencionar a dermatite herpetiforme, considerada doença celíaca da pele, que se apresenta com lesões de pele papulovesiculares intensamente pruriginosas, geralmente distribuídas simetricamente nas regiões extensoras, que acomete pelo menos uma das seguintes áreas: cotovelos, joelhos, nádegas e região escapular; em casos mais raros, pode envolver palmas e outros locais. Apesar de a dermatite herpetiforme ser considerada doença bolhosa, as bolhas geralmente não estão presentes no início do quadro. Por causa do prurido intenso, os pequenos agrupamentos papulovesiculares são rapidamente escarificados, ocasionando a presença de pápulas escoriadas.[8]

Segundo a literatura internacional, houve mudança do padrão da doença celíaca: acredita-se que, atualmente, ela se apresenta mais sob a forma não clássica, considerando-se rara a forma clássica. No Brasil, estudos demonstram que, embora a forma de apresentação clássica da DC ainda continue sendo a mais frequente, há aumento da forma não clássica da doença.[9,10]

Forma assintomática ou silenciosa

Caracteriza-se por alterações sorológicas e histológicas da mucosa do intestino delgado compatíveis com DC associada à ausência de manifestações clínicas. Essa situação pode ser comprovada especialmente entre grupos de risco para a DC.

O principal grupo de risco para a doença celíaca é constituído pelos familiares de primeiro grau. Os demais grupos de risco incluem aqueles com: doenças autoimunes (diabete insulino-dependente, tireoidite autoimune, alopecia areata, deficiência seletiva de IgA, síndrome de Sjögren, colestase autoimune, miocardite autoimune), síndrome de Down, síndrome de Turner e síndrome de Williams.

EXAMES COMPLEMENTARES

Os indivíduos que apresentam a forma clássica ou a não clássica da DC ou, ainda, aqueles pertencentes aos grupos de risco devem, em um primeiro momento, realizar sorologia específica para a doença. Os testes sorológicos para a DC são: anticorpo antigliadina, anticorpo antiendomísio, anticorpo antitransglutaminase e, o mais recente, anticorpo antigliadina desamidada.[11] Os anticorpos antiendomísio da classe IgA e anticorpo antitransglutaminase da classe IgA são superiores ao anticorpo antigliadina. Quanto à utilidade do anticorpo antigliadina desamidada, um estudo de metanálise concluiu que o anticorpo antitransglutaminase é mais sensível (93% antitransglutaminase *versus* 88% antigliadina desamidada) e que a especificidade desses dois anticorpos é semelhante (96% antitransglutaminase *versus* 94% antigliadina desamidada). Portanto, há superioridade do anticorpo antitransglutaminase em relação ao anticorpo antigliadina desamidada no rastreamento sorológico. Até o momento, os marcadores sorológicos para DC não substituem a biópsia de intestino delgado, que continua sendo o padrão-ouro para o diagnóstico de DC.[11]

Deve-se destacar que a deficiência de imunoglobulina A é responsável por resultados falsos-negativos dos testes sorológicos da classe IgA. Portanto, quando os testes iniciais (anticorpo antiendomísio, antitransglutaminase ou antigliadina desamidada, todos da classe IgA) são negativos e há suspeita de DC, deve-se descartar deficiência de IgA, principal responsável por resultados falsos-negativos.

A biópsia de intestino delgado pode ser obtida por meio da pinça de biópsia de endoscopia gastrointestinal, devendo-se obter pelo menos quatro fragmentos da porção mais distal do duodeno, pelo menos segunda ou terceira porção. É necessário comentar que a alteração de mucosa intestinal com presença de atrofia vilositária (Marsh III), seja ela leve, moderada ou total, demonstra evidência de DC, embora não seja lesão patognomônica dessa doença.[11]

TERAPIA NUTRICIONAL

Desde os estudos pioneiros de Dicke, há mais de 6 décadas, em que se determinou que a dieta sem glúten constituiria o tratamento da DC, pouco foi modificado na prática terapêutica, apesar dos avanços da patofisiologia da doença. Possivelmente, ainda se está na idade da pedra em relação ao tratamento da DC, que consiste basicamente na eliminação do glúten da dieta durante toda a vida.

As prolaminas, frações proteicas tóxicas do glúten que são solúveis em etanol, são distintas de acordo com o cereal, denominadas gliadina para o trigo, secalina para o centeio, hordeína para a cevada e avenina para a aveia.[12]

A retirada do glúten da dieta parece ser tarefa simples, entretanto essa prática requer mudanças importantes nos hábitos alimentares dos pacientes com DC, que devem excluir da alimentação trigo, centeio e cevada, assim como seus derivados. Há certa controvérsia a respeito da toxicidade da aveia; acredita-se que essa toxicidade está relacionada com a contaminação da aveia com o trigo, por exemplo, e não que a aveia propriamente dita seja tóxica. Entretanto, a aveia deve continuar sendo excluída da dieta até a confirmação de que ela não seja tóxica. O malte, subproduto da cevada, também é tóxico, assim como o extrato de malte, que, dependendo da técnica de extração, pode conter glúten. Portanto, esses produtos não devem ser consumidos pelo paciente com DC.

A alimentação permitida ao celíaco consiste em: arroz, grãos (feijão, lentilha, soja, ervilha, grão-de-bico), óleo, azeite, vegetais, hortaliças, frutas, tubérculos (batata, mandioca, cará, inhame), ovos, carnes (bovina, suína, peixes e aves), leite e derivados.

O glúten pode ser substituído pelas farinhas dos seguintes alimentos: milho (farinha de milho, amido de milho, fubá), arroz (farinha de arroz), batata (fécula de batata) e mandioca (farinha de mandioca, polvilho doce, polvilho azedo, tapioca). *Millets*, quinoa e amaranto também são permitidos. Embora o trigo sarraceno não contenha glúten, ele pode estar contaminado com glúten. A contaminação pode ocorrer no campo, na colheita ou na moagem, pois o trigo sarraceno geralmente está próximo da plantação do trigo.

Os produtos industrializados especialmente para pacientes com DC ainda são escassos no Brasil e, por essa razão, é importante que os celíacos e seus familiares saibam preparar alimentos sem glúten.

Sdepanian et al. verificaram que a grande maioria dos pacientes com DC cadastrados na Associação dos Celíacos do Brasil (Acelbra) tem conhecimento sobre a doença e o seu tratamento.[13] Entretanto, a despeito desse conhecimento, 30% dos pacientes cadastrados na Acelbra referiram transgressão voluntária à dieta, proporção semelhante à de publicações internacionais. Verificou-se, também, que os pacientes que obedeciam à dieta tinham maior conhecimento sobre a DC e seu tratamento.[13] Portanto, uma estratégia para aumentar a obediência à dieta pode ser promover melhor conhecimento para os pacientes a respeito da doença e de sua terapêutica.

A transgressão da dieta sem glúten também pode ser involuntária, ocorrendo quando os alimentos industrializados não informam corretamente a lista dos ingredientes contidos nos produtos ou quando os alimentos sem glúten se contaminam com o glúten. Essa contaminação pode ocorrer no campo, durante a colheita, moagem, transporte, armazenamento e empacotamento dos produtos.

Sdepanian et al. observaram que a maioria dos produtos industrializados que, segundo o rótulo, não continha glúten, realmente estava livre dessa substância, e também que quase todos os alimentos preparados pelo paciente com DC e/ou seus familiares não continham glúten.[12] Ao analisar a presença de glúten em medicamentos no Brasil, verificou-se que nenhum continha glúten, com exceção de um, cuja quantidade de gliadina em cada cápsula seria insignificante para o paciente com DC.[14]

No Brasil, foi promulgada uma Lei Federal, em 1992, que determinava a impressão de advertência "contém glúten" nos rótulos e nas embalagens de alimentos industrializados que apresentassem em sua composição trigo, centeio, cevada, aveia e seus derivados. Em maio de 2003, uma nova Lei Federal, n. 10.674, foi promulgada em substituição à anterior, determinando que todos os alimentos industrializados deveriam conter a expressão "contém glúten" ou "não contém glúten", conforme o caso. Há também uma resolução – RDC 137, de maio de 2003 – especificamente para os produtos farmacêuticos, que determina que os medicamentos que contenham essa proteína apresentem o aviso.

Apesar de ser necessário garantir a ausência de mínimas quantidades de glúten nos alimentos, parece ser ainda mais importante que os profissionais de saúde convençam seus pacientes a obedecer totalmente e por toda a vida a dieta sem glúten. Esta é uma das principais atividades da Acelbra (www. acelbra.org.br) e suas associações distribuídas em 15 estados do Brasil, assim como a Federação Nacional das Associações de Celíacos do Brasil (Fenacelbra), que congrega as associações de celíacos do Brasil, não somente oferecendo suporte aos pacientes, mas também promovendo e divulgando essa doença por meio da mídia, de jornais informativos e de eventos como a "Caminhada do Dia Internacional do Celíaco". A Fenacelbra também participa de ações junto aos governos estaduais e federal em prol do indivíduo com doença celíaca.

Em 18 de setembro de 2009, foi publicado, no *Diário Oficial da União*, o Protocolo Clínico e Diretrizes Terapêuticas da Doença Celíaca, que contribuiu com a capacitação dos profissionais nos serviços de atenção à saúde com respeito às formas de apresentação da doença e de realização e interpretação dos exames subsidiários, além de incluir, na tabela do SUS, um marcador sorológico mais sensível e específico para DC, como o anticorpo antitransglutaminase recombinante humana da classe IgA, que, até então, não fazia parte da tabela.

Com a instituição da dieta totalmente sem glúten, há completa normalização da mucosa intestinal e das manifestações clínicas da DC.

COMPLICAÇÕES

Há relatos de uma série de complicações não malignas da DC, como osteoporose, doenças autoimunes, esterilidade, distúrbios neurológicos e psiquiátricos.[15] Dentre as complicações malignas, estão o linfoma, o carcinoma de esôfago e faringe e o adenocarcinoma de intestino delgado.[16] O risco de complicações está associado com a não obediência à dieta restrita isenta de glúten. Esses dados justificam a prescrição de dieta totalmente isenta de glúten, durante toda a vida, a todos os pacientes com DC, independentemente das manifestações clínicas. Os pacientes que seguem a dieta sem glúten têm a doença controlada, podendo viver como os indivíduos sem DC.

Em conclusão, apesar de os pacientes com DC terem conhecimento a respeito da doença e de saberem preparar adequadamente alimentos sem glúten, uma parcela significativa não obedece à dieta. Portanto, até que uma nova terapia seja recomendada ao indivíduo com DC, é de extrema importância convencer o paciente a seguir uma dieta totalmente sem glúten, pois é a única forma de garantir melhor qualidade de vida para ele.

PONTOS-CHAVE E CONSIDERAÇÕES FINAIS

Há um verdadeiro leque de manifestações clínicas da DC. É fundamental que o médico tenha conhecimento da diversidade de sinais e sintomas ao considerar o diagnóstico. Uma vez que se levanta a hipótese diagnóstica de DC a partir do quadro clínico clássico, não clássico ou dos grupos de risco, não se deve retirar o glúten da dieta sem que se tenham realizado os exames laboratoriais.

Portanto, antes da retirada do glúten da dieta, deve-se realizar a dosagem dos marcadores sorológicos mais sensíveis e mais específicos, como o anticorpo antitransglutaminase recombinante humana da classe IgA ou o anticorpo antiendomísio da classe IgA. A possibilidade de o paciente ter deficiência de imunoglobulina A deve ser descartada, sendo necessário fazer a análise laboratorial. A partir daí, caso esse anticorpo seja positivo, é feita a biópsia de intestino delgado com emprego da endoscopia digestiva alta. Quando a biópsia é sugestiva de DC, deve-se excluir totalmente o glúten da dieta. O sucesso do tratamento dependerá exclusivamente da adesão à dieta.

REFERÊNCIAS BIBLIOGRÁFICAS

1. Mariné M, Fernández-Bañares F, Alsina M, Farré C, Cortijo M, Santaolalla R et al. Impact of mass screening for gluten-sensitive enteropathy in working population. World J Gastroenterol 2009; 15(11):1331-8.

2. Fasano A, Berti I, Gerarduzzi T, Not T, Colletti RB, Drago S et al. Prevalence of celiac disease in at-risk and not-at-risk groups in the United States: a large multicenter study. Arch Intern Med 2003; 163(3):286-92.
3. Oliveira RP, Sdepanian VL, Barreto JA, Cortez AJ, Carvalho FO, Bordin JO et al. High prevalence of celiac disease in Brazilian blood donor volunteers based on screening by IgA antitissue transglutaminase antibody. Eur J Gastroenterol Hepatol 2007; 19(1):43-9.
4. Melo SB, Fernandes MI, Peres LC, Troncon LE, Galvão LC. Prevalence and demographic characteristics of celiac disease among blood donors in Ribeirão Preto, State of São Paulo, Brazil. Dig Dis Sci 2006; 51(5):1020-5.
5. Pereira MA, Ortiz-Agostinho CL, Nishitokukado I, Sato MN, Damião AO, Alencar ML et al. Prevalence of celiac disease in an urban area of Brazil with predominantly European ancestry. World J Gastroenterol 2006; 12(40):6546-50.
6. Gandolfi L, Pratesi R, Cordoba JC, Tauil PL, Gasparin M, Catassi C. Prevalence of celiac disease among blood donors in Brazil. Am J Gastroenterol 2000; 95(3):689-92.
7. Sollid LM, Lie BA. Celiac disease genetics: current concepts and practical applications. Clin Gastroenterol Hepatol 2005; 3(9):843-51.
8. Sdepanian VL, de Morais MB, Fagundes Neto U. Celiac disease: evolution in knowledge since its original centennial description up to the present day. Arq Gastroenterol 1999; 36(4):244-57.
9. Sdepanian VL, Moraes MB, Fagundes-Neto U. Celiac disease: clinical characteristics and methods used in the diagnosis of patients registered at the Brazilian Celiac Association. J Pediatr (Rio J) 2001; 77(2):131-8.
10. Galvão LC, Brandão JM, Fernandes MI, Campos AD. Clinical presentation of children with celiac disease attended at a Brazilian specialized university service, over two periods of time. Arq Gastroenterol 2004; 41(4):234-8.
11. Hill ID, Dirks MH, Liptak GS, Colletti RB, Fasano A, Guandalini S et al. Guideline for the diagnosis and treatment of celiac disease in children: recommendations of the North American Society for Pediatric Gastroenterology, Hepatology and Nutrition. J Pediatr Gastroenterol Nutr 2005; 40(1):1-19.
12. Sdepanian VL, Scaletsky IC, Fagundes-Neto U, Batista de Morais M. Assessment of gliadin in supposedly gluten-free foods prepared and purchased by celiac patients. J Pediatr Gastroenterol Nutr 2001; 32(1):65-70.
13. Sdepanian VL, de Morais MB, Fagundes-Neto U. Celiac disease: evaluation of compliance to gluten-free diet and knowledge of disease in patients registered at the Brazilian Celiac Association (ACA). Arq Gastroenterol 2001; 38(4):232-9.
14. Sdepanian VL, Scaletsky IC, de Morais MB, Fagundes-Neto U. Assessment of gliadin in pharmaceutical products - important information to the orientation of celiac disease patients. Arq Gastroenterol 2001; 38(3):176-82.

15. Holmes GKT. Non-malignant complications of coeliac disease. Acta Paediatr 1996; 85:68-75.
16. Catassi C, Fabiani E, Corrao G, Barbato M, De Renzo A, Carella AM et al. Risk of non-Hodgkin lymphoma in celiac disease. JAMA 2002; 287(11):1413-9.

8.6

Erros inatos do metabolismo

Ana Maria Martins
Beatriz Jurkiewicz Frangipani
Renata Bernardes de Oliveira
Sandra Obikawa Kyosen

INTRODUÇÃO

Os erros inatos do metabolismo (EIM) resultam em doenças metabólicas hereditárias (DMH), causadas por falta de atividade de uma ou mais enzimas específicas ou defeitos no transporte de proteínas. As consequências desses defeitos podem ser o acúmulo de substâncias que usualmente estão presentes em pequena quantidade no organismo, a deficiência de produtos intermediários, a deficiência de produtos finais específicos ou o acúmulo de produtos resultantes de vias metabólicas alternativas.[1]

Os EIM são, em sua grande maioria, de herança autossômica recessiva, ou seja, apresentam risco de recorrência de 25% a cada gestação de pais heterozigotos. Algumas doenças têm herança ligada ao cromossomo X, isto é, a mãe é portadora da mutação; nesses casos, o risco de recorrência é de 50% a cada gestação para o sexo masculino e de 50% das filhas serem portadoras e passarem aos seus filhos(as). Quando o homem é afetado pela doença, todas as suas filhas serão portadoras do gene. As doenças mitocondriais são, na maioria das vezes, de herança autossômica recessiva, sendo apenas cerca de 25% de herança mitocondrial. Neste último caso, praticamente todos os filhos(as) serão afetados.[2]

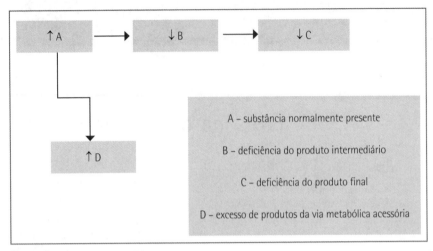

Figura 1 Via metabólica hipotética.

Os EIM são doenças individualmente raras. No entanto, um estudo feito no Canadá observou incidência cumulativa de 1:2.500.[3] Não há dados estatísticos sobre a incidência no Brasil. A prevalência de cada doença é bastante variável, principalmente de acordo com a raça.

Atualmente, são conhecidas mais de 550 doenças humanas causadas por EIM, número que vem aumentando constantemente em virtude das novas técnicas para identificar os diversos fenótipos bioquímicos.[2] Entretanto, a incidência dos EIM não tem acompanhado esse aumento, provavelmente porque o seu diagnóstico está sendo subestimado. A falha no diagnóstico decorre de uma série de fatores:

- as doenças metabólicas são consideradas individualmente raras, levando muitos médicos a pesquisar essa etiologia somente quando as causas mais frequentes foram afastadas;
- as amostras de urina e sangue para investigar um erro metabólico têm, com relação à doença aguda, um momento certo para serem coletadas e possibilitarem o diagnóstico;
- muitas doenças metabólicas produzem somente anormalidades intermitentes.[4]

As manifestações clínicas de um EIM que descompensa com risco de morte para o paciente são inespecíficas e incluem recusa alimentar, vômitos, desidratação, letargia, hipotonia e convulsão. Esse quadro é semelhante ao de septicemia, que pode também estar presente, uma vez que os EIM predispõem a quadros infecciosos. Quando uma criança com EIM morre sem diagnóstico, o óbito é geralmente atribuído somente à septicemia, o que é um erro diagnóstico. Os achados de autópsia nesses casos são frequentemente inespecíficos, não permitindo o diagnóstico de DMH quando a hipótese não é aventada.[1,4]

Um EIM que deixa de ser diagnosticado pode resultar na morte do paciente ou, para os sobreviventes, em exames onerosos e desnecessários, em internações repetidas, acompanhamentos ambulatoriais prolongados e infrutíferos para o diagnóstico e impedimento do aconselhamento genético.

O mais importante para o diagnóstico de um EIM é o julgamento clínico, que se baseia no raciocínio diagnóstico a partir dos dados clínicos e direciona a coleta de exames laboratoriais de urgência e exames confirmatórios, possibilitando o tratamento de urgência adequado, o diagnóstico provável seguro e o diagnóstico de certeza no futuro, com os exames confirmatórios feitos no momento da descompensação.

O conteúdo deste capítulo é fruto de pesquisa de referências bibliográficas e da experiência clínica do Centro de Referência em Erros Inatos do Metabolismo (CREIM), da Universidade Federal de São Paulo (Unifesp), no atendimento desse grupo de doenças.

CLASSIFICAÇÃO CLÍNICA E TERAPÊUTICA DOS ERROS INATOS DO METABOLISMO[4]

A classificação dos EIM é feita em três grupos:

☐ grupo 1: trata-se dos distúrbios que levam à intoxicação: EIM intermediários que levam à intoxicação aguda (acidose metabólica, vômitos, desidratação, letargia, coma, insuficiência hepática, complicações tromboembólicas) ou crônica [dificuldade de ganho de peso, retardo do desenvolvimento neuropsicomotor (DNPM), luxação de cristalino] por acúmulo de componentes tóxicos próximos ao bloqueio metabólico. Fazem parte desse grupo os defeitos no metabolismo dos aminoácidos (fenilcetonúria, doença do xarope de bordo, homocistinúria, tirosinemia, etc.), ácidos orgânicos (acidúria metilmalônica, propiônica, isovalérica, etc.) (Figura 2), ciclo da ureia e as intolerâncias aos açúcares [ntolerância hereditária à frutose (Figura 3), galactosemia] e intoxicação por metais (doença de Wilson, Menkes e hemocromatose). As características principais desse grupo são a não interferência com o desenvolvimento embriofetal, a existência de intervalos livres de sintomas e a relação direta com a ingestão alimentar. A expressão clínica é de início tardio e intermitente;

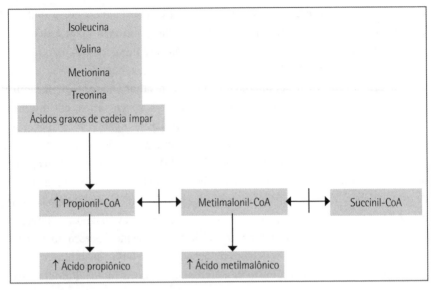

Figura 2 Via metabólica: acidemias metilmalônica e propiônica.

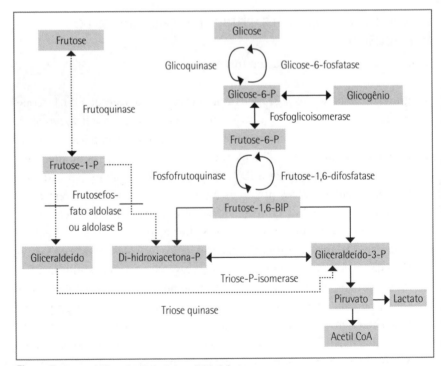

Figura 3 Via metabólica – intolerância hereditária à frutose.

Erros inatos do metabolismo 179

☐ grupo 2: são distúrbios do metabolismo de energia. Os sintomas são causados, pelo menos parcialmente, por deficiência na produção ou utilização de energia resultante de EIM intermediários no fígado, miocárdio, músculo ou cérebro. Pode-se dividir esse grupo em relação à presença de defeitos de energia mitocondrial e citoplasmático. As doenças mitocondriais são mais graves e incluem as acidemias lácticas congênitas (defeitos no transportador do piruvato, piruvato carboxilase, piruvato desidrogenase e ciclo de Krebs), defeitos de cadeia respiratória, da oxidação de ácidos graxos e de corpos cetônicos. O defeito de energia citoplasmático inclui defeitos na glicocólise, metabolismo do glicogênio (Figura 4), gliconeogênese, hiperinsulinismo e defeitos do metabolismo da creatina. Os sintomas mais comuns são: hipoglicemia, hiperlacticemia, hipotonia generalizada grave, surdez neurossensorial, miopatia, cardiomiopatia, retardo de crescimento, insuficiência cardíaca, colapso circulatório, síndrome da morte súbita na infância, entre outros;

☐ grupo 3: fazem parte os distúrbios envolvendo organelas celulares, incluindo defeitos na síntese ou degradação de macromoléculas complexas. Os sintomas são permanentes, progressivos, independentes de eventos intercorrentes (infecção) e não relacionados à ingestão alimentar. Fazem parte do grupo todas as doenças de depósito lisossômico (DDL), distúrbios dos peroxissômicos e defeitos de transporte intracelular e processamento, como deficiência de alfa-tripsina, distúrbios congênitos da glicosilação (GDG) e defeitos na síntese do colesterol.

Nas DDL, também chamadas de doenças de depósito, os tecidos afetados são aqueles nos quais a substância é normalmente catabolizada em grandes quantidades, como linfócitos circulantes, fibroblastos, fígado, baço, conjuntiva, medula óssea e mucosa intestinal. São exemplos de doenças lisossômicas as mucopolissacaridoses, as doenças do grupo de Niemann-Pick, de Gaucher, de Fabry, de Pompe, gangliosidoses, leucodistrofia metacromática, entre outras.

As doenças da biogênese dos peroxissomos comprometem muitas funções anabólicas, incluindo a biossíntese de plasmalogeno, que é o maior componente da mielina, colesterol e ácidos biliares. Essas múltiplas e complexas anormalidades, bioquimicamente, resultam em um defeito específico de migração neuronal, levando a malformações e graves disfunções do sistema nervoso central (SNC). Em contraste com as doenças lisossomais, nesses casos, não existe acúmulo intracelular de polímeros não digeridos. Um marcador útil para o diagnóstico é

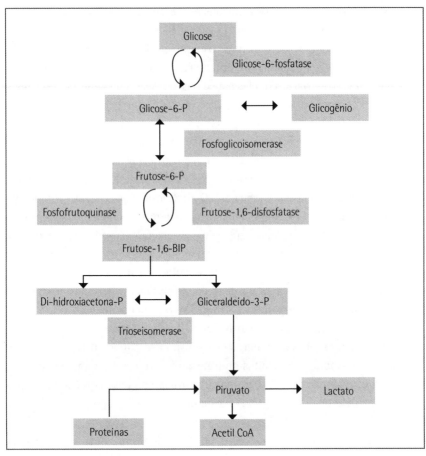

Figura 4 Via metabólica: glicogenose tipo I.

o acúmulo de ácidos graxos de cadeia muito longa no plasma, como na adrenoleucodistrofia ligada ao cromossomo X (doença do óleo de Lorenzo).

DIAGNÓSTICO

O diagnóstico laboratorial dos EIM geralmente depende de ensaios enzimáticos específicos e/ou identificação do defeito molecular. Esses exames não estão amplamente disponíveis no Brasil, e o acesso a eles ainda é limitado na maioria dos serviços médicos. Na realidade, mais importante do que o acesso ao exame específico é o julgamento clínico do médico em levantar a hipótese de EIM com base no quadro clínico do paciente. A classificação descrita anteriormente tem sido extremamente útil na prática diária, por auxiliar a visualizar os EIM como um todo e dirigir o raciocínio diagnóstico para os grupos de doenças. De acordo com as características da doença, presença de hepatomegalia, acidose metabólica, hipoglicemia ou outros sintomas, é possível determinar o grupo ao qual a doença pertence e trilhar o caminho que levará ao diagnóstico.

TRATAMENTO

Alguns EIM têm tratamento específico medicamentoso e/ou dietoterápico. O objetivo deste capítulo é abordar o tratamento dietoterápico.

TRATAMENTO DIETOTERÁPICO

Alguns EIM têm como terapêutica principal o tratamento dietético (Tabela 1). A conduta dietoterápica depende da bioquímica e da fisiopatologia de cada doença em particular; no entanto, os objetivos gerais do tratamento são os mesmos para todos os casos:[6]

Tabela 1 Algumas doenças metabólicas hereditárias que necessitam de tratamento dietético

Doença metabólica hereditária	Defeito enzimático	Nutriente restrito	Tratamento dietético
Aminoácido			
Fenilcetonúria	Fenilalanina hidroxilase	Fenilalanina	Restrição de fenilalanina, suplementação de tirosina + fórmula metabólica
Leucinose	Alfa-cetoácido desidrogenase de cadeia ramificada	Isoleucina, leucina e valina	Restrição de isoleucina, leucina e valina + fórmula metabólica
Homocistinúria não responsiva à piridoxina	Cistationina beta-sintase	Metionina	Restrição de metionina Suplementação de cisteína, betaína e ácido fólico + fórmula metabólica
Tirosinemia tipo I	Fumarilacetoacetase	Fenilalanina e tirosina e, se necessário, metionina	Restrição de fenilalanina e tirosina e, se necessário, metionina + fórmula metabólica
Tirosinemia tipo II	Aminotransferase	Fenilalanina e tirosina	Restrição de fenilalanina e tirosina + fórmula metabólica
Acidemia isovalérica	Isovaleril CoA desidrogenase	Leucina	Restrição de leucina + fórmula metabólica
Deficiência da HMG-CoA liase	3-hidroxi-3-metil-glutaril-CoA liase	Leucina	Restrição de leucina e lipídios + fórmula metabólica

(continua)

Manual de terapia nutricional pediátrica

			(continuação)
Acidemia metilmalônica	Metilmalonil-CoA mutase	Isoleucina, metionina, treonina e valina	Restrição de isoleucina, metionina, treonina e valina + fórmula metabólica
Carboidrato			
Galactosemia	Epimerase ou galactoquinase ou galactose-1-P-uridil transferase	Galactose	Restrição de galactose + fórmula infantil isenta de lactose
Intolerância hereditária à frutose	Aldolase B	Frutose	Restrição de frutose, sacarose e sorbitol + suplemento de vitaminas e minerais, se necessário
Glicogenose tipo I	Glicose-6-fosfatase	Lactose, sacarose e frutose	Adequação energética, restrita em lactose, sacarose, frutose e sorbitol + amido cru 4 a 6 vezes/dia
Glicogenose tipo III	Amilo-1,6-glicosidase	Sacarose	Adequação energética, restrita em sacarose + amido cru 4 a 6 vezes/dia
Proteína			
Deficiência da carbamoilfosfato sintase	Carbamoilfosfato sintase	Proteína	Restrição proteica, suplementação de aminoácidos essenciais (fórmula metabólica) e citrulina
Deficiência da ornitina carbamoiltransferase	Ornitina carbamoiltransferase	Proteína	Restrição proteica, suplementação de aminoácidos essenciais (fórmula metabólica) e citrulina
Citrulinemia	Arginino-succinato sintase	Proteína	Restrição proteica, suplementação de aminoácidos essenciais (fórmula metabólica) e arginina
Acidúria arginino-succínica	Arginino-succinato liase	Proteína	Restrição proteica, suplementação de aminoácidos essenciais (fórmula metabólica) e arginina
Argininemia	Arginase	Proteína	Restrição proteica, suplementação de aminoácidos essenciais (fórmula metabólica)

Fonte: Acosta & Yannicelli.[5]

- corrigir o desequilíbrio primário das reações metabólicas por restrição do substrato acumulado;
- suplementar os produtos da via metabólica primária que se encontra bloqueada;
- aumentar o anabolismo e diminuir o catabolismo;
- proporcionar uma via metabólica alternativa, a fim de diminuir o acúmulo de precursores tóxicos por causa do bloqueio metabólico;
- suplementar os nutrientes deficientes em virtude da restrição dietética.

Acidemias propiônica e metilmalônica (grupo 1)

As acidúrias orgânicas podem ser definidas como distúrbios metabólicos que se associam ao aumento dos ácidos orgânicos em fluidos biológicos, produzindo uma série de alterações metabólicas secundárias. Entre elas, destaca-se o efeito inibitório em vários passos do metabolismo intermediário, no déficit de carnitina e na síntese anormal de ácidos graxos. Consequentemente, os pacientes podem apresentar hipoglicemia, hiperlacticemia, hiperamonemia e hiperglicinemia.[7]

Das acidemias, a propiônica (APP) e a metilmalônica (AMM) são as mais conhecidas e ocorrem em decorrência de deficiências enzimáticas nas diferentes etapas do metabolismo dos aminoácidos valina, metionina, treonina e isoleucina.[7]

A intervenção nutricional para os pacientes com acidemias deve ser precoce. O tratamento dietético das acidemias propiônica e metilmalônica tem como objetivo reduzir a produção de propionato mediante a restrição dos aminoácidos precursores (isoleucina, metionina, treonina e valina), além de evitar o jejum para limitar a oxidação dos ácidos graxos de cadeia ímpar.[8,9]

É importante ressaltar que aproximadamente 50% do propionato é formado pelo catabolismo de isoleucina, metionina, treonina e valina; 25% são produzidos pelas bactérias aeróbicas do intestino e os outros 25% provavelmente provêm da oxidação dos ácidos graxos de cadeia ímpar. A restrição dos aminoácidos envolvidos na doença é feita com dieta restrita em proteína. A dieta deve ser suplementada com fórmula metabólica de aminoácidos isenta de isoleucina, metionina, treonina e valina. A oferta deve ser fracionada de 3 a 4 horas, durante o dia; à noite, pode ser utilizado amido de milho cru, na dose de 1,5 a 1,75 mg/kg, para minimizar a lipólise.[10,11]

A fórmula metabólica consiste na mistura de aminoácidos, isenta do(s) aminoácido(s) envolvido(s) no bloqueio metabólico, acrescida de vitaminas e minerais e enriquecida com nutriente deficiente pelo bloqueio metabólico. Sua função é repor os micronutrientes e os aminoácidos essenciais (à exceção dos restritos) que estão deficientes por causa das imposições dietéticas. Permite bom controle metabólico e crescimento e desenvolvimento adequados.[12] Os lactentes devem receber a fórmula de aminoácido adicionada a uma fórmula láctea infantil com a menor quantidade possível de proteína.

Em torno dos 4 meses de idade, devem-se introduzir outros alimentos na dieta do lactente, especialmente os que contenham baixos teores de proteína, como vegetais e frutas, sempre com controle da quantidade tolerada. A dieta é individualizada, pois a tolerância a isoleucina, metionina, treonina e valina nas acidemias varia de acordo com idade, peso e grau da deficiência enzimática de cada paciente.[10,11]

Os objetivos do tratamento durante o período crônico são manter o equilíbrio bioquímico, prevenir o catabolismo, evitar jejuns prolongados e manter a hidratação adequada. Para alcançá-los, os alimentos ricos em proteína são excluídos ou restringidos da dieta; como consequência dessa restrição, indicadores antropométricos e laboratoriais de avaliação nutricional devem ser monitorados com frequência. Durante o seguimento, os aminoácidos plasmáticos devem ser mantidos dentro da normalidade, assim como as concentrações de amônia e carnitina livre. A excreção de ácidos orgânicos na urina também deve ser monitorada.[9-11,13,14]

O acompanhamento nutricional dos pacientes portadores de acidúria orgânica deve ser feito por uma equipe multidisciplinar. Logo após o diagnóstico, recomenda-se o acompanhamento clínico mensal até o primeiro ano de vida, para que a mãe seja orientada sobre a dieta e os riscos que as transgressões acarretam para o desenvolvimento de seu filho. Após esse período, o acompanhamento pode ser bimestral ou trimestral, dependendo da evolução da criança e das dificuldades da família. A orientação alimentar entregue à família deve ser clara, frequente e por escrito, de modo a permitir o correto entendimento do tratamento e o êxito do manejo nutricional.[9,14]

Intolerância hereditária à frutose (grupo 1)

A intolerância hereditária à frutose (IHF) é um EIM de herança autossômica recessiva, reconhecida como importante causa de dor abdominal, alterações hepáticas e distúrbios metabólicos. A doença é determinada geneticamente, causando diminuição da atividade de uma enzima do metabolismo da frutose, a frutose-1-fosfato aldolase, ou de aldolase B no fígado, rins e intestino delgado.[15-17] Os indivíduos com IHF são completamente assintomáticos até que sejam expostos à frutose. Os transtornos geralmente aparecem no desmame, quando são oferecidas fórmulas lácteas contendo frutose, ou com a introdução rotineira de alimentos.[15-17] Os primeiros sintomas de vômitos, falta de ganho de peso, dor abdominal e diarreia são notados logo que a criança recebe frutose pela introdução de alimentos como doces e frutas ou por medicamentos. Quanto mais jovem a criança for e mais alta a dose de frutose, mais grave é a reação. Em geral, a ingestão aguda ou crônica de frutose leva a hipoglicemia, falta de apetite, icterícia, hepatomegalia e distúrbios hepáticos, evoluindo para cirrose, acidose metabólica, complicações renais, síndrome hemorrágica e até morte.[18-20] Episódios agudos são raros pelo desenvolvimento de aversão a alimentos doces, frutas e alguns vegetais. A criança adota hábitos alimentares peculiares que a protegem, mas que nem sempre são compreendidos pelas pessoas ao redor, que costumam forçar a ingestão desses alimentos, principalmente os vistos como saudáveis. São descritos distúrbios de comportamento em consequência dos hábitos alimentares anormais, gerando problemas na escola com relação à alimentação. Além disso, muitos adolescentes e adultos apresentam problemas quanto à sociabilidade por apresentarem um comportamento mais recluso.[18,19,21] A aversão a determinados alimentos também é frequentemente descrita quando a doença é diagnosticada na idade adulta, tanto que esses indivíduos podem não manifestar sintomas.[21] Apesar da ocorrência da aversão, alguns pacientes não são capazes de diminuir suficientemente a sua ingestão, desenvolvendo, dessa forma, a síndrome de intoxicação crônica de frutose.[18]

O tratamento é basicamente dietético, com restrição da frutose e exclusão de sacarose e sorbitol da dieta. Alguns estudos relatam que a restrição da frutose deve ser inferior a 40 mg/kg de peso corpóreo/dia para assegurar o crescimento normal e a prevenção dos distúrbios metabólicos da intoxicação crônica.[18,19] Quando a dieta é estabelecida, geralmente há uma dramática melhora dos sintomas. Para assegurar a restrita quantidade de frutose, a eliminação de todas as frutas e da maioria dos vegetais é necessária. A dieta foge do padrão, visto que os hábitos alimentares infantis e a introdução de alimentos sólidos para os lactentes contêm elevadas quantidades de frutose e sacarose.[22-24] A adesão à dieta depende basicamente da conscientização dos pais e familiares para a real necessidade da restrição da frutose e seu conhecimento sobre os alimentos que fornecem esse nutriente.[24]

O aleitamento materno é seguro e deve ser encorajado. Atenção especial deve ser dada à introdução de fórmulas infantis, pois muitas acrescentam frutose e sacarose como fonte de carboidratos.

A frutose pode entrar "escondida" na dieta, por meio de medicamentos e remédios caseiros.[20] O sorbitol é frequentemente encontrado na formulação de produtos dietéticos e medicamentos. Inulina, rafinose e estaquiose também podem contribuir para a quantidade total de frutose na dieta.[21,22]

Quando possível, a dieta deve atender às necessidades nutricionais para a faixa etária. A suplementação de algumas vitaminas e minerais é quase sempre necessária.[17,18,22]

As tabelas brasileiras não apresentam a composição de frutose, sacarose ou sorbitol dos alimentos, mas apenas a quantidade total de carboidratos. Isso também ocorre com as informações contidas nos rótulos de alimentos industrializados. Essa falta de informação dificulta a mensuração correta das quantidades de frutose ingerida e a elaboração de dietas para pacientes com IHF. A utilização de tabelas estrangeiras, com a devida atenção para os diferentes tipos de alimentos encontrados nesses países, e a busca por maiores informações com as indústrias alimentícias são primordiais no tratamento dietético desses pacientes.

Depois de instituída a dieta, a evolução do paciente com IHF é boa, pois, sem a presença da frutose, os pacientes não apresentam os sintomas característicos. A dieta da intolerância hereditária à frutose, em virtude da restrição de alimentos de origem vegetal, torna-se monótona e, muitas vezes, é difícil alcançar a oferta calórica adequada para a criança, sendo necessária a orientação de receitas modificadas que utilizam produtos isentos de frutose, como o amido de milho.

Glicogenose tipo I (grupo 2)

A glicogenose tipo I ou doença do depósito de glicogênio, também conhecida como doença de Von Gierke, é um EIM de herança autossômica recessiva. A expressão da doença pode ser causada pela deficiência da enzima glicose-6--fosfatase ou no transporte microssomal da proteína para a glicose-6-fosfatase, resultando em acúmulo excessivo de glicogênio no fígado, rins e mucosa intestinal.[25] A deficiência causa produção inadequada de glicose hepática resultante da glicogenólise e gliconeogênese.

Os indivíduos com glicogenose tipo I podem ter hipoglicemia e acidose lática no período neonatal, porém é mais comum que os sintomas se apresentem por volta do terceiro ou quarto mês de vida, com hepatomegalia e convulsões por hipoglicemia. Essas crianças frequentemente têm acúmulo de tecido gorduroso nas bochechas, característica denominada "face de boneca". Outros achados clínicos são a baixa estatura e o abdome protuberante em virtude de hepatomegalia. Os achados bioquímicos mais importantes são hipoglicemia, acidose lática, hiperuricemia e hiperlipidemia.[26,27]

O objetivo principal do tratamento da glicogenose tipo I é manter a normoglicemia, pois essa condição pode corrigir a maioria das anormalidades metabólicas. O tratamento é basicamente dietético e visa a suprir as necessidades nutricionais para o crescimento e o desenvolvimento adequado em crianças, manter o estado nutricional em adultos e os níveis de glicose sérica durante o período de jejum. A dieta consiste em alimentação frequente com carboidratos complexos e terapia do amido cru e/ou polímeros de glicose.[26-28]

A adequação calórica implica na distribuição de 1/3 das calorias diárias pela terapia do amido cru ou de infusão contínua de glicose e 2/3 das calorias distribuídas uniformemente entre as refeições. As calorias totais são distribuídas aproximadamente em 60 a 70% de carboidratos, 10 a 15% de proteínas e 20 a 25% de lipídios.[25,29] A ingestão dietética de frutose e lactose deve ser restrita por causa do bloqueio metabólico. A suplementação de vitaminas e minerais pode ser necessária em consequência da restrição dietética.[29]

A terapia do amido cru é introduzida com dose de 1,6 g/kg de peso/dose de amido a cada 4 horas, diluído em água em temperatura ambiente na proporção de 1:2 para crianças menores de 2 anos; dose de 1,75 a 2,5 g/kg de peso/dose a cada 6 horas para crianças maiores de 2 anos, enquanto para adultos uma dose única antes de dormir pode ser suficiente para manter a normoglicemia por aproximadamente 7 horas.[25,28,29]

A infusão contínua de glicose é descrita na literatura, porém, na experiência clínica, verifica-se que tal método deve ser utilizado apenas no período de diagnóstico em crianças muito pequenas ou em pacientes hospitalizados, pois é desconfortável para o paciente e familiares. Na prática, a terapia do amido cru e/ou polímeros de glicose aliada a refeições frequentes tem se mostrado eficiente no controle da glicemia na maioria dos pacientes.

Mucopolissacaridoses (grupo 3)

As doenças pertencentes aos dois primeiros grupos têm tratamento dietético específico, mas, nas doenças do grupo III, a atenção dietética está voltada ao tratamento sintomático.[4]

As mucopolissacaridoses (MPS) são doenças genéticas de depósito lisossômico, causadas pela atividade deficiente de enzimas que degradam os glicosaminoglicanos (GAG) e ocasionam acúmulo dessas macromoléculas no interior da organela. Consequentemente, essas substâncias parcialmente degradadas têm sua excreção aumentada na urina.

De acordo com a enzima deficiente, as MPS são classificadas em MPS I (deficiência de alfa-L-iduronidase), MPS II (deficiência de iduronato-sulfatase), MPS III-A (deficiência de heparan N-sulfatase), MPS III-B (deficiência de alfa-N-acetil-glicosaminidase), MPS III-C (deficiência de acetil-CoA-alfa-glicosamina acetiltransferase), MPS III-D (deficiência de N-acetil-glicosamina-6--sulfatase), MPS IV-A (deficiência de galactose 6-sulfatase), MPS IV-B (deficiência de beta-galactosidase), MPS VI (deficiência de N-acetil-galactosamina 4-sulfatase), MPS VII (deficiência de beta-glicuronidase) e MPS IX (deficiência de hialuronidase).[30]

As alterações em lábios, língua, bochechas, mandíbula, palato duro e arcada dentária são frequentes em pacientes com MPS, assim como os seus correspondentes funcionais (sucção, mastigação, deglutição, respiração e fala).[31]

As queixas mais frequentes desses pacientes são: náusea, vômitos, flatulência, distensão abdominal, engasgos, obstipação e/ou diarreia, entre outras. Todos esses sintomas estão relacionados indiretamente à doença.

Assim, a avaliação e a orientação nutricional devem ser baseadas nos vários indicadores, com seguimento da evolução individual, sempre no contexto da história médica, diagnóstico e terapias utilizadas. Não havendo nenhuma intolerância, alergia alimentar ou queixa que justifique alguma alteração, a dieta pode seguir aquela recomendada para a faixa etária do paciente. Entretanto, podem ser necessárias algumas intervenções dietoterápicas relacionadas aos sintomas secundários à doença.

CONSIDERAÇÕES FINAIS

A vivência no ambulatório do Centro de Referência em Erros Inatos do Metabolismo (CREIM), da Universidade Federal de São Paulo (Unifesp), tem ensinado a importância do juízo clínico, da individualidade de cada caso e da necessidade de um protocolo de investigação laboratorial que promova maior conhecimento dos EIM e de uma equipe multidisciplinar para abordagem dos pacientes.

É importante salientar que uma doença metabólica hereditária que deixa de ser diagnosticada pode implicar morte do paciente ou, para os sobreviventes, exames onerosos e desnecessários, internações repetidas, acompanhamentos ambulatoriais prolongados e infrutíferos para o diagnóstico, além do impedimento da realização do aconselhamento genético.

REFERÊNCIAS BIBLIOGRÁFICAS

1. Martins AM. Inborn errors of metabolism: a clinical overview. São Paulo Med J Rev Paul Med 1999; 117(6):251-65.
2. Scriver CR (ed.), Sly WS (ed.), Childs B, Beaudet AL, Valle D, Kinzler KW et al. The metabolic and bases of inherited disease. 8.ed. New York: McGraw-Hill, 2001.
3. Applegarth DA, Toone JR, Lowry RB. Incidence of inborn errors of metabolism in British Columbia, 1969-1996. Pediatrics 2000; 105(1):e10.
4. Saudubray JM, Sedel F, Walter JH. Clinical approach to treatable inborn metabolic diseases: an introduction. J Inherit Metab Dis 2006; 29:261-74.
5. Acosta PB, Yannicelli S. Protocol 1 – The ross metabolic formula system. Nutrition Support Protocols 4.ed. USA: Ross Products Division, 2001.
6. Elsas LJ, Acosta PB. Nutritional support of inherited metabolic disease. In: Shils, M.E. Modern Nutrition in health and disease. 9.ed. Baltimore: Lippincott Williams & Wilkins, 2000. p.1003-56.
7. Treacy E, Clow C, Mamer A, Scriver R. Metylmalonic academia with a severe chemical but benign clinical phenotype. J Pediatr 1993; 122:428-9.
8. Wendel U, Baulny H.O. Branched-chain organic acidurias/acidemias. In: Saudubray J.M (ed.). Inborn metabolic disease – diagnoses and treatment. 4.ed. Springer, 2006. p.246-62.
9. Touati G, Valayannopoulos V, Mention K, de Lonlay P, Jouvet P, Depondt E et al. Methylmalonic and propionic acidurias: management without or with a few supplements of specific amino acid mixture. J Inherit Metab Dis 2006; 29:288-98.
10. Cornejo VE, Raimann B. Errores innatos del metabolismo de los aminoácidos. In: Errores innatos em el metabolismo del nino. 3.ed. 2010. p.71-79.
11. McDonald A. Disorder of amino acid metabolism, organic acidemias and urea cycle defects; phenylketonuria. In: Shaw V, Lawson M. Clinical paediatric dietetics 2.ed. Blackwell Science, 2001. p.235-253.
12. Yannicelli S. Nutrition therapy of organic acidaemias with amino acid-based formulas: emphasis on methylmalonic and propionic acidaemia. J Inherit Metab Dis 2006; 29:281-7.
13. Saudubray JM. Methylmalonic and propionic acidurias: management without or with a few supplements of specific amino acid mixture. J Inherit Metab Dis 2006; 29:288-98.
14. Zwicler T, Lindner M, Aydin HI, Baumgartner MB, Bodamer OA, Burlina AB et al. Diagnostic work-up and management of patients with isolated methylmalonic acidurias in European metabolic centres. J Inherit Metab Dis 2008; 31:361-7.
15. Wilson JD, Robertson T, Whiley M. Hereditary fructose intolerance in an adult. Aust N Z J Med 1995; 25(3):239.
16. Cox TM. Aldolase B and fructose intolerance. Faseb J 1994; 8(1):62.
17. Cox TM. Iatrogenic deaths in hereditary fructose intolerance. Arch Dis Child 1993; 69(4):413.

18. Gitzelmann R, Steinnman B, Van Den Berghe G. Disorders of fructose metabolism in the metabolic basis of inherited disease. 8.ed. Sarvier, 2001.
19. Mayes PA. Intermediary metabolism of fructose. Am J Clin Nutr 1993; 58(suppl):754S-765S.
20. Edstrom CS. Hereditary fructose intolerance in the vomiting infant. Pediatrics 1990; 85(4):600.
21. Cross N C et al. Hereditary fructose intolerance. Int J Biochem 1990; 22(7):685.
22. Marks F, Ordorica S, Hoskins I, Young BK. Congenital hereditary fructose intolerance and pregnancy. Am J Obstet Gynecol 1989; 160(2):362.
23. Cox TM. Hereditary fructose intolerance. Q J Med 1988; 68(256):585.
24. Bell L, Sherwuud WG. Current practices and improved recommendations for treating hereditary fructose intolerance. J Am Diet Assoc 1987; (6):721-8.
25. Chen YT. Glicogen storage disease. In: The metabolic basis of inherited disease. Scriver CR, Beaudet AL, Sly WL. 8.ed. Sarvier, 2001.
26. Rake JP, Visser G, Labrune P, Leonard JV, Ullrich K, Smit GPA. Guidelines for management of glycogen storage disease type I – European study on glycogen storage disease type I. Eur J Pediatr 2002; 161:S112-19.
27. Wolfsdorf JI, Holm IA, Weinstein DA. Glycogen storage diseases. Endocrinology and metabolism clinics 1999; 28(4):801-23.
28. Smit GPA. The long-term outcome of patients with glycogen storage disease type Ia. Eur J Pediatric 1993; 152(suppl1):S52-S55.
29. Goldberg T, Slonim AE. Nutrition therapy for hepatic glicogen storage diseases. J Am Diet Assoc 1993; 93(12):1423-30.
30. Wraith EJ. Mucopolysaccharidoses and oligosaccharidoses. In: Fernandes J, Saudubray M, Van der Berghe G, Walter J.H (eds.). Inborn metabolic diseases, diagnosis and treatment. 4 ed. New York: Springer, 2006. p.495-507.
31. Turra GS, Schwartz IVD. Avaliação da motricidade orofacial em pacientes com mucopolissacaridose: um estudo transversal. J Pediatr 2009; 85(3):254-60.

8.7

Hepatopatias

Patrícia da Graça Leite Speridião
Regina Helena Guedes da Motta Mattar

INTRODUÇÃO

O fígado, que é o principal local do metabolismo intermediário das proteínas, dos carboidratos e das gorduras, tem como função regular o estado nutricional do organismo. Com o surgimento da doença hepática, pode ocorrer interferência nas funções de regulação e metabolismo de substratos endógenos e exógenos, na síntese e no armazenamento de compostos, na ativação de vitaminas e na metabolização e excreção de substâncias tóxicas.

O diagnóstico precoce do risco de desnutrição e a terapia nutricional adequada podem prevenir ou retardar o desenvolvimento de desnutrição em crianças com doença hepática crônica.[1] A prevenção é muito importante no paciente pediátrico, dado o risco adicional de atraso de crescimento e desenvolvimento puberal associado à desnutrição.[2] As deficiências nutricionais são comuns em crianças portadoras de hepatopatias crônicas, particularmente as acometidas por doenças que provocam colestase e que se iniciam antes dos 6 meses de idade.[3] A desnutrição grave afeta aproximadamente 60% das crianças com hepatopatias crônicas.[3,4]

Com o desenvolvimento de técnicas de transplante hepático a partir da década de 1980, e a disponibilidade do uso da ciclosporina após o transplante, esse procedimento passou a representar a principal opção terapêutica para crianças com hepatopatias crônicas em fase terminal. Entretanto, nos últimos 15 anos, a indicação do transplante hepático ampliou-se também para pacientes não obrigatoriamente em fase terminal. Verificou-se que o estado nutricional do indivíduo tem relação direta com sua sobrevida e com as complicações após o transplante hepático, sendo o principal fator pré-operatório no qual se pode atuar.[5]

Em virtude das dificuldades de realização desses transplantes de forma rotineira e em larga escala, a prevenção ou o tratamento das deficiências nutricionais representa um importante recurso para a melhoria da qualidade e do prolongamento da vida dos pacientes. As principais causas de doença hepática crônica na infância estão relacionadas na Tabela 1.

Tabela 1 Principais causas de doença hepática crônica na infância

Malformações do trato biliar
Atresia de vias biliares
Hipoplasia biliar intra-hepática sindromática (síndrome de Alagille)
Hipoplasia biliar não sindromática
Cisto de colédoco
Fibrose hepática congênita
Doença de Caroli
Infecciosas
Hepatite por vírus B, C e D
Citomegalovírus
Rubéola
Autoimunes
Hepatite autoimune
Colangite esclerosante primária
Metabólicas e genéticas
Deficiência de alfa-1-antitripsina
Doença de Wilson
Fibrose cística
Glicogenose tipos III e IV
Galactosemia, frutosemia, tirosinemia
Doença de Gaucher, hemocromatose
Síndrome de Rendu-Osler-Weber
(continua)

	(continuação)
Idiopáticas	
Colestase familiar intra-hepática (doença de Byler)	
Hepatite neonatal	
Tóxicas	
Isoniazida	
Nitrofurantoína	
Metotrexato	
Solventes orgânicos	
Alfa-metildopa	
Oxifenisatina	
Outras	
Nutrição parenteral prolongada	
Síndrome de Budd-Chiari	
Insuficiência cardíaca congestiva	
Esquistossomose	

Múltiplos fatores interagem na gênese das deficiências nutricionais na doença hepática crônica: diminuição da ingestão, má absorção de gorduras, alteração no metabolismo de aminoácidos e glicose, além do aumento das necessidades nutricionais por causa do aumento do gasto energético. A influência de cada um desses fatores no desencadeamento das deficiências nutricionais varia em cada paciente.[1,4]

METABOLISMO ENERGÉTICO E INGESTÃO ALIMENTAR

Na infância, múltiplos fatores estão envolvidos no desenvolvimento da desnutrição em pacientes com doença hepática crônica, sendo a anorexia e a diminuição da ingestão alimentar os fatores mais destacados na literatura.[6-8]

Na criança com doença hepática crônica, a diminuição da ingestão alimentar pode estar associada à prescrição de dietas com baixo teor de sódio ou muito restritas em proteínas, cuja palatabilidade é ruim.[4] Já a anorexia pode estar relacionada à presença de infecções, compressão das vísceras abdominais pela presença de organomegalia ou de ascite, vômitos e refluxo gastroesofágico, levando à saciação precoce, ou, ainda, à deficiência de zinco.[4] A anorexia é considerada, além da deficiente digestão de gorduras, um dos maiores problemas da criança com doença hepática colestática.[9]

A cirrose e a hipertensão portal podem precipitar o aparecimento de enteropatia e causar má absorção secundária ao aumento da pressão mesentérica, contribuindo para exacerbar a desnutrição.[7,9]

Alguns autores sugerem que o hipermetabolismo é o maior determinante de desnutrição em lactentes e crianças com atresia de vias biliares extra-hepáticas.[10,11] O hipermetabolismo secundário à necrose das células hepáticas, infecção, diminuição dos estoques hepáticos de glicogênio e diminuição da ingestão alimentar leva à rápida deterioração do estado nutricional do paciente.[12] A produção de glicose hepática diminui, a gliconeogênese aumenta e a utilização periférica da glicose, assim como os estoques hepáticos, encontram-se reduzidos.[3] Além disso, ascite, estresse metabólico, cirurgia, sepse e sangramento gastrointestinal podem aumentar o gasto energético.[3,7,13]

METABOLISMO PROTEICO

Nos hepatopatas crônicos, a síntese de proteínas circulantes, como albumina, pré-albumina, transferrina, fatores de coagulação sanguínea e a proteína ligadora de retinol, encontra-se diminuída.[13-15] A hipoalbuminemia também é frequente nesses pacientes.[13]

Anormalidades no perfil de aminoácidos são observadas na doença hepática crônica. As concentrações plasmáticas de aminoácidos aromáticos (AAA) podem estar elevadas, enquanto as concentrações de aminoácidos de cadeia ramificada (BCAA) podem estar diminuídas. O desequilíbrio na relação BCAA/AAA no plasma está relacionado com o grau de dano hepático e de encefalopatia.[13] Prejuízo no metabolismo de proteínas também tem sido observado em crianças com atresia de vias biliares extra-hepáticas.[10]

METABOLISMO LIPÍDICO

O fígado tem importante função de síntese e transporte de lipídios.[13] Anormalidades no fluxo hepático e na função hepatocelular contribuem para o decréscimo na depuração dos ácidos biliares pelo fígado, causando estagnação destes, especialmente na doença hepática colestática.[4] Esse mecanismo alterado resulta na deficiente solubilização dos lipídios da dieta na luz intestinal e tem como consequência má digestão e absorção dos ácidos graxos de cadeia longa, promovendo esteatorreia.[16]

Nas hepatopatias crônicas, 50% dos ácidos graxos de cadeia longa são insuficientemente absorvidos, requerendo o aumento da ingestão, principalmente, de ácido linoleico.[9,17] O risco de deficiência de ácidos graxos essenciais (linoleico e linolênico) parece estar associado a fatores como aumento da icterícia, desnutrição e ingestão lipídica em quantidade inferior a 0,5 g/kg/dia.[14]

A diminuição da secreção de sais biliares para a luz intestinal impede a absorção de vitaminas lipossolúveis e dos lipídios da dieta, promovendo o aparecimento de esteatorreia, principalmente nas colestases graves ou de longa duração.[14,17,18]

METABOLISMO VITAMÍNICO-MINERAL

As deficiências de vitaminas e minerais prevalecem nas disfunções hepáticas, especialmente quando a doença hepática é colestática.[3,15] Deficiências de vitaminas lipossolúveis (A, D, E, K) estão frequentemente associadas à colestase crônica, assim como alguns minerais, incluindo ferro, cálcio e zinco.[2,13,14]

Na doença hepática crônica, o balanço nutricional de magnésio, potássio e fósforo pode estar alterado, sendo possível ocorrer acúmulo de cobre.[2,13] Esse acúmulo na colestase crônica parece ter um papel na perpetuação da lesão hepática em virtude do efeito pró-oxidante presente na deficiência de agentes antioxidantes (p.ex., vitamina E e glutationa).[7]

Os minerais liberados do fígado são extensivamente ligados a proteínas plasmáticas, muitas das quais são sintetizadas no fígado, como a albumina e a ceruloplasmina. As concentrações séricas dessas proteínas transportadoras podem influenciar a biodisponilbilidade, a distribuição tecidual e a toxicidade de certos minerais.

Outro aspecto tão importante quanto a síntese de proteínas transportadoras de minerais é o fato de que o sistema biliar é a maior rota de excreção para alguns minerais, como o manganês e o cobre.

TERAPIA NUTRICIONAL NAS HEPATOPATIAS

O objetivo da terapia nutricional é melhorar a qualidade de vida dos pacientes pediátricos com doença hepática.

Deficiências nutricionais são comuns nas crianças portadoras dessa doença, principalmente quando ela cursa com colestase e tem início no período neonatal.[3,6] Os mecanismos de desnutrição na doença hepática crônica incluem: má absorção, anorexia, diminuição da utilização dos nutrientes, distúrbios hormonais e lesão tecidual secundária.[19-22] Dentre os efeitos da desnutrição em crianças, destacam-se o déficit de crescimento e o retardo no desenvolvimento puberal.[2,7,21]

HEPATOPATIAS CRÔNICAS

O suporte nutricional de pacientes pediátricos com doença hepática crônica continua sendo um desafio. A terapia nutricional é apontada como importante etapa no esforço de sustentar a função hepática e promover a regeneração do fígado, melhorando o prognóstico e a sobrevida desses pacientes e preparando-os para o transplante hepático. A prática clínica propõe os seguintes objetivos para o suporte nutricional nas hepatopatias:[12,15]

☐ favorecer a aceitação da dieta e melhorar o aproveitamento dos nutrientes;
☐ oferecer energia suficiente para atender as necessidades e favorecer o ganho de peso;
☐ manter o balanço nitrogenado positivo;
☐ minimizar o acúmulo de sódio e água corporal.

As diretrizes da terapia nutricional das hepatopatias na infância são apresentadas de acordo com o tempo de duração da doença, como será visto a seguir.[2,9,13-15]

HEPATOPATIAS CRÔNICAS E COLESTÁTICAS

Energia e proteínas

Em geral, são necessárias aproximadamente 120 a 150 kcal/kg de peso/dia.[7] Para aumentar a oferta energética, recomendam-se utilizar polímeros de glicose ou, de preferência, carboidratos complexos (p.ex., maltodextrina), que podem reduzir a intolerância à glicose e repor os estoques hepáticos de glicogênio.[9,12]

Para lactentes, é desejável oferecer não menos que 3 g de proteína/kg de peso/dia. Essa meta é estabelecida para atingir as necessidades proteicas sem induzir encefalopatia e formação endógena de amônia à custa do catabolismo de proteínas.[9,12,13] Na ocorrência de encefalopatia hepática, a oferta proteica deve estar entre 0,5 e 1 g/kg/dia, com suplementação de aminoácidos de cadeia ramificada. Alguns autores sugerem, para a melhora do estado nutricional de crianças que estão aguardando o transplante hepático, a oferta de fórmulas enriquecidas com BCAA.[8]

Lipídios

Aparentemente não existe razão para restringir os lipídios na dieta de pacientes com hepatopatias.[13]

Os triglicerídeos de cadeia média (TCM) são amplamente utilizados para melhorar o crescimento das crianças com hepatopatia crônica e diminuir a esteatorreia.[9,13] Os TCM são mais solúveis e não requerem a presença de sais biliares ou lipase pancreática para sua absorção, sendo transportados diretamente pela veia porta.[7,9] As fontes de TCM são utilizadas para aumentar a oferta energética da dieta do hepatopata crônico, podendo ser adicionadas a bebidas, molhos, alimentos infantis e outros.[13] Contudo, na vigência do uso de TCM, é mencionado o risco de deficiência de ácidos graxos essenciais e de aspiração pulmonar.[9]

Apesar de as necessidades de ácidos graxos essenciais na dieta da criança com hepatopatia ainda não serem bem conhecidas, a proporção recomendada de ácido linoleico e ácido linolênico é de 5:1, a exemplo do leite materno.[9] O fornecimento de ácido linoleico deve corresponder a, pelo menos, 3 a 4% da oferta energética.

Vitaminas

A deficiência de vitamina A pode ser corrigida pela administração de ésteres de vitamina A (hidrossolúvel) em doses que podem variar de 10.000 a 15.000 UI/dia até 50.000 UI/dia por via oral; contudo, a segurança e a eficácia dessa recomendação ainda não está bem estabelecida.[13,14]

Recomenda-se administrar vitamina D na forma 25-hidroxicolecalciferol por via oral, nas doses de 2 a 4 mcg/kg/dia, de 5 a 7 mcg/kg/dia ou, ainda, de 800 a 5.000 U/dia, de acordo com o Comitê de Gastroenterologia da Sociedade Paulista de Gastroenterologia Pediátrica e Nutrição (SPGPN).[13,14,18]

A reposição de vitamina E (alfa-tocoferol) pode ser feita por via oral com acetato de tocoferol na dose de 25 a 400 UI/kg/dia.[18]

A suplementação de vitamina K pode ser feita nas doses de 2,5 a 5 mg (hidrossolúvel) na forma de menadiona, por via intravenosa ou intramuscular, 2 a 7 vezes/semana nas crianças com colestase.[13] O Comitê de Gastroenterologia da SPGPN recomenda administrar 2,5 mg de vitamina K, via intramuscular, a cada 4 semanas.[18]

Minerais e oligoelementos

Minerais e oligoelementos devem ser suplementados quando existir evidência clínica e nutricional de deficiência. De acordo com o Comitê de Gastroenterologia da SPGPN, a suplementação de minerais e oligoelementos na criança com hepatopatia crônica colestática deve ser:[18]

☐ ferro: reposição de sais de ferro na dose de 5 a 6 mg de Fe elementar/kg/dia;
☐ cálcio: 25 a 100 mg/kg/dia (Ca elementar), podendo atingir até 800 a 1.200 mg/dia;

198 Manual de terapia nutricional pediátrica

- □ fósforo: 25 a 50 mg/kg/dia de fosfato, podendo atingir o máximo de 500 mg/dia;
- □ zinco (sulfato ou acetato): 1 mg/kg/dia, via oral, por 2 a 3 meses;
- □ magnésio: na forma de acetato, via oral, na dose de 1 a 2 mEq/kg/dia ou, então, solução intravenosa de sulfato de magnésio a 50%, na dose de 0,3 a 0,5 mEq/kg durante 3 horas, podendo atingir um máximo de 3 a 6 mEq;
- □ selênio: caso haja necessidade de suplementação, esta pode ser feita na forma de selenito de sódio, por via oral, na dose de 1 a 2 g/kg/dia ou, ainda, por via intravenosa com o selênio contido na solução parenteral.

É importante ressaltar que, na presença de edema ou ascite, o sódio deve ser restrito a 1 ou 2 mEq/kg/dia.[2]

Doença hepática aguda

Nas doenças hepáticas agudas, como nas hepatites causadas por vírus (A, B, C, D, E, e G), não existem evidências para indicação de suporte nutricional especializado.[7]

Uma situação que requer atenção quanto à oferta de proteínas é a encefalopatia que ocorre na insuficiência hepática fulminante. É importante não se fazer restrição proteica exagerada para evitar a formação endógena de amônia à custa do catabolismo proteico. Para os lactentes, pode ser oferecido 1 a 1,5 g de proteína/kg de peso seco/dia; para os adolescentes, deve-se oferecer 0,5 a 1 g/kg de peso seco/dia. A criança pode tolerar até 4 g de proteína/kg/dia sem desencadear encefalopatia.[9,12,13] Uma fonte proteica completa é preferida em razão do seu efeito trófico sobre o intestino, além de melhorar a palatabilidade da dieta.

As proteínas fontes de BCAA são escolhidas por suportar o metabolismo extra-hepático e promover oferta adicional de BCAA. Os aminoácidos leucina, valina e isoleucina apresentam importantes propriedades que podem produzir efeito positivo na desnutrição de pacientes com doença hepática. Além de seus efeitos terapêuticos na encefalopatia hepática, os BCAA inibem o catabolismo proteico-muscular, aumentam a síntese hepática e muscular das proteínas e atuam como fonte de energia para o tecido muscular.[3,7,8] Dentre os alimentos fontes de BCAA (valina, leucina e isoleucina), podem-se destacar leite de vaca e de cabra, carne bovina, de frango ou peixe, miúdos de carneiro, ovos, soja, milho, arroz, aveia, trigo e lentilha. A recomendação de alimentos fontes ou suplementos de fibras solúveis na dieta de pacientes hepatopatas em fase de encefalopatia também pode apresentar resultados satisfatórios.

REFERÊNCIAS BIBLIOGRÁFICAS

1. Goulet OJ, De Ville de Goyet J, Otte JB, Ricour C. Preoperative nutritional evaluation and support for liver transplantation in children. Transplant Proc 1987; 19:3249-55.
2. Muñoz SJ. Nutritional therapy in liver disease. Semin Liver Dis 1991; 11(4):278-91.
3. Kaufman SS, Murray ND, Wood P, Shaw BW, Vanderhoof JA. Nutritional support for the infant with extrahepatic biliary atresia. J Pediatr 1987; 110(5):679-86.
4. Beath SV, Booth IW, Kelly DA. Nutritional support in liver disease. Arc Dis Child 1993; 69:545-9.
5. Moukarzel AA, Najim I, Vargas J, McDiarmid SV, Busttil RW, Ament ME. Effective nutritional status and outcome of orthotopic liver transplantation in paediatric patients. Transplant Proc 1990; 22:1560-3.
6. Sokol R, Stall C. Anthropometric evaluation of children with chronic liver disease. Am J Clin Nutr 1990; 52:203-8.
7. Chin SE, Shepherd RW, Thomas BJ, Cleghorn GJ, Patrick MK, Wilcox J et al. The nature of malnutrition in children with end-stage liver disease awaiting orthotropic liver transplantation. Am J Nutr 1992; 56:164-8.
8. Corish C. Nutrition and liver disease. Nutr Rev 1997; 55(1):17-20.
9. Novy M, Schwarz K. Nutritional considerations and management of the child with liver disease. Nutrition 1997; 13(3):177-84.
10. McKiernan PJ, Glasgow JFT, Guiney EJ, Dodge JA, Thomson JM, Scrimgeour CM et al. Total energy expenditure (TEE) in extrahepatic biliary atresia (EHBA) (abstract). J Pediatr Gastroenterol Nutr 1991; 13(3):318.
11. Wicks C, Routley D, Donaghy A. Nutritional stauts and supplementation. In: Willians R, Portmann B, Tan K-C (eds.). The practice of liver transplantation. Hong Kong: Churchill Livingstone, 1995. p.277-84.
12. McCullough AJ, Mullen KD, Smanik EJ, Tabbaa M, Szauter K. Nutritional therapy and liver disease. Gastroenterol Clin North Am 1989; 18(3):619-43.
13. Pierro A, Bert K, Carnielli V, Superina R, Roberts EA, Filler RM et al. Resting energy expenditure increased in infants and children with extrahepatic biliary atresia. J Pediatr Surg 1989; 24(6):534-8.
14. Jesus RP, Pereira CCA, Waitzberg DL. Doenças hepáticas. In: Cuppari L (ed.). Nutrição. Nutrição clínica no adulto. Barueri: Manole, 2002. p.289-317.
15. Portella FW, Pereira JL. Colestase. In: Mattos AA, Dantas V (eds.). Compêndio de hepatologia. São Paulo: Fundo Editorial Byk, 1995. p.133-48.
16. McClain CJ, Marsano L, Burk R, Bacon B. Trace metals in liver disease. Semin Liver Dis 1991; 11(4):321-39.
17. Kaufman SS, Scrivner DJ, Murray ND, Vanderhoof JA, Hart MH, Antonson DL. Influence of portagen and pregestimil on essential fatty acid status in infantile liver disease. Pediatrics 1992; 89(1):151-4.

18. Comitê de Gastroenterologia da SPSP. Sociedade Paulista de Gastroenterologia Pediátrica e Nutrição. Colestase prolongada tardia da criança – conduta clínica. Rev Paul Pediatr 1995; 13(4):131-3.
19. Pugliese RPS, Miura I, Porta G. Alteração nutricional e metabólica na criança com hepatopatia crônica. In: Telles Jr. M, Tannuri U (eds.). Suporte nutricional em pediatria. São Paulo: Atheneu, 1994. p.233-48.
20. Whitington PF. Chronic cholestasis of infancy. Ped Clin North Am 1996; 43(1):1-26.
21. Bezerra JA. Liver development: a paradigm of hepatobiliary disease in later life. Semin Liver Dis 1998; 18(3):203-16.
22. Novak DA, Balistreri WF. Management of the child with chronic cholestasis. Pediatr Ann 1985; 14:438-92.
23. El-Youssef M, Whitington PF. Diagnostic approach to the child with hepatobiliary disease. Semin Liver Dis 1998; 18(3):195-202.
24. Roggero P, Cataliotti E, Ulla L, Stuflesser S, Nebbia G, Bracaloni D et al. Factors influencing malnutrition in children waiting for liver transplants. Am J Clin Nutr 1997; 65:1852-7.
25. Cywes C, Millar AJW. Assessment of the nutritional status of infants and children with biliary atresia. SAMJ 1990; 77:131-5.

8.8

Doença renal crônica

Aline Maria Luiz Pereira

OBJETIVOS DA LEITURA

Este capítulo aborda os principais aspectos fisiopatológicos da doença renal crônica (DRC), assim como as complicações e repercussões sobre o estado nutricional de pacientes pediátricos, com ênfase nos aspectos específicos para avaliação e recomendações nutricionais nas várias fases da doença, incluindo o transplante renal.

INTRODUÇÃO

O número de pacientes com DRC tem aumentado no Brasil e no mundo, tanto em adultos como em crianças e adolescentes.[1,2] Essa doença atinge praticamente todos os órgãos e sistemas do organismo. Frequentemente, observam-se, nesses pacientes, distúrbios nutricionais e metabólicos de grande importância clínica que requerem intervenções medicamentosas e nutricionais específicas.

Em crianças e adolescentes, ocorrem alterações nutricionais complexas durante o período de evolução da DRC, incluindo desnutrição energético-proteica (DEP), déficit de crescimento linear, atraso no desenvolvimento neurocognitivo e sexual.[3]

FISIOLOGIA E FISIOPATOLOGIA

Os rins são formados por um conjunto de néfrons envoltos por uma cápsula. Cada néfron é uma unidade funcional autônoma composta por um glomérulo, túbulos e dutos coletores. Os rins têm como funções excretar a maior parte dos produtos finais do metabolismo, controlar a concentração dos líquidos corporais, manter a composição iônica do volume extracelular, participar da regulação do equilíbrio acidobásico e sintetizar enzimas e hormônios (p.ex., eritropoetina, 1,25-di-hidroxivitamina D, renina e outros).

Na DRC, uma lesão inicial nos rins desencadeia um processo de perda progressiva e irreversível da função renal. Durante esse processo, ocorrem várias adaptações estruturais e funcionais que, em última análise, caracterizam a DRC. A primeira resposta decorrente da redução do número de néfrons é o aumento de seu tamanho (hiperplasia renal). A partir daí, ocorrem aumento nas taxas de filtração e perfusão renal. Essas alterações são responsáveis pelo aumento da taxa de filtração glomerular (TFG) em indivíduos com lesão renal, mas com função renal normal (estágio 1). Os glomérulos sofrem adaptações hemodinâmicas que resultam em hipertensão glomerular; posteriormente, há perda de seletividade, isto é, a membrana glomerular perde a capacidade de impedir a passagem de macromoléculas para a urina. Os túbulos renais também sofrem alterações estruturais, há aumento no tamanho do túbulo proximal e na sua capacidade reabsortiva, de forma a preservar o balanço tubuloglomerular. Além disso, a redução do número de néfrons é acompanhada pelo aumento da secreção de potássio e da reabsorção de sódio no túbulo distal.[4] Esses mecanismos adaptativos são mantidos por um certo período e, quando o seu limite é atingido, os sintomas clínicos que caracterizam a DRC tornam-se mais evidentes.

A DRC é caracterizada pela perda lenta, progressiva e irreversível das funções renais, que levam a distúrbios variados, resultantes da concentração inadequada de solutos, do acúmulo de substâncias tóxicas não eliminadas pela urina e da deficiência na produção de hormônios específicos. Essas alterações caracterizam um conjunto de manifestações clínicas, denominado síndrome urêmica ou uremia (Tabela 1).[4]

Tabela 1 Manifestações clínicas da síndrome urêmica[4]

Sistema nervoso central	Sistema cardiovascular
Insônia	Pericardite
Tremor	Cardiomiopatia
Fadiga	Hipertensão
Alterações no eletroencefalograma	Aterosclerose
Cefaleia	Insuficiência cardíaca
Demência	Arritmia
	Edema
	Disfunção endotelial
Nervos periféricos	**Pele**
Cansaço nas pernas	Pele seca
Perda sensorial	Prurido
Fraqueza muscular	Pigmentação
Neuropatia autônoma	Sangramento
Paresia	Dificuldade de cicatrização
Hipotensão	
Trato gastrointestinal	**Sistema musculoesquelético**
Anorexia	Osteodistrofia
Náusea, vômito	Osteomalacia
Soluço	Dores e fraturas
Estomatite	Amiloidose
Gastrite	Miopatia
Sangramento	Fraqueza e cansaço muscular
Hálito urêmico	
Sistemas hematológico e imunológico	**Alterações endócrinas e metabólicas**
Anemia	Hiperparatireoidismo
Disfunção granulocítica	Intolerância à glicose
Disfunção dos linfócitos	Dislipidemia
Imunodeficiência	Hipoalbuminenia
Suscetibilidade a infecções	Catabolismo proteico
Inflamação	Retardo de crescimento
	Redução da libido
	Impotência
	Hipotermia

Em 2002, a National Kidney Foundation (NKF) sugeriu o estadiamento da DRC em cinco estágios, objetivando normatizar os conceitos de evolução dessa patologia e orientar as medidas terapêuticas em cada estágio (Tabela 2).[5,6]

Tabela 2 Estágios da DRC

Estágios da DRC	TFG (mL/min/1,73 m²)	Grau da DRC	Tratamento
1	≥ 90	TFG normal	Alimentação saudável
2	60 a 89	Leve	Conservador
3	30 a 59	Moderada	Conservador
4	15 a 29	Grave	Conservador
5	< 15	Terminal	Diálise ou transplante

DRC: doença renal crônica; TFG: taxa de filtração glomerular.
Fonte: adaptada de Romão, 2004.[5]

O estágio Ø da DRC tem importância sob o ponto de vista epidemiológico. Ele inclui os indivíduos com função renal normal e sem lesão renal, mas que devem ser acompanhados por fazerem parte do grupo de risco para desenvolver DRC, ou seja, portadores de hipertensão arterial, diabete melito e parentes de portadores de DRC.[5] O estágio 1 (TFG ≥ 90 mL/min/1,73 m²) inclui os indivíduos com função renal normal, mas que apresentam algum tipo de lesão renal (p.ex., proteinúria). Esse estágio compreende a fase inicial da lesão renal.

O estágio 2 (TFG 89 a 60 mL/min/1,73 m²), chamado de lesão renal com diminuição leve da TFG, corresponde ao início da perda da função dos rins. Nessa fase, os níveis de ureia e creatinina plasmática ainda são normais, não há alterações clínicas de insuficiência renal e somente métodos mais acurados, como a depuração ou *clearance* de creatinina, detectam déficit de função renal.

No estágio 3 (TFG 59 a 30 mL/min/1,73 m²), a lesão renal é maior e há déficit moderado da função renal. Nessa fase, embora os sintomas urêmicos possam estar presentes de maneira discreta, o paciente se mantém clinicamente bem e a alteração presente mais comum é o aumento dos níveis plasmáticos de creatinina e ureia.

No estágio 4 (TFG 29 a 15 mL/min/1,73 m²), a lesão renal está associada com diminuição importante da TFG e o paciente já apresenta sinais marcados de uremia, sendo os mais comuns anemia, hipertensão arterial, fraqueza, mal-estar e sintomas digestivos (anorexia, náusea, vômito, diarreia, hálito urêmico).

O estágio 5 (TFG ≤ 15 mL/min/1,73 m²), caracterizado por insuficiência renal avançada, corresponde à fase de perda de controle do meio interno, ou seja, incompatível com a vida. Por essa razão, o paciente encontra-se altamente sintomático e há necessidade de iniciar a terapia renal substitutiva, que pode ser hemodiálise, diálise peritoneal ou transplante renal.[5,6]

Pacientes pediátricos com DRC apresentam-se de formas variadas do ponto de vista clínico. Assim como acontece com os adultos, a evolução para a fase terminal pode ser lenta e silenciosa, e a perda da função renal pode não ser percebida nas fases iniciais da doença.

CONSEQUÊNCIAS METABÓLICAS DA DRC

As principais alterações metabólicas decorrentes da diminuição da TFG incluem:

□ expansão do volume extracelular: o volume de fluido extracelular mantém--se próximo do normal até os estágios finais da DRC, pois os rins conseguem aumentar a fração de excreção de sódio. No estágio final da DRC, quando essa função é perdida, o aumento na concentração sérica de sódio resulta na retenção hídrica (edema), hipervolemia e hipertensão arterial;[4]

□ acidose metabólica: o equilíbrio acidobásico é mantido por meio do aumento da excreção de amônia pelos néfrons remanescentes. Com a progressão da lesão renal, essa adaptação se torna insuficiente. Concomitantemente, há diminuição na reabsorção tubular de bicarbonato, levando à acidose metabólica, mais frequente nos estágios 4 e 5 da DRC. A acidose metabólica tem repercussão negativa no estado nutricional do paciente, pois ativa a via metabólica ubiquitina-proteassoma, estimulando a degradação de aminoácidos, com consequente redução da massa muscular. O bicarbonato de sódio é utilizado para controlar a acidose metabólica e reduzir a degradação de aminoácidos;

□ anemia: os rins são responsáveis por 90% da produção de eritropoetina, um hormônio que atua na medula óssea e é responsável pela maturação das hemácias. A síntese renal insuficiente de eritropoetina é a causa primária da anemia em pacientes com DRC, associada a inibição da eritropoese, redução da sobrevida dos eritrócitos e perdas sanguíneas. A terapia com eritropoetina recombinante humana (EPOrh), aliada à reposição de ferro endovenoso, é comumente empregada no tratamento da anemia renal;

□ doença cardiovascular: a DRC e a doença cardiovascular estão relacionadas. Sabe-se que a doença cardiovascular é a principal causa de morte em pacientes com DRC, sendo responsável por metade dos óbitos nos pacientes em diálise.[1] As causas da doença cardiovascular na DRC são variadas, incluindo os fatores de risco tradicionais (diabetes, hipertensão, dislipidemia, obesidade e sedentarismo) e não tradicionais (hiper-homocisteinemia, inflamação crônica, hiperparatireoidismo secundário, hiperfosfatemia e aumento do estresse oxidativo);

206 Manual de terapia nutricional pediátrica

□ osteodistrofia renal: a DRC leva a alterações específicas nos mecanismos de remodelação óssea. A osteodistrofia renal é classificada em doença de alta (osteíte fibrosa) ou baixa remodelação (doença óssea adinâmica e osteomalacia).[7] A osteodistrofia está relacionada a alterações no metabolismo de cálcio e fósforo e na síntese de calcitriol, hiperparatireoidismo e acúmulo de alumínio no tecido ósseo, resultando em deformidades ósseas e contribuindo para o déficit de crescimento;

□ alterações no perfil lipídico: caracterizadas por aumento na concentração sérica de triglicerídios, colesterol total normal ou aumentado, diminuição das lipoproteínas de alta densidade (HDL) e aumento das lipoproteínas de baixa densidade (LDL) e intermediária (IDL). As causas dessas alterações ainda não foram totalmente elucidadas. Acredita-se que a resistência à ação da insulina, por diminuir a ação da enzima lípase lipoproteica, tenha papel importante na elevação da concentração de triglicerídios;[8]

□ alterações no metabolismo de insulina: pacientes com DRC podem apresentar redução na secreção de insulina pelas células pancreáticas e resistência à ação deste hormônio quando há redução de 50% da função renal. Essas alterações tendem a se acentuar à medida que a função renal declina. Consequentemente, processos anabólicos, como a síntese proteica, podem ficar prejudicados e contribuir para a perda de massa muscular. Por outro lado, como os rins são responsáveis pela depuração de 25 a 40% da insulina produzida, com a diminuição da função renal, há menor depuração da insulina e aumento significativo de sua meia-vida, principalmente quando a TFG se torna inferior a 20 mL/min;

□ alterações no trato gastrointestinal: estão presentes principalmente nos estágios 4 e 5 da DRC e compreendem refluxo gastroesofágico, esofagite, gastrite, náusea, vômito e paladar metalizado. Essas alterações, isoladas ou em conjunto, reduzem a ingestão alimentar e prejudicam o estado nutricional.

ASPECTOS NUTRICIONAIS DA DRC
Desnutrição energético-proteica (DEP)

A frequência de DEP em pacientes pediátricos com DRC é elevada (2 a 65%, dependendo da definição utilizada), prejudicando o crescimento linear, atrasando o desenvolvimento sexual e neurocognitivo e aumentando a taxa de mortalidade. As causas da DEP são complexas e incluem fatores relacionados à doença e ao tratamento. As anormalidades no metabolismo dos carboidratos, lipídios e proteínas, deficiência de oligoelementos, alterações no paladar, diminuição do apetite, perda de nutrientes decorrente da terapia dialítica, acidose metabólica e estado inflamatório são fatores que contribuem para a deterioração do estado nutricional. A baixa ingestão calórica associada ao alto dispêndio energético durante a fase de crescimento tem grande impacto no estado nutricional. Estudos demonstram elevada prevalência de pacientes com DRC com níveis elevados de marcadores inflamatórios.[9] Por aumentar o catabolismo proteico e diminuir o apetite pela ação das citocinas pró-inflamatórias (Tabela 3), a inflamação pode levar à DEP. A Figura 1 descreve esse processo.

Tabela 3 Fatores que contribuem para a redução da ingestão alimentar e o aumento do catabolismo proteico na DRC[9]

Redução da ingestão alimentar
Redução da acuidade do paladar
Inflamação crônica
Restrição alimentar excessiva
Grande número de medicamentos
Aspectos emocionais e psicológicos
Piora da qualidade de vida
Sedentarismo
Uremia
Hemodiálise: diálise insuficiente ou inadequada
Diálise peritoneal: sensação de plenitude gástrica e saciedade
Aumento do catabolismo proteico
Resistência à ação da insulina
Acidose metabólica
Presença de comorbidades, como diabete melito, hiperparatireoidismo secundário, doença cardiovascular e outras menos frequentes, como câncer e SIDA
Hiperparatireoidismo
Inflamação crônica causada principalmente por:
Clearance reduzido de citocinas pró-inflamatórias
Periodontite
Inflamação do acesso para diálise
Incompatibilidade das membranas e da solução de diálise
Peritonite

SIDA: síndrome da imunodeficiência adquirida.

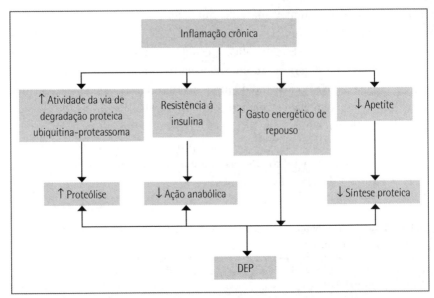

Figura 1 A inflamação na DRC pode levar à DEP por diversas vias. O aumento nos níveis séricos de citocinas pró-inflamatórias estimulam a via ubiquitina-proteassoma (importante via de degradação proteica), provocando resistência à insulina, aumento do gasto energético de repouso e redução do apetite. Essas alterações em conjunto levam ao aumento da proteólise, redução da ação anabólica e/ou diminuição da síntese proteica, resultando em depleção muscular.
DEP: desnutrição energético-proteica.
Fonte: adaptada de Sylvestre AC et al.[9]

Déficit de crescimento

É a consequência mais grave e também a mais frequente da DRC na infância, principalmente quando a perda da função renal se inicia no primeiro ano de vida, período de intenso crescimento e desenvolvimento, levando a consequências psicológicas e sociais na vida adulta. Alguns autores sugerem que, para cada desvio-padrão abaixo da mediana de estatura/idade, há aumento de 14% no risco de mortalidade.[10] Evidências sugerem que a patogênese do déficit de crescimento na criança urêmica é complexa, podendo decorrer, além das alterações metabólicas citadas anteriormente, da inibição da secreção e ação do hormônio de crescimento (GH), do metabolismo do IGF-1 e do hormônio paratireoidiano (PTH), deficiência de vitamina D e doença óssea. O papel da DEP na manutenção do déficit de crescimento tem sido bastante enfatizado. Várias alterações encontradas em crianças com DEP também são observadas em crianças com DRC, como relação peso/estatura abaixo da normalidade, redução da massa celular corporal, depleção proteica evidenciada pela degradação de proteínas musculares e relação anormal entre aminoácidos essenciais e não essenciais. No entanto, nenhum estudo provou que essas alterações são resultado direto apenas da ingestão energética deficiente.[3]

Sobrepeso e obesidade

Embora a prevalência de DEP seja elevada na DRC, tem-se observado, na última década, um aumento na prevalência de sobrepeso e obesidade também nos pacientes pediátricos com DRC. Estudos têm sugerido que a adiposidade pode estar associada ao desenvolvimento de DRC. A análise de dados do National Health and Nutrition Examination Survey (NHANES) mostrou que a prevalência de pacientes com TFG menor que 60 mL/min cresce conforme o índice de massa corporal (IMC) aumenta.[11] Além disso, há evidências de que a obesidade é um fator de risco independente para o desenvolvimento de DRC.[12]

O principal aspecto negativo da obesidade na DRC é a sua relação com a doença cardiovascular, considerada a principal causa de morbidade e mortalidade em pacientes com DRC.[1] A obesidade, por sua vez, é fator de risco tradicional para o desenvolvimento de doença cardiovascular, particularmente a obesidade central, caracterizada por acúmulo de gordura visceral.[13] No entanto, apesar dos aspectos negativos da obesidade, há trabalhos demonstrando que a sobrevida de pacientes em hemodiálise aumenta conforme o IMC aumenta, conferindo à obesidade um caráter protetor.[14,15] Esse achado é denominado epidemiologia reversa da obesidade.

Recentemente, Kwan et al. levantaram a hipótese de que a DRC modifica a relação entre obesidade e mortalidade: enquanto na população geral se observa uma curva em U (a mortalidade é maior nos valores menores e maiores de IMC), na DRC, a relação é inversamente proporcional, ou seja, quanto maior o IMC, menor é a mortalidade.[14] Os fatores envolvidos nessa relação ainda não foram totalmente elucidados, mas acredita-se que a gordura corporal poderia exercer um efeito protetor, suprindo as necessidades energéticas e poupando a massa corporal magra em situações clínicas desfavoráveis, como infecções e inflamações, frequentes em pacientes com DRC. Por essa razão, medidas conservadoras devem ser adotadas para manutenção de peso adequado nesses pacientes.

TRATAMENTO DA DRC

O tratamento é delineado de acordo com os estágios da DRC e engloba duas fases: fase não dialítica (ou tratamento conservador) e fase de terapia renal substitutiva, feita por terapia dialítica (hemodiálise ou diálise peritoneal) ou transplante renal.

Fase não dialítica ou tratamento conservador

Compreende os estágios 1 a 4 da DRC. Os objetivos são retardar a progressão da doença, tratar as complicações decorrentes da perda de função renal e preparar o paciente para o início da terapia dialítica (preparo do acesso vascular e indicação do momento adequado). O envolvimento de uma equipe multidisciplinar (nefrologista, nutricionista, enfermeiro, psicólogo e assistente social) é fundamental para a realização do tratamento.

Nessa fase do tratamento, o monitoramento da função renal pode ser feito pela medida laboratorial da depuração (ou *clearance* [Cl]) de creatinina (Cr) (mL/min/1,73 m²) ou estimando-se por meio de equações simplificadas:

☐ para pacientes menores de 18 anos, usar a fórmula de Schwartz et al.:[16]

$$TFG\ (mL/min)\ estimada = K \times estatura\ (cm)/Cr\ sérica\ (mg/dL)$$

$$Sendo: K = 0,413$$
$$K = 0,70\ para\ pacientes\ de\ 13\ a\ 18\ anos\ do\ sexo\ masculino$$

☐ para pacientes maiores de 18 anos, usar a equação de Cockcroft e Gault:[17]

$$ClCr\ (mL/min) = [140 - idade\ (anos) \times peso\ (kg)] \div [Cr\ sérica\ (mg/dL) \times 72]$$

Multiplicar o resultado por 0,85 para pacientes do sexo feminino.

O valor de normalidade do *clearance* de creatinina é de 80 a 120 mL/min/1,73 m².

Outros exames bioquímicos no sangue, como ureia, ácido úrico, sódio, potássio, bicarbonato, cálcio, fósforo, paratormônio e perfil lipídico, também são monitorados na fase de tratamento conservador.

Fase de terapia renal substitutiva

Fase da terapia dialítica (hemodiálise ou diálise peritoneal) ou transplante renal. Corresponde ao estágio 5 da DRC.

Terapia dialítica

Tem a finalidade de substituir parte das funções exercidas pelos rins, como promover depuração de solutos, remover o excesso de líquido corporal e manter o equilíbrio acidobásico. Entretanto, as funções endócrinas do rim não podem ser exercidas pela diálise. Há duas modalidades de terapia dialítica: hemodiálise e diálise peritoneal (subdividida em diálise peritoneal ambulatorial contínua – DPAC ou CAPD – e diálise peritoneal automática – DPA).[18]

Transplante renal (TX)

É considerado o método de escolha para terapia de substituição renal no tratamento de pacientes com DRC terminal. Quando comparado ao tratamento dialítico, o TX representa uma boa opção terapêutica, considerando seu custo e a melhora significativa da função renal, que resulta em melhorias na qualidade de vida do paciente. Além disso, estudos demonstram que a sobrevida de receptores de TX, tanto adultos quanto pediátricos, é superior à sobrevida de pacientes em diálise.[19,20] Com o uso dos novos imunossupressores e o crescente número de cirurgias realizadas, o manuseio clínico do paciente transformou-se na etapa mais importante para garantir a sobrevida do enxerto a médio e longo prazo. Mesmo com todos os avanços, as complicações crônicas tendem a ser frequentes, com implicações na sobrevida do enxerto e do paciente.[21]

O TX bem-sucedido tem permitido redução na mortalidade e melhor qualidade de vida. No entanto, a maior taxa de sobrevida do enxerto e do paciente está associada com morbidade significativa, uma vez que a TFG se mantém, em média, em valores correspondentes ao estágio 3 da DRC (ver Tabela 2).[22]

TERAPIA NUTRICIONAL NA DRC

A terapia nutricional para pacientes pediátricos tem importância relevante porque, à medida que a função renal diminui, a alimentação deve ser adaptada ao grau de função renal residual e adequada aos estágios do crescimento e desenvolvimento da infância e adolescência, a fim de manter um estado nutricional adequado. Dessa forma, o tratamento dietético deve ser individualizado e concordante com a etiologia da doença renal, ao estágio de evolução da DRC e às condições clínicas, bioquímicas e nutricionais do paciente.

Avaliação nutricional

O monitoramento do estado nutricional é fundamental para que os pacientes com DRC recebam orientação adequada às suas condições clínicas e em relação à fase de crescimento e desenvolvimento pela qual estão passando. A avaliação nutricional deve ser capaz de detectar, diagnosticar, classificar e identificar os pacientes em risco nutricional. Além disso, o estado nutricional deve ser monitorado para avaliar a resposta do paciente diante das intervenções dietéticas adotadas.[3] Não há um perfil nutricional único nos pacientes com DRC. Observam-se quadros diversos, incluindo pacientes com DEP, sobrepeso ou obesidade. Dessa forma, não existe apenas um protocolo para avaliação do estado nutricional desses pacientes. A Tabela 4 descreve os parâmetros para avaliação nutricional e a periodicidade com que devem ser realizados, de acordo com as recomendações do The National Kidney Foundation Kidney Disease Outcomes Quality Initiative (NKF-KDOQI).[3]

Antropometria

As medidas antropométricas devem ser realizadas de forma criteriosa e sistemática, de acordo com um protocolo bem definido. Essas medições incluem peso corporal, longitude ou estatura, pregas cutâneas (bíceps, tríceps, subescapular e suprailíaca) e circunferência do braço e da cabeça (crianças < 36 meses). A partir daí, é possível obter medidas de avaliação da reserva de massa muscular e da gordura corporal total. A maior vantagem das medidas antropométricas é sua alta aplicabilidade na prática clínica, pois utiliza instrumentos de baixo custo e, por vezes, portáteis. No entanto, algumas dessas medidas apresentam grande variação intra e interobservador e baixa sensibilidade a pequenas mudanças nutricionais. Por essa razão, recomenda-se que seja feito treinamento para padronizar a técnica, com o intuito de minimizar as diferenças entre observadores. Outra limitação para o uso de parâmetros antropométricos é a falta de padrões de referência desenvolvidos especificamente para pacientes com DRC. Essa limitação pode ser minimizada obtendo-se medidas antropométricas periódicas, o que possibilita a análise longitudinal das possíveis alterações no estado nutricional.[3,23]

Peso e estatura

Em razão dos distúrbios hídricos comumente presentes nos pacientes com DRC, recomenda-se cautela na análise do peso corporal. Para pacientes em diálise peritoneal, deve-se descontar o volume de líquido infundido na cavidade peritoneal do peso total apresentado. Para pacientes em hemodiálise, a avaliação do peso corporal deve ser feita sempre após a sessão de diálise, momento no qual o paciente encontra-se mais próximo do seu "peso seco". O termo "peso seco" refere-se ao peso corporal sem edema periférico detectável e com pres-

Tabela 4 Frequência das medidas antropométricas de acordo com a idade e os estágios da DRC

Parâmetros	Intervalo mínimo (meses)									
	0 a < 1 ano			1 a 3 anos			> 3 anos			
	DRC 2 a 3	DRC 4 a 5	DRC 5D	DRC 2 a 3	DRC 4 a 5	DRC 5D	DRC 2	DRC 3	DRC 4 a 5	DRC 5D
Ingestão alimentar (RA 3 dias ou 3 Rec 24 h)	0,5 a 3	0,5 a 3	0,5 a 2	1 a 3	1 a 3	1 a 3	6 a 12	6	3 a 4	3 a 4
Longitude ou EI (percentil e SDS)	0,5 a 1,5	0,5 a 1,5	0,5 a 1	1 a 3	1 a 2	1	3 a 6	3 a 6	1 a 3	1 a 3
Velocidade de crescimento (percentil e SDS)	0,5 a 2	0,5 a 2	0,5 a 1	1 a 6	1 a 3	1 a 2	6	6	6	6
Peso seco e PI (percentil e SDS)	0,5 a 1,5	0,5 a 1,5	0,25 a 1	1 a 3	1 a 2	0,5 a 1	3 a 6	3 a 6	1 a 3	1 a 3
IMC corrigido IE (percentil e SDS)	0,5 a 1,5	0,5 a 1,5	0,5 a 1	1 a 3	1 a 2	1	3 a 6	3 a 6	1 a 3	1 a 3
Circunferência cabeça/idade (percentil e SDS)	0,5 a 1,5	0,5 a 1,5	0,5 a 1	1 a 3	1 a 2	1 a 2	NA	NA	NA	NA
PCRn (taxa de catabolismo proteico)	NA	NA	NA	NA	NA	NA	NA	NA	NA	1*

SDS: escore z de desvio-padrão; IE: idade da estatura; NA: não aplicável; 1*: apenas adolescentes em hemodiálise; IMC: índice de massa corporal.

Fonte: adaptada de KDOQI.[3]

são arterial normal, devendo ser utilizado para cálculo dos índices antropométricos, incluindo o IMC, para minimizar a variação do estado de hidratação em pacientes com DRC.

A avaliação do crescimento linear (estatura) pode ser feita considerando a idade cronológica (meses ou anos), idade da estatura observada (correspondente ao percentil 50 de estatura/idade e gênero) e idade óssea (maturação da epífise em radiografia de mãos e punhos). A velocidade de crescimento (cm/ano) pode ser utilizada para avaliar o atraso no crescimento, em percentil ou escore z (SDS), por meio dos gráficos de crescimento da Organização Mundial da Saúde (OMS) de 2006 para crianças menores de 2 anos de idade. Para crianças maiores de 2 anos de idade, a velocidade de crescimento pode ser avaliada em percentil ou SDS.[3]

Considerando que até o momento não há padrão de referência específico para avaliar o crescimento em pacientes pediátricos com DRC, o KDOQI 2008 recomenda adotar as curvas da OMS (2006) para crianças menores de 2 anos e as curvas do CDC (2000) para as maiores de 2 anos, já que, após os 2 anos de idade, as diferenças entre as duas curvas são mínimas.[3] Os valores de percentis e SDS das curvas de referência permitem comparar os índices antropométricos de crianças e adolescentes sadios com os de pacientes de mesma idade e gênero com DRC. Um escore z dentro de 2 desvios-padrão da mediana compreende cerca de 95% da população. Como ponto de corte, escore z maior do que +2 SDS ou menor do que -2 SDS está relacionado a alterações no estado nutricional.

Com as medidas de peso (kg) e estatura (cm), pode-se calcular o IMC e utilizar a classificação proposta pela OMS. Para pacientes com déficit de crescimento (EI < -2 SDS), a correção do IMC para a idade da estatura poderá minimizar erros de classificação do estado nutricional. Entretanto, o IMC pode esconder quadros de DEP na presença de retenção hídrica. Outra limitação do IMC é não distinguir o peso associado à massa magra da gordura corporal. Por essa razão, é importante utilizar indicadores que permitam a avaliação da composição corporal.

Pregas cutâneas

As medidas das pregas cutâneas do tríceps, bíceps, subescapular e suprailíaca são de grande utilidade, pois permitem calcular o percentual de gordura corporal. Na DRC, a medição da gordura corporal, a partir das pregas cutâneas, tem se mostrado mais apurada do que outras técnicas de avaliação de composição corporal, como a bioimpedância elétrica (BIA).[3] Essas medidas antropométricas são de fácil aplicabilidade na rotina clínica e apresentam boa relação custo-benefício. Para pacientes em hemodiálise, essas medidas devem ser obtidas logo após a sessão de diálise e no braço contrário ao do acesso vascular. O padrão-referência para classificação dessas medidas foi proposto por Frisancho (1990).[23]

Circunferência do braço

A circunferência do braço representa a soma das áreas constituídas pelos tecidos ósseo, muscular e gorduroso. Juntamente com a medida da prega cutânea do tríceps, é possível estimar a circunferência muscular do braço, que é de grande utilidade na rotina clínica.[20] Atualmente, o KDOQI recomenda que essas medidas sejam avaliadas de acordo com a idade e a estatura nos pacientes com DRC que apresentam déficit de crescimento.[3]

Circunferência da cabeça

A medida isolada da circunferência da cabeça pode fornecer informações sobre o estado nutricional de crianças menores de 36 meses com DRC. No entanto, em conjunto com outros parâmetros, pode auxiliar na avaliação evolutiva do crescimento e do desenvolvimento, devendo fazer parte da rotina pediátrica. Como padrão de referência, recomenda-se a curva da OMS (2007).[24]

Métodos mais modernos de avaliação da composição corporal em pacientes pediátricos com DRC, como a BIA e a absorciometria radiológica de dupla energia (DEXA), têm uso limitado na rotina clínica. Além do alto custo e das dificuldades na realização do exame, a principal limitação da DEXA em pacientes com DRC é não distinguir o estado de hidratação da massa magra, podendo superestimá-la em pacientes com retenção de líquidos. Embora déficits da massa magra analisados pela idade da estatura tenham sido observados em crianças com DRC, não há dados suficientes para recomendar o uso rotineiro da DEXA nessa população. A análise por BIA também apresenta limitações, incluindo a falta de equações adequadas para avaliação individual, grandes margens de erro e resultados de valor clínico duvidoso, além de sofrer forte influência do estado de hidratação.[3]

Parâmetros laboratoriais

Os parâmetros laboratoriais compreendem mais uma etapa da avaliação do estado nutricional de pacientes com DRC. Esses parâmetros permitem avaliar a reserva de proteínas viscerais (albumina, pré-albumina, transferrina), de proteína somática (creatinina sérica) e da competência imunológica. Alguns marcadores bioquímicos, como ureia e creatinina plasmáticas e colesterol total, podem auxiliar na interpretação dos resultados de consumo alimentar. No entanto, como a DRC *per se* pode alterar os valores laboratoriais, sua interpretação deve ser feita com cautela. Os parâmetros laboratoriais devem ser utilizados em conjunto com parâmetros antropométricos e métodos que possibilitem avaliar o consumo alimentar.[3]

Taxa de catabolismo proteico (protein catabolic rate – PCR)

A PCR pode ser estimada pelo modelo da cinética da ureia e permite calcular a ingestão de proteínas em pacientes pediátricos com DRC, desde que estejam em balanço nitrogenado.[25] Sua principal vantagem é avaliar a ingestão proteica do paciente independentemente do seu relato, permitindo ao clínico a verificação da adesão (ou não) do paciente à dieta prescrita. No entanto, como os estudos em pacientes pediátricos ainda são limitados, muitos centros pediátricos de diálise não adotam esse método na prática diária.[3]

Avaliação global subjetiva (AGS)

A AGS consiste em um método simples que se baseia na história médica, nutricional e no exame físico do paciente. A AGS específica para a população pediátrica foi desenvolvida e validade para crianças submetidas a cirurgias. A aplicabilidade da AGS em pacientes pediátricos com DRC ainda é objeto de estudo.

A entrevista nutricional deve ser conduzida com a criança ou adolescente com DRC e seu responsável para obtenção dos seguintes dados: informações sobre ingestão alimentar, presença ou ausência de náuseas, vômitos, diarreia, obstipação, ingestão de outros itens não alimentares (p.ex., papel, barro, etc.), uso e adesão a medicamentos, padrão alimentar e frequência dos alimentos (em casa, na escola e em outros locais), quem prepara os alimentos para a família, recursos econômicos para aquisição de alimentos, dietas prévias com restrições alimentares, mudanças no apetite, alterações de paladar, inflamação na boca, dificuldades de deglutição, habilidade para se autoalimentar, grau de atividade física e condição psicossocial do paciente e dos pais.

A avaliação da história nutricional inclui coleta e análise de dados do consumo alimentar, tanto em relação à quantidade quanto à qualidade dos alimentos. A avaliação do consumo alimentar fornece informações sobre a ingestão de energia total, tanto de macro como de micronutrientes. Esses dados são importantes para avaliar a adequação da ingestão alimentar e para monitorar a adesão do paciente quanto às orientações dietéticas. Alguns métodos podem ser utilizados para essa avaliação, como o recordatório de 24 horas, o registro alimentar de 3 a 7 dias e o questionário de frequência alimentar, com algumas peculiaridades decorrentes da condição da DRC:

- recordatório de 24 horas: é o mais recomendado para adolescentes. Para pacientes em hemodiálise, recomenda-se utilizar esse método nos dias com e sem sessão de diálise. A quantidade de líquidos ingeridos deve ser registrada para todos os pacientes com DRC;
- registro alimentar de 3 a 7 dias: recomenda-se incluir pelo menos 1 dos dias de sessão de hemodiálise no período do registro. A quantidade de líquido ingerido também deve ser registrada;
- questionário de frequência alimentar: permite avaliar a frequência de consumo dos grupos alimentares e as fontes de nutrientes importantes na dieta de pacientes com DRC (fósforo, proteína, sódio e potássio, entre outros). Entretanto, até o momento, não há instrumento validado especificamente para pacientes com DRC.

RECOMENDAÇÕES NUTRICIONAIS
Energia

A ingestão adequada de energia é de fundamental importância, tendo em vista o déficit de crescimento, o estado catabólico e as alterações metabólicas e nutricionais presentes nos pacientes pediátricos com DRC. A oferta energética adequada é indispensável para assegurar a síntese proteica, seja na fase de tratamento conservador, na diálise ou no transplante renal. Caso isso não ocorra, esses nutrientes poderão ser utilizados como fonte energética, desviando os aminoácidos do seu metabolismo normal e contribuindo para que os produtos metabólicos resultantes da sua degradação permaneçam acumulados no organismo, agravando o quadro urêmico e a desnutrição. Assim, para pacientes pediátricos com DRC estágios 2 a 5 e 5D, recomenda-se que a oferta de energia seja de 100% dos requerimentos energéticos (RE) para a idade cronológica, grau de atividade física e IMC de cada indivíduo (Tabela 5). A oferta de energia deve ser ajustada se houver perda ou ganho excessivo de peso. Nos estágios 2 a 4 da DRC, é frequente observar diminuição espontânea da ingestão de energia à

218 Manual de terapia nutricional pediátrica

medida que a função renal se deteriora, mas ainda não há dados convincentes de que pacientes pediátricos apresentem requerimentos energéticos diferentes de crianças e adolescentes sadios.[3]

Tabela 5 Equações para estimar os requerimentos energéticos de crianças e adolescentes com peso normal[3]

Idade	Requerimentos energéticos estimados (REE)
0 a 3 meses	REE = [89 × peso (kg) -100] + 175
4 a 6 meses	REE = [89 × peso (kg) - 100] + 56
7 a 12 meses	REE = [89 × peso (kg) - 100] + 22
13 a 35 meses	REE = [89 × peso (kg) - 100] + 20
3 a 8 anos ♀ ♂	REE = 135,3 - 30,8 × idade + AF × [10 × peso (kg) + 934 × altura (m) + 20 REE = 88,5 - 61,9 × idade + AF × [26,7 × peso (kg) + 903 × altura (m) + 20
9 a 18 anos ♀ ♂	REE = 135,3 - 30,8 × idade + AF × [10 × peso (kg) + 934 × altura (m) + 25 REE = 88,5 - 61,9 × idade + AF × [26,7 × peso (kg) + 903 × altura (m) + 25

AF: nível de atividade física.
Fonte: adaptada de KDOQI.[3]

Para crianças menores de 3 anos de idade com DRC, que apresentarem estatura para idade < -1,88 SDS, não ganharem peso e não crescerem dentro do esperado com a oferta de energia igual a 100% dos RE para a idade cronológica, a oferta de energia deve ser calculada considerando-se a idade e a estatura.[3]

A incidência de obesidade na infância e adolescência está aumentando na população pediátrica geral, assim como em pacientes com DRC. A massa gorda é menos metabolicamente ativa do que a massa magra e, como consequência, os requerimentos energéticos de crianças e adolescentes com excesso de peso podem ser menores. A Tabela 6 mostra equações que permitem estimar os RE para crianças e adolescentes sadios (3 a 18 anos) com excesso de peso.[3] Vale ressaltar que, após a realização do transplante renal, há aumento significativo na frequência de pacientes com sobrepeso e obesidade. Dados do North American Pediatric Renal Transplant Cooperative Study (NAPRTCS) mostram ganho excessivo de peso nos primeiros 6 meses pós-TX em todas as faixas etárias, sendo que o aumento de peso é, em média, de 0,89 SDS no primeiro ano após o transplante.[11] Assim, atenção especial deve ser dada à oferta de energia no período pós-TX.

Tabela 6 Equações para estimar os requerimentos energéticos de crianças e adolescentes de 3 a 18 anos com excesso de peso[3]

Idade	Requerimentos energéticos estimados (REE)
3 a 18 anos	
♀	REE = 389 - [41,2 × idade] + AF × [15 × peso (kg) + 701,6 × altura (m)]
♂	REE = 114 - [50,9 × idade] + AF × [19,5 × peso (kg) + 1.161,4 × altura (m)]

AF: nível de atividade física.

Fonte: adaptada de KDOQI.[3]

Quanto às fontes de caloria, provenientes de carboidratos, lipídios e proteínas, não há, até o momento, recomendações específicas para pacientes pediátricos com DRC. Os valores estabelecidos pelas *dietary reference intakes* (DRI) podem ser utilizados para crianças e adolescentes com DRC.[3]

Tabela 7 Distribuição dos macronutrientes para crianças e adolescentes sadios

Macronutrientes	1 a 3 anos de idade	4 a 18 anos de idade
Hidrato de carbono	45 a 65%	45 a 65%
Gordura	30 a 40%	25 a 35%
Proteína	5 a 20%	10 a 30%

Fonte: adaptada de KDOQI.[3]

Alguns pacientes podem necessitar de fórmulas e dietas com alta densidade calórica para alcançar as necessidades diárias de energia, sendo prudente delinear o suporte nutricional enteral para cada paciente.

Para pacientes pediátricos em diálise peritoneal, as calorias fornecidas pelo dialisato não devem ser consideradas no cálculo dos RE diários, exceto na presença de obesidade.

Proteínas

Não é recomendado o uso de dietas restritas em proteínas para pacientes pediátricos com DRC, pois a necessidade proteica de crianças e adolescentes é maior do que a de adultos, de modo a permitir balanço nitrogenado positivo e satisfazer as demandas do crescimento. A conduta correta é estabelecer um controle da ingestão de proteínas, não ultrapassando as recomendações diárias e evitando excesso de proteínas. Já está bem estabelecido na literatura que o uso de dietas hiperproteicas tem efeito deletério sofre a função renal e o estado nutricional.

As recomendações de proteínas para crianças e adolescentes com DRC são baseadas na DRI, de acordo com o estágio da DRC, a idade cronológica e o peso corporal ideal. Para pacientes em diálise peritoneal e hemodiálise, recomenda-se uma quantidade adicional de proteínas, objetivando repor as perdas de proteínas e de aminoácidos decorrentes dos métodos dialíticos utilizados. Para receptores pediátricos de TX, a oferta de proteínas deve ser calculada considerando o grau de função do enxerto. As recomendações para os receptores nos estágios 2 a 5T são as mesmas do período pré-TX para crianças nesses mesmos estágios da DRC (Tabela 8).

Como alguns estudos demonstraram associação positiva entre balanço nitrogenado e ingestão total de energia, recomenda-se, concomitantemente ao controle proteico, garantir a ingestão diária adequada de energia para promover o crescimento. Quanto à qualidade da proteína, recomenda-se que 60 a 70% do ingerido seja de alto valor biológico, com proporção de 2:1 entre aminoácidos essenciais e não essenciais.[3]

Tabela 8 Recomendações de proteínas para pacientes pediátricos com DRC estágios 3 a 5 e 5D

Idade	DRI (g/kg/d)	Estágio 3 (g/kg/d) (100 a 140% DRI)	Estágios 4, 5 e 5T (g/kg/d) (100 a 120% DRI)	Estágio 5HD (g/kg/d)*	Estágio 5DP (g/kg/d)**
0 a 6 meses	1,5	1,5 a 2,1	1,5 a 1,8	1,6	1,8
7 a 12 meses	1,2	1,2 a 1,7	1,2 a 1,5	1,3	1,5
1 a 3 anos	1,05	1,05 a 1,5	1,05 a 1,25	1,15	1,3
4 a 13 anos	0,95	0,95 a 1,35	0,95 a 1,05	1,05	1,1
14 a 18 anos	0,85	0,85 a 1,2	0,85 a 1,05	0,95	1

*DRI + 0,1 g/kg/d para repor perda dialítica.
**DRI + 0,15 a 0,3 g/kg/d, dependendo da idade, para repor perda dialítica.
Fonte: adaptada de KDOQI.[3]

O uso de suplementação da dieta com aminoácidos essenciais ou cetoácidos, recomendado para pacientes adultos com DRC, tem sido estudado em pacientes pediátricos com DRC; porém, essa conduta não parece justificar-se, já que não se recomenda usar dieta hipoproteica para esses pacientes.

Sódio e líquidos

Não há necessidade de restrição rigorosa de sódio na ausência de edema e/ou hipertensão arterial. Nesses casos, a oferta de sódio deve ser limitada a 1 ou 2 mEq/kg/dia, o que corresponde a uma dieta sem adição de sal. No entanto, dietas muito restritas em sódio não são bem aceitas e podem comprometer a ingestão de energia. O uso de diuréticos pode resultar em restrição de sódio menos rígida, colaborando para a obtenção de ingestão energética adequada. A restrição de alimentos ricos em sódio, principalmente os industrializados, como embutidos, temperos prontos (caldos de carne, frango ou vegetal, molho *shoyu*, alho com sal, etc.), enlatados (atum, sardinha, milho, ervilha, etc.), carnes curadas (carne seca), alimentos defumados, preparações congeladas (quibes, tortas, massas e outros), margarina com sal, requeijão, amendoim e castanhas salgadas, deve ser muito bem orientada. O uso de sal *light* é contraindicado para pacientes pediátricos com DRC por causa do alto conteúdo de cloreto de potássio em sua composição.

Entretanto, a restrição de sódio não deve ser adotada para todos os pacientes com DRC sem que se considere a etiologia da doença renal. Pacientes com uropatias e doenças císticas (causas frequentes de DRC em pacientes pediátricos) podem requerer suplementação para repor a perda urinária de sódio.

Para pacientes em tratamento dialítico, a restrição de sódio ajuda a diminuir a sede, permitindo melhor controle do ganho de peso entre as sessões de diálise.

A eficácia da restrição de sódio para o controle da maior parte dos casos de hipertensão pós-TX é controversa. A dieta DASH (*dietary approaches to stop hypertension* ou, em tradução livre, abordagem dietética para interromper a hipertensão), indicada para prevenir e tratar a hipertensão na população em geral, ainda é objeto de estudo para receptores de TX. Estudos em curto prazo em pacientes com TX não demonstraram associações significativas da pressão arterial com a ingestão dietética e a excreção urinária de sódio nos grupos tratados com ciclosporina ou tacrolimo. No entanto, no período pós--TX, recomenda-se a ingestão de sódio baseada na DRI. A ingestão elevada de sódio deve ser desencorajada, especialmente para os adolescentes.[3]

A oferta hídrica (água, leite, sucos, refrigerantes, café, chás, gelo, sopas, gelatina e algumas frutas, como laranja, melão e melancia) varia de acordo com o grau de função renal e deve ser frequentemente avaliada pela medida do débito urinário, pressão arterial e presença de edema.

Manual de terapia nutricional pediátrica

A maioria dos pacientes não necessita de restrição hídrica na fase de tratamento conservador. Em geral, prescrevem-se 500 a 600 mL de líquidos a mais do que o volume urinário de 24 horas, objetivando repor as perdas insensíveis diárias. Pacientes em hemodiálise requerem restrição hídrica com maior frequência, para que o ganho de peso interdialítico não ultrapasse 5% do peso seco. A oferta hídrica deve ser individualizada, levando-se em consideração a diurese residual, pressão arterial e perdas insensíveis de água (Tabela 9).[3]

Potássio

A avaliação rotineira dos níveis séricos de potássio é fundamental para definir a oferta diária, considerando-se a necessidade de restrição ou suplementação. Os valores recomendados pela DRI podem ser utilizados como referência (Tabela 10).

O aumento na concentração sérica de potássio é mais frequente nos estágios 3 a 5 da DRC. Está associado a arritmia cardíaca e morte súbita, principalmente nos pacientes em hemodiálise. Sua origem é multifatorial, não incluindo apenas fatores dietéticos. As causas da hipercalemia incluem, além da redução da função renal, acidose metabólica, uso de anti-hipertensivos inibidores da enzima conversora de angiotensina (ECA) ou de seus receptores, baixa eficiência da diálise, hipoaldosteronemia e constipação intestinal.[3]

Tabela 9 Recomendações de água, sódio, cloreto e potássio de acordo com as DRI para crianças e adolescentes sadios

	Água* (L/dia)		Sódio** (mg/d)		Cloreto (mg/d)		Potássio (mg/d)	
Idade	AI	UL	AI	UL	AI	UL	AI	UL
0 a 6 meses	0,7	ND	120	ND	180	ND	400	ND
7 a 12 meses	0,8	ND	370	ND	570	ND	700	ND
1 a 3 anos	1,3	ND	1.000	1.500	1.500	2.300	3.000	ND
4 a 8 anos	1,7	ND	1.200	1.900	1.900	2.900	3.800	ND
9 a 13 anos	2,4	ND	1.500	2.200	2.300	3.400	4.500	ND
14 a 18 anos	3,3	ND	1.500	2.300	2.300	3.600	4.700	ND

ND: não determinado; AI: ingestão adequada; UL: limite máximo.
*Inclui água, líquidos em geral e água dos alimentos.
**Gramas de sódio × 2,53 = gramas de sal; 1 colher de chá = 2.300 mg de sódio.

Na presença de hipercalemia, recomenda-se restringir os alimentos ricos em potássio. Em casos de hipercalemia persistente, além do controle dietético, o uso de resinas de troca catiônica (Sorcal®) pode ser necessário. Por outro lado, na presença de hipocalemia, recomenda-se enfatizar o consumo de alimentos fontes de potássio e/ou suplementação com cloreto de potássio (KCL).

Para receptores de TXr, a oferta de potássio deve ser individualizada, considerando-se os níveis séricos. O esquema de imunossupressão com altas doses pode aumentar a prevalência de hipercalemia. A restrição da ingestão de potássio é recomendada para pacientes que apresentarem hipercalemia ou oligúria.[3]

Fósforo

A manutenção de níveis sanguíneos adequados de fósforo é essencial em pacientes com DRC porque eles apresentam risco mais alto de desenvolver doença óssea (osteodistrofia renal). Na fase de tratamento dialítico, a hiperfosfatemia pode se agravar em consequência de vários fatores, incluindo baixa eficiência na remoção de fósforo pela diálise, doenças ósseas de baixa ou alta remodelação e o uso de análogos da vitamina D.[7]

Em geral, concomitantemente ao controle proteico da dieta, há diminuição na oferta de fósforo, uma vez que os alimentos fontes de proteínas também contêm fósforo. Na presença de hiperfosfatemia, outros alimentos ricos em fósforo devem ser evitados, além dos alimentos proteicos. A relação fósforo/proteína também pode ser considerada para indicar os alimentos que apresentam menores valores (Tabela 10). Muitos alimentos industrializados preferidos por crianças e adolescentes (*nuggets*, hambúrguer, massas congeladas, sorvetes, refrigerantes à base de cola, etc.) contêm conservantes com fósforo e são desaconselhados.

Tabela 10 Principais alimentos fontes de fósforo (P) e de proteína

Alimento	Quantidade (g)	Medida caseira	P (mg)	Proteína (g)	Relação P/proteína (mg/g)
Carne de frango	80	1 filé de peito médio	150	23	6,5
Carne de porco	80	1 bisteca média	147	21,2	6,9
Carne bovina	85	1 bife médio	209	26	8
Pescada branca	84	1 filé médio	241	20,6	11,7
Ovo inteiro	50	1 unidade	90	6	15
Clara de ovo	30	1 unidade	4,3	3,3	1,3
Fígado de boi	85	1 bife médio	404	22,7	17,8
Sardinha	34	1 unidade	170	8,4	20,2
Presunto	48	2 fatias médias	136	14	9,7

(continua)

					(continuação)
Queijo prato	30	2 fatias finas	153	7,5	20,4
Iogurte	120	1 pote pequeno	159	6,3	25,2
Leite	150	1 copo americano	140	4,9	28,6
Soja cozida	54	5 colheres de sopa	130	9	14,5
Feijão cozido	154	1 concha média	133	6,9	19,3
Amendoim	50	1 pacote pequeno	253	13	19,5
Chocolate	40	1 barra pequena	92	3	30,7

Fonte: adaptada de KDOQI, 2009.[3]

Quando a restrição da oferta de fósforo não for suficiente para o controle da hiperfosfatemia, torna-se necessário o uso de quelantes para diminuir a absorção intestinal de fósforo. Há quelantes à base de cálcio (carbonato de cálcio e acetato de cálcio) e os que não contêm cálcio (cloridrato de sevelamer). O hidróxido de alumínio (potente quelante de fósforo) deixou de ser utilizado rotineiramente por causa da intoxicação por alumínio.[7] Recomenda-se que a ingestão dos quelantes seja feita junto com as refeições que contêm alimentos ricos em fósforo. Na presença de hipercalcemia, os quelantes que não contêm cálcio devem ser indicados, evitando calcificações extraósseas que aumentam o risco de doença cardiovascular e mortalidade.[7]

Alguns estudos sugerem que a restrição de fósforo para prevenção e tratamento do hiperparatireoidismo, quadro frequente nos estágios 4 e 5 da DRC, não prejudica o crescimento, a mineralização óssea e o estado nutricional. Como referência, recomenda-se limitar a oferta dietética de fósforo a 100% dos valores da DRI para pacientes pediátricos com níveis adequados de fósforo sanguíneo (mantidos com ou sem o uso de quelantes), se os níveis séricos de hormônio de paratireoide (PTH) estiverem acima do esperado (Tabela 11). Se os níveis séricos de fósforo estiverem elevados para a idade, recomenda-se que oferta de fósforo seja 80% da DRI.

Tabela 11 Oferta máxima de fósforo (via oral ou enteral) recomendada para crianças e adolescentes com DRC de acordo com os níveis sanguíneos de fósforo e PTH

Idade	DRI (mg/d)	Oferta de fósforo recomendada (mg/dia)	
		PTH alto e fósforo normal*	PTH alto e fósforo alto**
0 a 6 meses	100	≤ 100	≤ 80
7 a 12 meses	275	≤ 275	≤ 220

(continua)

			(continuação)
1 a 3 anos	460	≤ 460	≤ 370
4 a 8 anos	500	≤ 500	≤ 400
9 a 18 anos	1.250	≤ 1.250	≤ 1.000

PTH: hormônio de paratireoide
* ≤ 100% da DRI.
** ≤ 80% da DRI.
Fonte: adaptada de KDOQI.[3]

Cálcio e vitamina D

A oferta adequada de cálcio é fundamental para pacientes pediátricos com DRC. A oferta insuficiente de cálcio pode prejudicar a mineralização óssea durante a infância e a massa óssea na adolescência, enquanto a ingestão excessiva está associada a morbidade vascular.[3]

Com o controle proteico da dieta, a oferta de cálcio torna-se reduzida, já que os alimentos fontes de cálcio (leite e derivados) também são fontes de proteína, sendo difícil atingir os valores da DRI. Em geral, a suplementação com cálcio nos intervalos das refeições e em horários distantes dos suplementos de ferro torna-se necessária. Além disso, a absorção intestinal de cálcio é bastante prejudicada na DRC em função da diminuição da produção endógena de calcitriol (1,25[OH]$_2$D).

Para pacientes pediátricos com DRC estágios 2 a 5D e 5T, a recomendação da oferta de cálcio é de, no mínimo, 100% da DRI, levando-se em consideração os níveis sanguíneos (Tabela 12). No entanto, a ingestão total de cálcio (dieta + suplementação medicamentosa + quelantes de fósforo que contêm cálcio) não deve ultrapassar 200% da DRI, na tentativa de evitar hipercalcemia. Os suplementos de cálcio bem tolerados por crianças e adolescentes com DRC incluem sais de cálcio, como acetato e carbonato de cálcio.

O hiperparatireoidismo, a hipercalcemia e a hipo ou hiperfosfatemia podem persistir após o TXr. Essas anormalidades podem ser agravadas pela terapia imunossupressora, principalmente pelos glicocorticoides. A terapia prolongada com esteroides pode resultar em osteopenia e osteonecrose. Para minimizar a perda de massa mineral óssea, recomendam-se 100% da DRI para cálcio e suplementação medicamentosa com vitamina D.

Manual de terapia nutricional pediátrica

Tabela 12 Oferta de cálcio recomendada para crianças e adolescentes com DRC estágios 2 a 5 e 5D

Idade	DRI	UL (crianças saudáveis)	UL (crianças DRC estágios 2 a 5 e 5D)*
0 a 6 meses	210	ND	≤ 420
7 a 12 meses	270	ND	≤ 540
1 a 3 anos	500	2.500	≤ 1.000
4 a 8 anos	800	2.500	≤ 1.600
9 a 18 anos	1.300	2.500	≤ 2.500

ND: não determinado; UL: limite máximo.
*Dieta + quelantes de fósforo (determinado como 200% da DRI; máximo = 2.500 mg de cálcio elementar).
Fonte: adaptada de KDOQI.[3]

Ferro

A oferta de ferro deve ser baseada na DRI. Com o controle proteico da dieta, geralmente não se consegue atingir os valores recomendados para a idade, sendo necessário associar suplementação medicamentosa (via oral ou endovenosa), principalmente para crianças menores e para aquelas em tratamento de anemia com eritropoetina recombinante humana (EPOrh). É importante avaliar a concentração de ferro sérico, com dosagens frequentes de hemoglobina, saturação da transferrina e ferritina.[3]

Vitaminas e oligoelementos

Crianças e adolescentes em tratamento conservador ou dialítico apresentam maior risco de desenvolver deficiências de vitaminas e oligoelementos em função de ingestão inadequada, absorção gastrointestinal reduzida e perdas decorrentes do tratamento dialítico. A oferta adequada de micronutrientes é essencial, considerando a fase de crescimento e desenvolvimento nessa faixa etária.

Para pacientes pediátricos com DRC estágios 2 a 5 e 5D, recomenda-se, no mínimo, 100% da DRI de tiamina (B1), riboflavina (B2), niacina (B3), ácido pantotênico (B5), piridoxina (B6), biotina (B8), cobalamina (B12), ácido ascórbico (vitamina C), retinol (vitamina A), tocoferol (vitamina E), vitamina K, ácido fólico, cobre, zinco e selênio (Tabela 13).

A suplementação medicamentosa é indicada quando a ingestão dietética de vitaminas e oligoelementos não atingir os valores da DRI e para todos os pacientes em tratamento dialítico.

Tabela 13 Oferta de vitaminas e elementos-traço recomendada para crianças e adolescentes com DRC estágios 2 a 5 e 5D de acordo com as DRI

	0 a 6 meses	7 a 12 meses	1 a 3 anos	4 a 8 anos	Meninos 9 a 13 anos	Meninos 14 a 18 anos	Meninas 9 a 13 anos	Meninas 14 a 18 anos
Vitamina A (mcg/dia)	400	500	300*	400*	600*	900*	600*	700*
Vitamina C (mg/dia)	40	50	15*	25*	45*	75*	45*	65*
Vitamina E (mg/dia)	4	5	6*	7*	11*	15*	11*	15*
Vitamina K (mcg/dia)	2	2,5	30	55	60	75	60	75
Tiamina (mg/dia)	0,2	0,3	0,5*	0,6*	0,9*	1,2*	0,9*	1*
Riboflavina (mg/dia)	0,3	0,4	0,5*	0,6*	0,9*	1,3*	0,9*	1*
Niacina (mg/dia)	2	4	6*	8*	12*	16*	12*	14*
Vitamina B6 (mg/dia)	0,1	0,3	0,5*	0,6*	1*	1,3*	1*	1,2*
Folato (mcg/dia)	65	80	150*	200*	300*	400*	300*	400*
Vitamina B12 (mcg/dia)	0,4	0,5	0,9*	1,2*	1,8*	2,4*	1,8*	2,4*
Ácido pantotênico (mg/dia)	1,7	1,8	2	3	4	5	4	5
Biotina (mcg/dia)	5	6	8	12	20	25	20	25
Cobre (mcg/dia)	200	220	340*	440*	700*	890*	700*	890*
Selênio (mcg/dia)	15	20	20*	30*	440*	55*	40*	55*
Zinco (mg/dia)	2	3*	3*	5*	8*	11*	8*	9*

*ingestão adequada, RDA.
Fonte: adaptada de KDOQI.[3]

As recomendações de vitaminas hidrossolúveis para receptores de TX bem-sucedido ainda não foram estabelecidas. É provável que, com a liberação das restrições alimentares e o aumento do apetite, as necessidades diárias sejam atingidas, não sendo necessária a suplementação. Na presença de rejeição do enxerto e com o uso de dieta hipoproteica, alguns pacientes podem necessitar de suplementação vitamínica.

Suporte nutricional

O maior desafio da terapia nutricional em crianças e adolescentes com DRC é manter o estado nutricional mais próximo possível do normal por meio da alimentação, selecionando os alimentos que fazem parte das preferências e dos hábitos do paciente e da família. No entanto, vários fatores limitam a ingestão alimentar adequada e frequentemente há a necessidade de se iniciar suporte nutricional especializado.

Estudos demonstram, já há algum tempo, que o suporte nutricional, seja via oral ou enteral, é eficiente para aumentar a velocidade de ganho de peso e de estatura, amenizando o grau de desnutrição e o déficit de crescimento em qualquer estágio da DRC.[3] Assim, o suporte nutricional sempre é indicado para crianças e adolescentes nos seguintes casos:

- na presença de DEP;
- quando a ingestão alimentar espontânea encontrar-se reduzida e a orientação nutricional não for capaz de promover aumento significativo na ingestão energética e proteica;
- em situações de hipercatabolismo (quadro inflamatório ou infeccioso).

Para crianças com idade inferior a 1 ano, o aleitamento materno deve ser mantido sempre que possível. Se houver necessidade de suplementação, fórmulas lácteas moduladas podem ser administradas via oral ou via sonda. Para crianças maiores de 1 ano, as fórmulas enterais pediátricas podem ser indicadas e adaptadas conforme a necessidade de cada paciente.

A primeira opção de suporte nutricional deve ser a suplementação oral, por não ser invasiva e ser de mais fácil aceitação. No entanto, em caso de resultados pouco significativos no ganho de peso e na velocidade de crescimento ou se o paciente apresentar comprometimento da deglutição, a nutrição enteral deve ser considerada.

Muitos pacientes pediátricos com DRC apresentam, além de apetite diminuído, necessidade de restrição hídrica, podendo requerer fórmulas e dietas com densidade energética e proteica maior do que o padrão. Módulos de carboidratos e lipídios podem ser adicionados à dieta, a fim de aumentar a densidade energética.

O suporte nutricional via sonda nasogástrica ou gastrostomia é comumente usado nesses pacientes.[3] Algumas crianças podem apresentar complicações, como vômitos frequentes e diminuição do apetite, sendo necessário treinamento específico para a família. A utilização de sonda nasogástrica noturna, com gotejamento contínuo, diminui a frequência de vômitos, melhora a aceitação da alimentação por via oral durante o dia e permite a liberdade de horário para a criança desenvolver atividades físicas e sociais. Para crianças maiores e adolescentes, o uso de sonda nasogástrica é limitado por alguns fatores, como necessidade frequente de recolocação da sonda, vômitos e aparência estética. A gastrostomia com botão é a via preferida de suporte nutricional a longo prazo para todas as idades, inclusive para pacientes em diálise peritoneal. Suas vantagens incluem menos complicações, facilidade na administração da dieta e de medicamentos e aparência física satisfatória, sendo bem aceita pelos pacientes e familiares. No entanto, podem ocorrer intercorrências clínicas ou mecânicas que requerem controle por parte da equipe de saúde e da família.

CONSIDERAÇÕES FINAIS

A DEP e o déficit de crescimento permanecem como grande desafio para a reabilitação bem-sucedida de crianças e adolescentes com DRC, apesar dos avanços no tratamento clínico e nutricional.

Os pacientes pediátricos com DRC devem ter acompanhamento nutricional sistemático para receber intervenção adequada em todos os estágios da doença, incluindo o transplante renal. As diversas particularidades inerentes ao tratamento desses pacientes ressaltam a importância de nutricionistas especializados na área de nefrologia pediátrica.

Crianças e adolescentes com DRC apresentam, com frequência, obstáculos envolvendo a adesão às recomendações nutricionais. A orientação individualizada e flexível e o fornecimento de opções alimentares são fundamentais para se obter adesão satisfatória e terapia nutricional bem-sucedida. A ação integrada da equipe de saúde com o paciente e seus familiares é essencial para o sucesso do tratamento.

REFERÊNCIAS BIBLIOGRÁFICAS

1. U.S. renal data system: USRDS 2010 annual data report. The National Institutes of Health, National Institute of Diabetes and Digestive and Kidney Diseases, Bethesda, 2010. Disponível em: www.usrds.org. Acessado em: 04 de abril de 2011.
2. The North American Pediatric Renal Transplant Cooperative Study-NAPRTCS. Annual Report, The EMMES Corporation, Rockville.2010. Disponível em: www. naprtcs.org. Acessado em: 11 de abril de 2011.
3. The kidney disease outcomes quality initiative (KDOQI) clinical practice guideline for nutrition in children with chronic kidney disease: update 2008. Am J Kidney Dis 2009; 53:3(suppl 2):S9-S10.

4. Draibe AS. Insuficiência renal crônica. In: Ajzen H, Schor N (eds.). Guias de medicina ambulatorial e hospitalar – Unifesp: Nefrologia. Barueri: Manole, 2002. p.179-93.
5. Romão JEJ. Doença renal crônica: definição, epidemiologia e classificação. J Bras Nefrol 2004; 3(suppl 3):1-3.
6. Clinical practice guidelines for chronic kidney disease: evaluation, classification, and stratification. K/DOQI, National Kidney Foundation. Am J Kidney Dis 2002; 39(suppl 2):S1-266.
7. Carvalho AB, Barreto FC, Cuppari L. Hiperfosfatemia na doença renal crônica. In: Cruz J, Cruz HMM, Barros RT (eds.). Atualidades em nefrologia. 9.ed. São Paulo: Sarvier, 2006. p.277-85.
8. Clinical practice guidelines for managing dyslipidemias in chronic kidney disease. Treating dyslipidemias. K/DOQI, National Kidney Foundation. Am J Kidney Dis 2003; 41(suppl 3):S39-S58.
9. Sylvestre LC, Fonseca KP, Stinghen AE, Pereira AM, Meneses RP, Pecoits-Filho R. The malnutrition and inflammation axis in pediatric patients with chronic kidney disease. Pediatr Nephrol 2007; 22:864-73.
10. Wong CS, Gipson DS, Gillen DL, Emerson S, Koepsell T, Sherrard DJ et al. Anthropometric measures and risk of death in children with end-stage renal disease. Am J Kidney Dis 2000; 38:811-9.
11. Hanevold CD, Ho PL, Talley L, Mitsnefes MM. Obesity and renal transplant outcome: a report of the North American Pediatric Renal Transplant Cooperative Study. Pediatrics 2005; 115:352-6.
12. Chen J, Muntner P, Hamm LL, Jones DW, Batuman V, Fonseca V et al. The metabolic syndrome and chronic kidney disease in US adults. Ann Intern Med 2004; 140:167-74.
13. Wisse BE. The inflammatory syndrome: the role of adipose tissue cytokines in metabolic disorders linked to obesity. J Am Soc Nephrol 2004; 15:2792-800.
14. Kwan BCH, Murtaugh MA, Beddhu S. Associations of body size with metabolic syndrome and mortality in moderate chronic kidney disease. Clin J Am Soc Nephrol 2007; 2:992-8.
15. Kalantar-Zadeh K, Block G, Humphreys MH, Kopple JD. Reverse epidemiology of cardiovascular risk factors in maintenance dialysis patients. Kidney Int 2003; 63:793-808.
16. Schwartz GF, Muñoz A, Schneider MF, Mak RH, Kaskel F, Warady BA et al. New Equations to Estimate GFR in Children with CKD. J Am Soc Nephrol 2009; 20:629-37.
17. Cockroft DW, Gault MH. Prediction of creatinine clearance from serum creatinine. Nephron 1976; 16:31-41.
18. Canziani ME, Draibe SA, Nadaletto MAJ. Técnicas dialíticas na insuficiência renal crônica. In: Ajzen H, Schor N (eds.). Guias de medicina ambulatorial e hospitalar – Unifesp: Nefrologia. Barueri: Manole, 2002. p.195-209.
19. Cameron JI, Whiteside C, Katz J, Devins GM. Differences in quality of life across

renal replacement therapies: a meta-analytic comparasion. Am J Kidney Dis 2000; 35(4):629-37.

20. Ferraresso M, Ghio L, Raiteri M, Belingheri M, Beretta C, Martiba V et al. Pediatric kidney transplantation: a snapshot to 10 years late. Transplant Proc 2008; 40:1852-3.

21. Massarweh NN, Clayton JL, Mangum CA, Florman SS, Slakey DP. High body mass index and short- and long-term renal allograft survival in adults. Transplantation 2005; 80(10):1430-5.

22. Gill SJ. Potential advantages and limitations of applying the chronic kidney disease classification to kidney transplant recipients. Am J Transplant 2006; 6:2821-6.

23. Frisancho R. Anthropometric standard for the assessment of growth and nutritional status. Michigan: University of Michigan Press, 1990.

24. World Health Organization. WHO Child Growth Standards: head circumference-for-age, arm circumference-for-age, triceps skinfold-for-age and subscapular skinfold-for-age. Methods and development. Geneva: World Health Organization, 2007. p.234.

25. Abitbol CL, Warady BA, Massie MD, Baluarte HJ, Fleischman LE, Geary DF et al. Linear growth and anthropometric and nutritional measurements in children with mild to moderate renal insufficiency: a report of the growth failure in children with renal diseases study. J Pediatr 1990; 116:S46-54.

8.9

Terapia nutricional na síndrome do intestino curto

Fabíola Isabel Suano de Souza
Roseli Oselka Saccardo Sarni

INTRODUÇÃO

A síndrome do intestino curto (SIC) é uma das causas de falência intestinal. Ela ocorre após uma ressecção intestinal extensa e resulta em quadro de má absorção com perda fecal elevada e/ou prejuízo da capacidade absortiva do trato gastrointestinal para macro e micronutrientes. Nessa situação, não é possível utilizar exclusivamente a via enteral para fornecimento de nutrientes (oral, sondas ou estomias) por um determinado período ou de forma definitiva, o que torna esses pacientes dependentes de nutrição parenteral (NP) por um tempo variável.[1]

As principais causas de SIC em crianças são as atresias, as gastrósquises e a enterocolite necrosante (Tabela 1).[1]

O objetivo principal do tratamento da SIC é estimular o intestino remanescente a se adaptar, mantendo a condição nutricional, para que a criança consiga ficar independente do uso de NP e com alimentação similar a de indivíduos saudáveis. Esse processo, que pode durar anos, é influenciado por múltiplos fatores.[2] A Tabela 2 descreve os fatores preditores da adaptação intestinal na SIC.

Tabela 1 Causas de falência intestinal em crianças[2,3]

Síndrome do intestino curto
Gastrósquise
Enterocolite necrosante
Atresia intestinal
Aganglionose
Volvo
Trauma
Infarto mesentérico
Enterite actínica
Doença inflamatória intestinal
Alterações de motilidade
Neuropatia
Miopatia
Alterações da mucosa intestinal
Displasia epitelial
Doença de inclusão de microvilosidades
Alterações congênitas da glicosilação
Imunologicamente mediadas
Enteropatias autoimunes
Imunodeficiências primárias

Fonte: Donohe, 2010; Dehmer, 2011.

Tabela 2 Fatores preditores da adaptação intestinal na SIC[2,3]

Fatores positivos	Fatores negativos
Intestino residual > 35 a 40 cm	Intestino residual < 15 a 20 cm ou < 10% do esperado para a idade
Presença de VIC e/ou cólon	Crianças e adolescentes
Lactentes e neonatos	Presença de colestase (BD > 2,5 g/dL)
Nutrição enteral precoce	Sepse por bactéria Gram-negativa
	Presença de supercrescimento bacteriano
	Etiologia: gastrósquise

Fonte: Donohe, 2010; Dehmer, 2011.

FISIOPATOLOGIA

Trato gastrointestinal normal

O trato gastrointestinal (TGI) é uma estrutura complexa composta por ampla superfície absortiva especializada (Tabela 3), ligada a diversos órgãos que produzem secreções com enzimas digestivas, como glândulas salivares, pâncreas

Tabela 3 Comprimento normal do intestino em neonatos, lactentes e crianças[5]

| Idade pós-conceptual | Comprimento (cm) | | | |
| | Intestino delgado | | Cólon | |
	Média	DP	Média	DP
24 a 26 semanas	70	6,3	22,7	2
27 a 29 semanas	100	6,5	24,4	1,2
30 a 32 semanas	117,3	6,9	37,7	2,2
33 a 35 semanas	120,8	8,8	27,8	1,7
36 a 38 semanas	142,6	12	40,1	4,3
39 a 40 semanas	157,6	11,2	32,7	2,1
0 a 6 meses	239,2	18,3	56,8	2,7
7 a 12 meses	283,9	20,9	57,1	2,2
13 a 18 meses	271,8	25,1	84,8	2,3
19 a 24 meses	345,5	18,2	107,8	4,5
25 a 36 meses	339,6	16,9	95	3,4
37 a 48 meses	366,7	37	122,5	5,9
49 a 60 meses	423,9	5,9	122,4	5,7

DP: desvio-padrão.
Fonte: Struijs, 2009.

e fígado. É recoberto por estrutura imunológica diferenciada (*gut-associated lymphoid tissue* – GALT) e permeado por ampla rede neuro-hormonal, responsável pela coordenação da motilidade e comunicação das diferentes porções do TGI com outros órgãos e com o sistema nervoso central (SNC).[3,4]

Na SIC, além da perda de superfície absortiva, há também comprometimento da produção de hormônios e fatores neuroendócrinos locais que interferem na motilidade e no metabolismo local e sistêmico.[4]

Antes de iniciar o planejamento da terapia nutricional na SIC, é fundamental que se conheça o papel de cada porção do TGI e o significado clínico da sua ressecção.[4]

Duodeno

Trata-se de uma pequena e especializada porção do intestino responsável pela absorção de micronutrientes, como ferro e ácido fólico, e pela produção de hormônios que regulam o funcionamento do TGI, como gastrina, colecistoquinina, secretina e motilina. Além disso, é o local em que ocorre a concentração e a união das secreções digestivas gástricas, pancreáticas e hepáticas.

A retirada do duodeno na SIC pode causar:[3,4]

□ anemia e osteopenia em razão do prejuízo na absorção de cálcio, magnésio, fósforo, ferro e ácido fólico;
□ prejuízo na digestão por redução na disponibilidade de bile e suco pancreático;
□ alteração da motilidade do TGI.

Jejuno

Trata-se da mais longa e mais importante porção absortiva do TGI. A maioria dos macronutrientes é absorvida nas vilosidades jejunais, onde está concentrada a maior parte das enzimas digestivas em comparação a outras porções do TGI. Além disso, nessa porção, há intensa comunicação neuro-hormonal relacionada à motilidade gástrica e colônica.

A retirada do jejuno (ou parte dele) na SIC pode causar:

□ intensa má absorção de macronutrientes e diarreia;
□ pior prognóstico para adaptação, pois o íleo tem mais dificuldade em adquirir as funções do jejuno;
□ prejuízo da motilidade intestinal, especialmente da coordenação do esvaziamento gástrico.

Íleo

Porção intestinal importante para reabsorção das secreções produzidas nas porções proximais do TGI (nutrientes e secreções digestivas). O íleo terminal é especializado em absorção de sais biliares, gorduras de cadeia longa, vitaminas lipossolúveis e vitamina B12 ligada ao fator intrínseco. Também é nessa porção do intestino que são produzidos fatores neuroendócrinos, como peptídeo YY, glucagon-*like*-1 e neurotensina, responsáveis pela coordenação entre motilidade e absorção.

A retirada do íleo (ou parte dele) pode resultar em:

□ má absorção, especialmente de gorduras de cadeia longa;
□ maior risco para deficiência das vitaminas lipossolúveis;
□ maior risco para má absorção de eletrólitos e minerais (magnésio, cálcio e fósforo);
□ maior risco para deficiência de vitamina B12;
□ dismotilidade do TGI, especialmente retardo do esvaziamento gástrico.

Válvula ileocecal (VIC)

A VIC é fundamental para manter o ritmo da motilidade do TGI, especialmente do íleo terminal, e funciona como uma divisão anatômica entre o intestino delgado e o grosso.

A ressecção da VIC associa-se aos seguintes eventos:

☐ prejuízo da absorção de gorduras, com esteatorreia;

☐ aceleração do trânsito colônico por prejuízo do controle de esvaziamento da transição ileocólica;

☐ supercrescimento bacteriano: invasão das bactérias colônicas no intestino delgado, relacionada com piora da síndrome de má absorção, maior inflamação, risco de translocação bacteriana, acidose metabólica e sangramento intestinal.[6]

Cólon

Tem papel importante na reabsorção de água e eletrólitos, na regulação hormonal da motilidade do TGI, na absorção de ácidos graxos de cadeia curta, produzidos pela fermentação bacteriana, e de cadeia média e na manutenção da microbiota intestinal saudável.[6]

A ressecção colônica associa-se aos seguintes eventos:

☐ perda hídrica e eletrolítica intensa;

☐ prejuízo da adaptação intestinal a longo prazo;

☐ prejuízo da motilidade;

☐ desequilíbrio da microbiota intestinal.

A Tabela 4 descreve as concentrações de eletrólitos nas diferentes secreções do TGI em crianças.

Tabela 4 Concentrações de eletrólitos nas diferentes secreções do TGI em crianças[3]

Local	Volume	Eletrólitos (mEq/L)			
	mL/dia	Sódio	Potássio	Bicarbonato	Cloro
Estômago	2.000 a 2.500 (50 mL/kg/dia)	60 (50)	10 (7,5)	–	90 (140)
Pâncreas	1.000 (45 mL/kg/dia)	140 (100)	5 (3)	90	75 (30)
Bile	1.500	140	5	35	100
Intestino delgado	3.500 (300 mL/kg/dia)	100 (100)	15 (30)	25	100

Nota: para lactentes, usar os valores que estão entre parênteses.

Fonte: Dehmer, 2011.

PLANEJAMENTO DA TERAPIA NUTRICIONAL (TN)

O tratamento da SIC exige acompanhamento multidisciplinar e a longo prazo.[3,7,8] Para o planejamento da TN, é importante conhecer e considerar:

- □ etiologia da SIC e doenças associadas;
- □ idade da criança;
- □ condição nutricional e evolução;
- □ comprimento e porções remanescentes;
- □ perdas por sondas, estomias, fecais e funcionamento do TGI;
- □ fase de adaptação intestinal.

Fases da adaptação intestinal e terapia nutricional

Após ressecção intestinal, o TGI passa por uma fase de adaptação, que tem tempo variável e pode ser dividida em três etapas.[2,3] O seu conhecimento é importante, pois afeta diretamente as estratégias de TN.

Fase 1: estabilização clínica e reposição hidroeletrolítica (1 a 7 dias)

Acontece logo após a ressecção intestinal e é caracterizada por hipersecreção e esvaziamento gástrico acelerado com redução da motilidade intestinal (íleo paralítico). Há perda hídrica e eletrolítica intensa, caracterizada por diarreia, perdas por sondas e estomias de intensidade variável.

Nessa fase, utiliza-se a seguinte terapia nutricional:

reposição hidroeletrolítica + nutrição parenteral + enteral mínima
= estabilização clínica

Nutrição parenteral

- □ Quando?
  - • Imediatamente após a estabilização clínica.
- □ Qual a via?
  - • Se possível, cateter central duplo lúmen, para que a via seja exclusiva.
- □ Qual a oferta de nutrientes e relação gramas de nitrogênio/kcal não proteicas?
  - • Oferta energética: iniciar com taxa metabólica basal + fator estresse e progredir conforme condição clínica.
  - • Relação: 1/90 até 1/150.

- ☐ O que utilizar na solução?
  - Solução de aminoácidos adequada para a faixa etária.
  - Emulsão lipídica 20%, com monitoração de trigliceridemia.
  - Solução de glicose 50%, para manter a glicemia entre 80 e 120 mg/dL.
  - Eletrólitos (sódio, potássio, cálcio, magnésio, fósforo): não utilizar a NP para correção de eletrólitos.
  - Oligoelementos e vitaminas.
- ☐ Atenção especial:
  - Manipulação do cateter central: redução do risco de infecções.
  - Controles: hidroeletrolítico, acidobásico e metabólicos.

Nutrição enteral (NE)

- ☐ Quando?
  - O mais precoce possível, assim que for retomada minimamente a motilidade do TGI. O resíduo tende a ser alto (hipersecreção gástrica) e as perdas fecais elevadas (dismotilidade), o que não contraindica o uso de NE mínima.
- ☐ Qual a via e a forma de infusão?
  - Preferencialmente, por sondas intragástricas: aproveitar a diluição gástrica e a superfície absortiva.
  - Gotejamento contínuo ou intermitente.
  - Iniciar com 10 a 20 mL/kg/dia, de modo contínuo ou em intervalos a cada 3 ou 6 horas.
- ☐ Qual o tipo de dieta?
  - Se for recém-nascido e houver possibilidade, a primeira opção é colostro da própria mãe e a segunda, colostro pasteurizado.
  - Podem-se também utilizar as fórmulas infantis extensamente hidrolisadas ou à base de aminoácidos.
- ☐ Como progredir?
  - De forma lenta (5 a 10 mL/kg/dia) e acompanhando a tolerância à dieta (perdas fecais, vômitos, evolução clínica).
- ☐ Atenção especial:
  - Não retardar a introdução da NE.
  - Progressão cuidadosa para não haver perdas exageradas e precipitar distúrbios hidroeletrolíticos.
  - A infusão em *bolus* geralmente não é bem tolerada.
  - A osmolaridade da dieta é um fator importante na tolerância.

Fase 2: adaptação (duração variável)

Hiperplasia e hipertrofia do intestino remanescente. O TGI tenta se reorganizar, as vilosidades proliferam-se e há aumento em seu número e tamanho, tentando compensar a superfície absortiva perdida em quantidade e função. Trata-se de um momento muito importante, no qual se deve garantir o fornecimento de nutrientes por via parenteral e estimular a adaptação intestinal por via enteral o máximo possível, o que irá determinar, a longo prazo, a autonomia intestinal.[3,7]

Nessa fase, utiliza-se a seguinte terapia nutricional:

$$NE + NP = \text{anabolismo e adaptação intestinal}$$

Nutrição parenteral

☐ Quando?
- Durante grande parte da fase de adaptação. Inicialmente, como a principal forma para a oferta de nutrientes, que será progressivamente reduzida em paralelo à progressão da NE.

☐ Qual a via?
- Via central, tendo em vista que a oferta de nutrientes será plena e, portanto, a osmolaridade da solução será elevada.
- Considerar a utilização de cateter de longa duração por causa do menor número de complicações e da redução do risco de infecção.

☐ Qual a oferta de nutrientes e a relação gramas de nitrogênio/kcal não proteicas?
- Se a condição clínica e metabólica permitir, os parâmetros (infusão aminoácidos, lipídios e glicose) devem estar no limite superior, sendo posteriormente reduzidos conforme progressão da NE.
- Relação gramas de nitrogênio/kcal não proteicas = 1/150 a 1/250.
- A perda hidroeletrolítica tende a se estabilizar, o que facilita o planejamento da oferta por via parenteral.
- Cuidado especial deve ser dado à oferta adequada de cálcio e fósforo.
- Tão importante quanto à oferta de energia é a de micronutrientes.

☐ Atenção especial:
- Controle metabólico (triglicérides, glicemia e balanço nitrogenado) e ajuste da oferta de nutrientes para prevenção e controle de colestase associados à NP.
- Controles e protocolos para prevenção e detecção precoce de infecção sistêmica.

Terapia nutricional na síndrome do intestino curto   **241**

- Cálculo periódico (semanal) da oferta de macro e micronutrientes para ajuste, se necessário. Muitas vezes, esses pacientes podem estar em NP domiciliar.
- Considerar a reposição de selênio parenteral e carnitina enteral no uso de NP prolongada (> 2 semanas) associada à falha na progressão da NE.

Nutrição enteral

□ Quando?
- Deve ser mantida sempre que possível. Caso seja necessário interrompê--la, por piora clínica ou intolerâncias, o retorno deve ser o mais rápido possível.

□ Qual a via e a forma de infusão?
- Variável de paciente para paciente.
- Preferir sondas intragástricas em gotejamento por bomba de infusão. Se houver boa evolução (ganho de peso e tolerância), reduzir progressivamente o tempo de gotejamento (10 a 20% ao dia) e controlar as perdas.
- Se houver boa evolução da tolerância à dieta, iniciá-la por via oral em pequenas quantidades (10 a 20% da oferta enteral ao dia) e em progressão lenta, controlando as perdas.
- Se for necessário o uso de terapia nutricional por sonda por período superior a 8 a 12 semanas, considerar a gastrostomia endoscópica (1ª opção) ou cirúrgica (2ª opção).

□ Qual o tipo de dieta?
- A oferta de nutrientes mais complexos é fator que auxilia a adaptação intestinal.
- Se possível, utilizar dietas mais complexas. Por exemplo: transicionar fórmula de aminoácidos para fórmula extensamente hidrolisada ou, então, passar de fórmula extensamente hidrolisada para fórmulas poliméricas isentas de lactose.
- Alimentação sólida poderá ser iniciada quando as perdas estiverem mais controladas e o ganho ponderal for ascendente. Dietas com alimentos cozidos, com maior percentual de gordura e proteína e baixo teor de carboidratos, especialmente os simples ou dissacarídeos, são mais bem toleradas.

□ Como progredir?
- A progressão do volume e da complexidade da NE deve sempre levar em conta a tolerância da dieta, que pode ser avaliada por alguns critérios (reavaliar e rever planejamento):

- Progressão, em média, de 20 mL/kg/dia para lactentes e por volta de 10 a 20% do volume anterior para crianças e adolescentes.
- Perdas que aumentam mais do que 20 a 30% após alguma mudança da terapia nutricional significam algum grau de intolerância.
- Crescimento inadequado (peso, estatura, perímetro cefálico) após mudanças de conduta relacionadas à NE significam má evolução.
- A meta é conseguir boa evolução clínica e da condição nutricional com a oferta de nutrientes: 50% por via enteral e 50% por via parenteral.
- Considerar que as intercorrências clínicas e infecciosas prejudicam a tolerância à NE.
- Atenção:
  - Controle da tolerância à dieta é fundamental para progressão da nutrição enteral de forma segura.
  - A adaptação pode durar meses a anos, e toda a equipe deve estar ciente desse fato para que não se precipite ou atrase a progressão da dieta.
  - Todo cuidado deve ser dado à preservação dos acessos venosos a longo prazo.
  - Evitar o jejum enteral.

Fase 3: autonomia intestinal

Período no qual o TGI está funcionando de forma plena e não há mais necessidade de NP. Muitas vezes, a oferta de nutrientes necessária para se garantir o adequado crescimento e desenvolvimento da criança é bem superior ao de crianças saudáveis da mesma faixa etária. Nesse sentido, pode ser necessário, por período variável, o uso de dietas especializadas, sondas ou estomias (para complementar a oferta de nutrientes) e suplementação individualizada de micronutrientes para se evitar carências específicas (Tabela 5). Em alguns casos, a autonomia intestinal não é atingida e há indicação de transplante de intestino ou uso de NP por tempo indeterminado em domicílio.

Tabela 5 Carência e excesso de micronutrientes comuns na SIC, fatores associados e como tratar[2,3,7]

Micronutriente	Fisiopatologia	O que fazer?
↓ Cálcio	Má absorção de gorduras	Oferta adequada na NP ou NE, com boa relação Ca:P (2:1) e suplementação de 300 a 500 mg/dia, se houver perdas elevadas

(continua)

		(continuação)
↑ Magnésio	Má absorção de gorduras e perdas elevadas	Oferta adequada na NP ou NE e controle das perdas
↓ Zinco	Perdas elevadas	Oferta adequada na NP ou NE e suplementação de 2 mg/kg/dia (máximo 20 mg/dia)
↑ Cobre	Colestase	Suspensão da oferta de cobre na NP na presença de colestase
↑ Manganês	Colestase	Suspensão da oferta de cobre na NP na presença de colestase
↓ Ferro	Ressecção proximal e oferta inadequada	Oferta adequada na NP ou NE, suplementação medicamentosa
↓ Selênio	Oferta inadequada	Oferta adequada na NP (solução de selênio em separado) ou NE, suplementação individualizada, se houver perdas elevadas
↓ Vitamina A	Má absorção de gorduras e colestase	Oferta adequada na NP ou NE, suplementação medicamentosa
↓ Vitamina D	Má absorção de gorduras e colestase	Oferta adequada na NP ou NE, suplementação medicamentosa
↓ Vitamina E	Má absorção de gorduras e colestase	Oferta adequada na NP ou NE, suplementação medicamentosa
↓ Vitamina K	Má absorção de gorduras e colestase	Oferta adequada na NP ou NE, suplementação intramuscular ou intravenosa
↓ Vitamina B12	Ressecção gástrica e/ou ileal	Oferta adequada na NP ou NE e suplementação intramuscular ou intravenosa 1.000 mcg/dose (mensal)
↓ Folato	Ressecção proximal	Oferta adequada na NP ou NE, suplementação medicamentosa (1 mg/dia)

Fonte: adaptada de Donohe, 2010; Dehmer, 2011; Gutierrez, 2011.

NOVAS ESTRATÉGIAS TERAPÊUTICAS

São diversas as estratégias médicas (cirúrgicas ou clínicas) e nutricionais que têm sido propostas para compor e melhorar o tratamento da SIC. Entretanto, por ainda necessitarem de novos estudos de eficiência e segurança a longo prazo, não foram inseridas no tratamento de rotina.[9] Entre elas, podem ser citadas:

□ fatores de crescimento: o hormônio de crescimento e a glutamina parecem ser bem tolerados por pacientes pediátricos, sendo benéficos para a adaptação intestinal. Entretanto, ainda são necessários estudos com melhor qualidade metodológica para legitimar essas observações;

□ ácido ursodesoxicólico: estudos não controlados mostraram alguns benefícios na inflamação hepática e nas concentrações séricas de bilirrubina em curto prazo;

□ óleo de peixe na NP: atualmente, um estudo multicêntrico está sendo realizado nos Estados Unidos para confirmar os benefícios e a segurança do uso de óleo de peixe na reversão da colestase hepática em crianças com SIC;

□ tratamento de supercrescimento bacteriano: ainda não há consenso sobre o uso profilático e tampouco a melhor estratégia a ser utilizada. Em casos em que há sinais clínicos (distensão, intolerância da dieta, etc.) e ressecção da válvula ileocecal, pode ser necessário seu uso como tratamento por períodos variáveis.

REFERÊNCIAS BIBLIOGRÁFICAS

1. Soden JS. Clinical assessment of the child with intestinal failure. Semin Pediatr Surg 2010; 19(1):10-9.
2. Donohoe CL, Reynolds JV. Short bowel syndrome. Surgeon 2010; 8(5):270-9.
3. Dehmer JJ, Fuller MK, Helmrath MA. Management of pediatric intestinal failure. Adv Pediatr 2011; 58(1):181-94.
4. Vanderhoof JA, Young RJ. Enteral and parenteral nutrition in the care of patients with short-bowel syndrome. Best Pract Res Clin Gastroenterol 2003;17(6):997- -1015.
5. Struijs MC, Diamond IR, de Silva N, Wales PW. Establishing norms for intestinal length in children. J Pediatr Surg 2009; 44(5):933-8.
6. Goulet O, Joly F. Intestinal microbiota in short bowel syndrome. Gastroenterol Clin Biol 2010; 34(suppl 1):S37-43.
7. Gutierrez IM, Kang KH, Jaksic T. Neonatal short bowel syndrome. Semin Fetal Neonatal Med 2011; 16(3):157-63.
8. Olieman JF, Penning C, Ijsselstijn H, Escher JC, Joosten KF, Hulst JM et al. Enteral nutrition in children with short-bowel syndrome: current evidence and recommendations for the clinician. J Am Diet Assoc 2010; 110(3):420-6.
9. Barclay AR, Beattie LM, Weaver LT, Wilson DC. Systematic review: medical and nutritional interventions for the management of intestinal failure and its resultant complications in children. Aliment Pharmacol Ther 2011; 33(2):175-84.

8.10

Terapia nutricional no neuropata

Fernanda Luisa Ceragioli Oliveira
Roseli Oselka Saccardo Sarni
Fabíola Isabel Suano de Souza

INTRODUÇÃO

As neuropatias podem ser definidas como um conjunto de disfunções motoras (finas e/ou grosseiras) associadas ou não a comprometimento cognitivo e de locomoção. Englobam doenças de etiologia e características diversas, como paralisia cerebral, defeitos de fechamento do tubo neural, síndromes epiléticas, neoplasias, sequelas de traumas do sistema nervoso central (SNC), entre outras.

A terapia nutricional adequada, quando associada ao tratamento da doença de base, promove melhoria no crescimento, desenvolvimento e, consequentemente, na sobrevida, além de reduzir o número de hospitalizações e melhorar a qualidade de vida das crianças e adolescentes com doenças neurológicas.

Observa-se, atualmente, um aumento importante na prevalência de neuropatias na faixa etária pediátrica. Esse fato está relacionado aos avanços no diagnóstico e tratamento de doenças ou em situações que anteriormente eram incompatíveis com a sobrevivência, como os erros inatos do metabolismo e a prematuridade extrema.

DADOS RELEVANTES DA ANAMNESE E DO EXAME FÍSICO

Para o planejamento da terapia nutricional da criança ou do adolescente com neuropatia, é importante destacar alguns itens da anamnese e do exame físico.

Anamnese

- □ História da doença: é importante levantar detalhes do quadro neurológico, etiologia, idade do início dos sintomas, se é progressivo ou não, a intensidade do comprometimento das atividades esperadas para idade e os sinais e sintomas associados (convulsões, hipertonia, refluxo gastroesofágico e constipação);
- □ cuidados com a criança: características e grau de capacitação do cuidador e se a criança está em terapia para reabilitação (fisioterapia, fonoterapia, etc.);
- □ medicamentos utilizados: é comum a utilização de diversos medicamentos, sendo que alguns podem interferir no gasto energético por modificarem o tônus muscular (relaxantes musculares) ou serem passíveis de interação droga-nutriente, levando a risco de deficiências nutricionais específicas. O fenobarbital, por exemplo, interfere no metabolismo do folato e inibe a absorção intestinal de cálcio mediada pela vitamina D;
- □ antecedentes pessoais: é importante perguntar sobre internações anteriores (número, motivo, duração e necessidade e tempo de ventilação mecânica), presença de doenças respiratórias de repetição e procedimentos cirúrgicos prévios;
- □ antecedentes alimentares: além do tempo de aleitamento materno e introdução da alimentação complementar, é importante identificar mudanças na consistência da alimentação e sua relação com o aparecimento de sinais de imaturidade ou algum grau de disfagia;
- □ hábitos alimentares: aplicar o recordatório de 24 horas ou o dia alimentar habitual com alguns itens adicionais:
  - quem alimenta a criança;
  - local em que se alimenta;
  - tipos de utensílios utilizados (garfo, colher, mamadeira e/ou seringa);
  - consistência dos alimentos oferecidos e preferidos;
  - tempo gasto com cada refeição;
  - utilização de líquidos para facilitar a deglutição dos alimentos;
  - presença de escape, vômitos, tosse, regurgitação, cianose e palidez cutânea ou outros sintomas e sinais sugestivos de aspiração broncopulmonar.

Exame físico

Alguns sinais clínicos devem ser levados em conta no exame físico dessas crianças: alterações no tônus muscular e presença de movimentos involuntários (que podem influenciar no gasto energético), contratura e deformidades, úlceras de decúbito, cuidadosa ausculta pulmonar antes e após a alimentação e presença de massas abdominais (possíveis fecalomas).

AVALIAÇÃO DA CONDIÇÃO NUTRICIONAL

Antropometria e classificação da condição nutricional

Para a avaliação de crianças e adolescentes com neuropatias, são obtidas as medidas habituais utilizadas para cálculo da condição nutricional por meio dos indicadores peso/estatura, índice de massa corporal (IMC), estatura/idade e peso/idade. O perímetro cefálico deve ser aferido em todas as crianças com menos de 3 anos de idade.

O indicador mais adequado para a interpretação da condição nutricional é a relação peso/estatura ou o IMC, que dá a ideia de proporcionalidade, em conjunto com o indicador estatura/idade. É importante lembrar que crianças e adolescentes com neuropatia podem ter padrão de crescimento estatural diferenciado quando comparadas a crianças saudáveis, seja pela própria doença de base ou por deformidades ou sequelas que comprometem a adequada avaliação da estatura.

Sempre que possível, as medidas antropométricas devem ser obtidas diretamente. Entretanto, em alguns casos, como em crianças maiores que não ficam sozinhas em posição supina, a estatura pode ser estimada por meio de fórmulas que utilizam a medida de segmentos corporais (comprimento superior do braço, comprimento tibial ou comprimento do joelho até o tornozelo). Essas fórmulas podem ser empregadas para crianças de 2 a 12 anos de idade (Tabela 1):

- comprimento superior do braço (CSB): distância do acrômio até a cabeça do rádio medida com o membro superior fletido a 90°;
- comprimento tibial (CT): medida da borda superomedial da tíbia até a borda do maléolo medial inferior;
- comprimento do membro inferior a partir do joelho (CJ): comprimento do joelho até o tornozelo.

Tabela 1 Fórmulas utilizadas para estimativa da estatura em crianças e adolescentes com limitações físicas

Medida do segmento	Fórmula para estimativa da estatura	Desvio-padrão
Comprimento superior do braço	E = (4,35 × CSB) + 21,8	± 1,7
Comprimento da tíbia	E = (3,26 × CT) + 30,8	± 1,4
Comprimento do membro inferior a partir do joelho	E = (2,69 × CJ) + 24,2	± 1,1

CSB: comprimento superior do braço; CT: comprimento tibial; CJ: comprimento do membro inferior a partir do joelho.

Quanto aos referenciais (curvas de crescimento) preconizados para a classificação da condição nutricional, sugere-se, para acompanhamento em atenção primária à saúde (unidades básicas e programa de saúde da família), adotar os mesmos utilizados para crianças saudáveis, estabelecidos pela Organização Mundial da Saúde (OMS) em 2006 e 2007, avaliando-se o canal de crescimento da criança de maneira contínua.

Há, porém, algumas propostas de referenciais específicos para crianças com alterações neurológicas. Entretando, eles são limitados pelo número pequeno de pacientes envolvidos e pela especificidade da doença das crianças e adolescentes incluídos no estudo. Esses referenciais podem ser adotados em serviços especializados (centros especializados de reabilitação ou serviços universitários) paralelamente ao uso dos referenciais para a população em geral. As curvas propostas por Krick (1996)[1] e Day (2007)[2] podem ser tomadas como exemplo. Elas foram desenvolvidas para um grupo específico de crianças portadoras de paralisia cerebral, o que limita bastante sua utilização.

Composição corporal

A avaliação da composição corporal assume posição de destaque na avaliação da criança e do adolescente com neuropatia, permitindo conhecer, de maneira mais detalhada, os diferentes compartimentos corporais. Por sua praticidade, a circunferência braquial e as pregas cutâneas tricipital e subescapular são as mais utilizadas para essa finalidade (Figura 1), e são classificadas segundo sexo e idade.

Avaliação clínica e exames subsidiários da deglutição

A avaliação clínica e/ou com a utilização de exames subsidiários deve ser feita por fonoaudiólogo especializado e compartilhada com toda a equipe envolvida

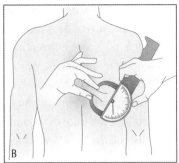
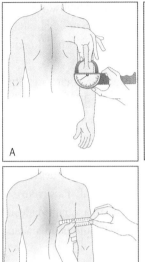
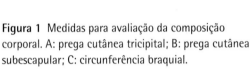

Figura 1 Medidas para avaliação da composição corporal. A: prega cutânea tricipital; B: prega cutânea subescapular; C: circunferência braquial.

no tratamento de reabilitação. Entretanto, o próprio pediatra ou o nutricionista, em consulta de rotina, pode observar na criança alguns padrões sugestivos de disfagia (p.ex., dificuldade na apreensão de bicos ou chupetas, perda involuntária de saliva, extrusão da língua).

Deve-se fazer a inspeção do comportamento alimentar, levando-se em conta fatores como posicionamento da cabeça, escape do alimento, tempo e modo de oferta do alimento, consistência, utensílio empregado, tempo gasto, padrão respiratório durante a oferta de alimentos e presença de sinais e sintomas sugestivos de aspiração, como tosse, sudorese ou cianose.

Nas disfagias orofaríngeas, as complicações de gerenciamento clínico mais difíceis são as afecções pulmonares ocasionadas por aspiração. Assim, a identificação e caracterização da aspiração, que ocorre na fase faríngea, são primordiais para o prognóstico e reabilitação. Pode-se inferir a aspiração pela avaliação clínica, mas sua comprovação objetiva deve ser realizada por meio de videofluoroscopia.

Vale ressaltar que a avaliação clínica *per se* não descarta totalmente a existência de disfagia e de aspiração pulmonar. Para isso, é importante complementar a avaliação clínica com exames subsidiários que são interdependentes e essenciais para o diagnóstico e a reabilitação das disfagias, entre eles:

- nasofibroscopia: geralmente realizada previamente à videofluoroscopia, pois permite a visualização direta da anatomia da laringe, podendo detectar alterações estruturais na inspeção estática e a permeação do alimento através da via aérea durante o processo de deglutição;
- videofluoroscopia: é o estudo dinâmico da deglutição. Avalia com detalhes todo o percurso percorrido pelo alimento, da boca até o estômago. Detecta as aspirações silenciosas, que são extremamente frequentes, e permite testar diferentes consistências, facilitando posteriores orientações.

É importante ressaltar que, quando se discute o conceito de deglutição na terapia nutricional, ela deve ser acima de tudo funcional. Para não ser considerada disfágica, a criança deve conseguir ingerir uma quantidade de alimentos adequada por via oral (VO), que permita a manutenção da sua condição nutricional sem riscos à saúde.

A disfagia leva não só ao retardo do crescimento, mas também a lesões pulmonares de diferentes gravidades, o que complica sobremaneira a evolução das neuropatias.

Terapia nutricional

No planejamento da terapia nutricional de crianças e adolescentes com doenças neurológicas, devem-se considerar três fatores:

1. Doença de base.
2. Condição nutricional.
3. Presença ou não de disfagia e outras complicações associadas.

Uma vez respondidas essas perguntas, define-se, primeiramente, qual será a via de administração. Sempre que possível, e se não houver risco de aspiração, a VO deve ser utilizada. Algumas estratégias são geralmente empregadas na alimentação por VO, como:

- maior fracionamento da dieta (6 a 8 vezes/dia);
- modificação na consistência dos alimentos com a utilização de espessantes artesanais ou industrializados, sempre sob supervisão de fonoaudiólogo especializado;
- aumento da densidade energética por meio do acréscimo de módulo de lipídios e/ou carboidratos;
- suplementação de micronutrientes (vitaminas e minerais).

Em lactentes muito jovens, é passo fundamental da orientação nutricional o estímulo ao aleitamento materno, mas problemas de sucção podem comprometer o sucesso e a manutenção da lactação. As dificuldades com a alimentação podem preceder o diagnóstico de paralisia cerebral em 60% dos casos.

Quando não for possível utilizar a VO de forma plena ou parcial, é aconselhável passar sonda de alimentação, por período definido de acordo com a evolução no processo de reabilitação (incluindo a fonoterapia), em localização nasogástrica, pós-pilórica ou de estomias (gastrostomias), sendo a mais utilizada a gastrostomia por via endoscópica, por causa de sua praticidade para implantação e pelo menor número de complicações. A gastrostomia convencional (cirúrgica) é opção quando há indicação de válvula antirrefluxo (fundoplicatura). Em todos os casos, é fundamental o acompanhamento fonoaudiológico, pois pode haver mudanças do padrão de deglutição e adaptações dos procedimentos de terapia nutricional.

Quanto ao tipo de dieta a ser utilizada nas sondas e estomias, o mais indicado é a utilização de dietas enterais poliméricas industrializadas adequadas para cada faixa etária, especialmente em pacientes com comprometimento da condição nutricional. Fórmulas com fibras podem ser utilizadas para diminuir a constipação. Deve-se observar a ocorrência de distensão abdominal tendo em vista possíveis transtornos de motilidade, pois são ocorrências frequentes nesses pacientes. Na impossibilidade do uso exclusivo de dietas industrializadas, indica-se o uso de dietas artesanais, alertando-se para o risco de contaminação e para maior probabilidade de desenvolvimento de carências nutricionais.

As necessidades energéticas dependem de fatores como: doença de base, condição clínica, grau de atividade, condição nutricional e evolução ponderoestatural. Há poucos estudos avaliando o gasto energético de crianças neuropatas, contudo, há consenso de que, de modo geral, as necessidades energéticas dessas crianças são inferiores às das crianças sem problemas neurológicos.[3] Existem fórmulas para estimar as necessidades energéticas desse grupo de crianças, sendo que uma das mais utilizadas leva em conta a estatura (Tabela 2).

Tabela 2 Cálculo das necessidades energéticas de crianças e adolescentes com doenças neurológicas, levando-se em conta a estatura

Cálculo energético, segundo estatura
15 kcal/cm em crianças sem disfunção motora
14 kcal/cm em crianças com disfunção motora, mas que deambulam
11 kcal/cm em crianças que não deambulam

Fonte: Culley WJ, Middleton TO, 1969.[4]

Se a criança estiver desnutrida, é necessário oferecer cerca de 20% a mais sobre a oferta energética estimada pelas fórmulas da Tabela 1, até a normalização da relação peso/estatura ou do IMC.

Deficiências de micronutrientes, como ferro, selênio, zinco, ácidos graxos essenciais e vitaminas C, D e E, ocorrem em cerca de 15 a 50% das crianças com neuropatias. A utilização de dietas industrializadas e sua administração por sondas ou estomias está associada a menor risco de carências específicas de micronutrientes. A osteopenia é prevalente em crianças neuropatas, sendo agravada pelo comprometimento nutricional, pouca mobilização (não deambulação), uso de anticonvulsivantes e reduzida exposição ao sol. A ingestão de cálcio, fósforo e vitamina D encontra-se abaixo do recomendado em 50 a 80% das crianças com paralisia cerebral.

A Figura 2 descreve o fluxograma de planejamento da terapia nutricional.

MONITORAÇÃO

Sugere-se a monitoração sequencial, com intervalos variáveis de 1 a 3 meses, da tolerância à dieta, das condições clínicas e da evolução da condição nutricional. São metas importantes do tratamento e reabilitação de crianças e adolescentes em terapia domiciliar, no qual se inclui a terapia nutricional, evitar a deterioração da condição nutricional e prevenir complicações clínico--metabólicas, especialmente as mecânicas.

O acompanhamento longitudinal dos parâmetros antropométricos fornece subsídios importantes para o diagnóstico da condição nutricional, pois, mesmo que a criança não esteja nas faixas de normalidade da curva de referência para população saudável, pode permitir uma evolução satisfatória dos indicadores de peso/estatura ou do IMC e da velocidade de crescimento estatural.

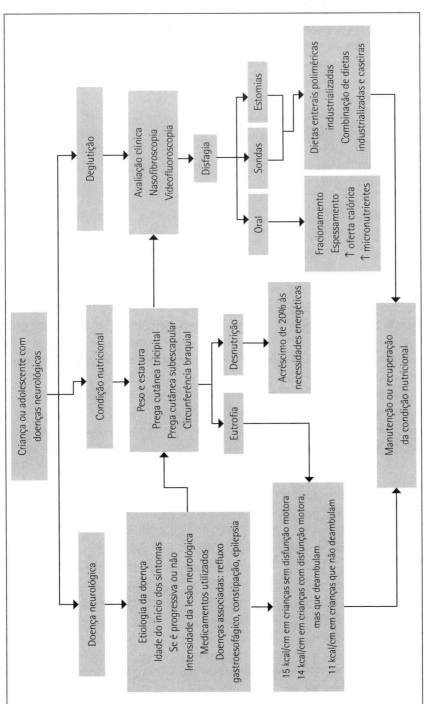

Figura 2 Fluxograma para o planejamento da terapia nutricional da criança ou do adolescente com problemas neurológicos.

REFERÊNCIAS BIBLIOGRÁFICAS

1. Krick J, Murphy-Miller P, Zeger S, Wright E. Pattern of growth in children with cerebral palsy. J Am Diet Assoc 1996; 96(7):680-5.
2. Day SM, Strauss DJ, Vachon PJ, Rosenbloom L, Shavelle RM, Wu YW. Growth patterns in a population of children and adolescents with cerebral palsy. Dev Med & Child Neurol 2007; 49:167-71.
3. de Onis M, Onyango AW, Borghi E, Siyam A, Nishida C, Siekmann J. Development of a WHO growth reference for school-aged children and adolescents. Bull World Health Organ 2007; 85(9):660-7.
4. Culley WJ, Middleton TO. Caloric requirements of mentally retarded children with and without motor dysfunction. J Pediatr 1969; 75:380-4.

BIBLIOGRAFIA

1. Amaral MCC, Furkim AM. A miotomia do cricofaríngeo: artigo de revisão. Rev Soc Bras Fonoaudiol 2007; 12:151-7.
2. de Onis M, Onyango AW, Borghi E, Garza C, Yang H. Comparison of the World Health Organization (WHO) child growth standards and the National Center for Health Statistics/WHO international growth reference: implications for child health programmes. WHO Multicentre Growth Reference Study Group. Public Health Nutr 2006; 9(7):942-7.
3. Furkim AM, Behiau MS, Weckx LLM. Avaliação clínica e videofluoroscópica da deglutição em crianças com paralisia cerebral tetraparética espástica. Arq Neuro-Psiquiatr 2003; 61:611-6.
4. Hillesund E, Skranes J, Trygg KU, Bohmer T. Micronutrient status in children with cerebral palsy. Acta Paediatr 2007; 96(8):1195-8.
5. Marchand V, Motil KJ. NASPGHAN Committee on Nutrition. Nutrition support for neurologically impaired children: a clinical report of the North American Society for Pediatric Gastroenterology, Hepatology, and Nutrition. J Pediatr Gastroenterol Nutr 2006; 43(1):123-35.
6. Reilly S, Skuse D, Poblete X. Prevalence of feeding problems and oral motor dysfunction in children with cerebral palsy: a community survey. J Pediatr 1996; 129:877-82.
7. Saitua F, Acuña R, Herrera P. Percutaneous endoscopic gastrostomy: the technique of choice? J Pediatr Surg 2003; 38(10):1512-5.
8. Stevenson RD. Use of segmental measures to estimate stature in children with cerebral palsy. Arch Pediatr Adolesc Med 1995; 149(6):658-62.
9. Strauss D, Ashwal S, Shavelle R, Eyman RK. Prognosis for survival and improvement in function in children with severe developmental disabilities. J Pediatr 1997; 131(5):712-7.
10. Sullivan PB, Lambert B, Rose M, Ford-Adams M, Johnson A, Griffiths P. Prevalence and severity of feeding and nutritional problems in children with neurological impairment: Oxford feeding study. Dev Med Child Neurol 2000; 42(10):674-80.
11. Vincer MJ, Allen AC, Joseph KS, Stinson DA, Scott H, Wood E. Increasing prevalence of cerebral palsy among very preterm infants: a population-based study. Pediatrics 2006; 118(6):e1621-6.

8.11

Suporte nutricional no pré e pós-operatório

Edson Khodor Cury
André Ivan Bradley dos Santos Dias

O suporte nutricional moderno é fruto de um longo aprendizado. Os experimentos do fisiologista Claude Bernard, no século XIX, injetando substratos alimentares em animais, inauguraram a abordagem científica do assunto.

Em 1968, Dudrick et al., relataram, em estudo experimental, a curva de crescimento normal em cães alimentados exclusivamente por nutrição parenteral (NP).[1] Em seguida, a aplicação em humanos deu início a um dos mais notáveis avanços na cirurgia pediátrica. Até então, cirurgias complexas no aparelho digestivo, que impediam a realimentação por um período prolongado de pós-operatório, resultavam em altos índices de insucesso e mortalidade.

Se, por um lado, a NP garantia a oferta de nutrientes no pós--operatório para os pacientes que permaneciam em jejum prolongado, por outro, observava-se que a desnutrição pré-operatória estava relacionada diretamente com a morbidade e a mortalidade pós-operatória.[2]

A criança é um paciente com necessidades nutricionais elevadas diante do processo de crescimento e desenvolvimento pelo qual passa.

Essas necessidades podem apresentar grandes variações de acordo com a faixa etária e, em recém-nascidos, podem variar conforme sua maturidade.

Quando analisado por uma perspectiva cirúrgica, o cuidado nutricional pediátrico torna-se ainda mais complexo. Além da necessidade basal aumentada, há uma demanda nutricional para suportar o processo de reparação e cura.

O interesse em pesquisar a avaliação nutricional do paciente cirúrgico tem sido crescente. Um estudo clássico nesse campo foi realizado por Cooper et al., apontando a ocorrência de desnutrição proteico-calórica em 39% das crianças submetidas a procedimentos eletivos menores e em 64% dos pacientes submetidos a procedimentos cirúrgicos mais complexos.[3]

Associando-se esse ao achado o fato de que o estado nutricional pré-operatório tem impacto no resultado cirúrgico, o cirurgião-pediatra passou a se preocupar com a reabilitação nutricional de seus pacientes como método preventivo de complicações pós-operatórias.

Embora tenha menor reserva nutricional do que o adulto, a criança tem maior necessidade metabólica. Além disso, as necessidades nutricionais de crianças em estado pós-traumático são maiores do que em condições normais. Em outras palavras, a criança precisa, além de crescer e se desenvolver, reparar o trauma cirúrgico.

Deve-se ter em mente que a necessidade energética de uma criança gravemente doente ou vítima de trauma é definida pela gravidade e persistência do processo subjacente. A avaliação acurada das necessidades calóricas deve ser individualizada e otimizada, a fim de permitir a suplementação adequada e evitar efeitos deletérios da sobrealimentação e subalimentação (*overfeeding* e *underfeeding*).

Na resposta metabólica ao trauma, ocorre elevação simultânea de insulina e hormônios catabolizantes (glucagon, cortisol e catecolaminas) e de citocinas, desencadeando uma resposta inflamatória. Diferentemente do estado de desnutrição, o fornecimento de glicose na fase hipermetabólica da resposta ao trauma não interrompe o processo de gliconeogênese a partir de aminoácidos.

Como decorrência desse aspecto, há de se considerar que o paciente sob estresse cirúrgico encontra-se com o limiar de tolerância à glicose rebaixado. Fornecer carboidratos além desse limite leva a efeitos deletérios, como diurese osmótica e desidratação, e o excesso de glicose não oxidada é convertido em gordura (lipogênese), induzindo a esteatose hepática e hipertrigliceridemia.

Em crianças, de uma forma geral, o período hipermetabólico é bem evidente e costuma ser mais curto do que em adultos. Técnicas anestésicas combinadas (anestesia geral com opioides e bloqueio locorregionais) e o conceito de analgesia preemptiva podem mitigar a intensidade da resposta metabólica ao trauma cirúrgico, com importante repercussão positiva no suporte nutricional pós-operatório.

SUPORTE NUTRICIONAL NO PRÉ-OPERATÓRIO

O primeiro passo no suporte nutricional pré-operatório é identificar e quantificar a desnutrição. Uma avaliação subjetiva pode ser realizada durante a anamnese e no exame físico.

Entretanto, é importante lembrar que, principalmente em crianças criticamente doentes, o aumento da permeabilidade capilar apresenta sequestro de líquidos no terceiro espaço, levando a edema. Esse aspecto pode invalidar achados do exame físico pertinentes às aferições antropométricas.

Parâmetros objetivos podem ser obtidos laboratorialmente por avaliação bioquímica e por aferição do consumo calórico basal por meio de mensuração calorimétrica direta e indireta; entretanto, esses métodos ainda têm pouca aplicabilidade clínica.

AVALIAÇÃO NUTRICIONAL

Conforme descrito em capítulos anteriores, o estado nutricional pode ser avaliado por meio de:

- história clínica e alimentar;
- exame físico;
- dados antropométricos (peso, estatura e respectivas relações, circunferência do braço, prega cutânea tricipital, circunferência muscular do braço);
- avaliação laboratorial (bioquímica e imunológica).

A avaliação nutricional permite classificar o paciente cirúrgico em três grupos:

1. Desnutridos: necessitam de reabilitação nutricional pré-operatória.
2. Com baixa reserva nutricional: podem necessitar de reposição nutricional no pós-operatório de grandes cirurgias ou de jejum prolongado.
3. Eutróficos: não necessitam de reabilitação nutricional.

REABILITAÇÃO NUTRICIONAL

Nos pacientes com aparelho digestório normal ou com pequena limitação absortiva, as dietas enterais e elementares passaram a ser as ferramentas de escolha na terapêutica nutricional.

Em pacientes com afecções que tornam impossível a utilização do aparelho digestório, a evolução tecnológica e científica permitiu, por meio da NP, a oferta de nutrientes.

Em pacientes sabidamente desnutridos, o suporte nutricional enteral por 2 a 3 semanas antes da cirurgia diminui significativamente a incidência de infecções de ferida, deiscências anastomóticas, insuficiência hepática e renal e tempo de internação hospitalar. De modo geral, sempre que a via enteral estiver disponível e a cirurgia puder ser postergada, toda a correção nutricional deverá ser realizada no pré-operatório.

Uma decisão mais cuidadosa deve ser feita quando a via enteral não está disponível. Estudos de metanálise sobre a utilização de NP no pré-operatório mostraram poucos benefícios e, possivelmente, aumento de complicações em pacientes com desnutrição leve a moderada.[4] A Figura 1 mostra um algoritmo para o suporte nutricional.

SUPORTE NUTRICIONAL NO PÓS-OPERATÓRIO

Algumas considerações são importantes no planejamento do suporte nutricional no pós-operatório. Devem-se conhecer o estado nutricional pré-operatório, a magnitude do trauma cirúrgico e a intensidade e duração da resposta metabólica do paciente.

Outro aspecto importante no planejamento nutricional pós-operatório é a previsão de quanto tempo o trato digestório não estará disponível para reintrodução da dieta. Essa limitação pode se impor pela presença de anastomoses de risco, pela ocorrência do ileoparalítico ou outras circunstâncias.

A presença de anastomoses de risco (p.ex., correção primária da atresia de esôfago) é um fator que inviabiliza a reintrodução precoce da dieta, pois o conteúdo alimentar ofertado precocemente pode induzir mecanicamente à ruptura de uma anastomose ainda não cicatrizada. Pancreatite no pós--operatório é outra causa, ainda que rara na faixa etária pediátrica, para se postergar o início da dieta enteral.

A parada do peristaltismo gastrointestinal após cirurgias (ileoparalítico), sobretudo nos procedimentos que envolvem o aparelho digestivo, é fator frequente e limitante para a reintrodução da dieta enteral.

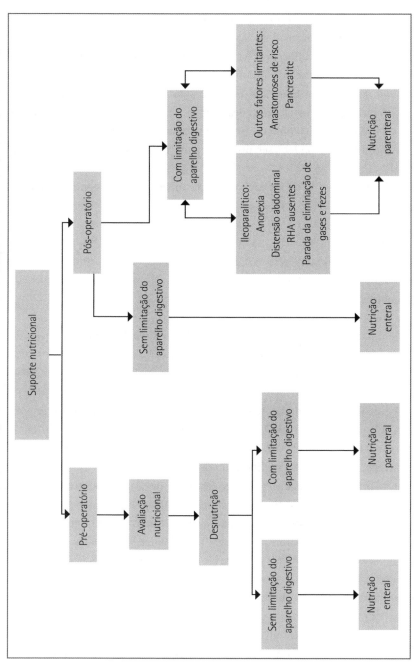

Figura 1 Algoritmo para o suporte nutricional.
RHA: ruídos hidroaéreos.

ILEOPARALÍTICO

O estado de ileoparalítico ou íleo adinâmico é uma depressão temporária da atividade propulsiva normal do trato gastrointestinal. É deflagrado por laparotomia, estado tóxico-infeccioso (sepse), distúrbios metabólicos e drogas, entre outros fatores. A duração é proporcional à intensidade do trauma cirúrgico, podendo ser muito prolongada nos casos de manipulação extensa das estruturas intra-abdominais, infecções intraperitoneais ou sistêmicas, distúrbios hidroeletrolíticos e metabólicos. Até que se restabeleça o trânsito intestinal, o trato digestivo não poderá ser utilizado para a terapêutica ou suporte nutricional.

O ileoparalítico pode ser facilmente reconhecido pelos seguintes achados clínicos:

- ☐ fácies abatida;
- ☐ desidratação, toxemia;
- ☐ febre baixa (< 37,5°C);
- ☐ anorexia;
- ☐ distensão abdominal;
- ☐ débito da sonda nasogástrica (se houver) alto e com líquido escuro (estase);
- ☐ ruídos hidroaéreos ausentes ou diminuídos;
- ☐ ausência de eliminação de gases e fezes.

A saída do estado de ileoparalítico é gradual. A criança torna-se progressivamente mais ativa, mais hidratada, e começa a surgir fome; a distensão abdominal e o débito pela sonda nasogástrica diminuem, os ruídos hidroaéreos reaparecem e, finalmente, há liberação de gases e fezes.

A reintrodução alimentar nesses pacientes deve ser gradativa. Inicia-se, geralmente, com dieta líquida, posteriormente dieta leve e, quando o trânsito intestinal estiver absolutamente normalizado, introduz-se dieta geral.

O suporte pós-operatório deve ser individualizado a cada caso. A experiência do cirurgião-pediatra é essencial na previsão de situações específicas. Em algumas doenças, esse suporte pode se prolongar por até algumas semanas. Nesses casos, o estabelecimento precoce de um acesso venoso central e NP serão de grande valia para o suporte nutricional e a recuperação do paciente.

Quando o trato digestivo não puder ser utilizado por um tempo razoável, deve-se considerar o uso de NP. Deve-se atentar para o fato de que estudos de metanálise sobre o uso de NP no pós-operatório mostram maior incidência de complicações infecciosas. Por outro lado, desnutrição pós-operatória também pode determinar complicações graves. A NP deve ser evitada quando se preveem períodos curtos de jejum pós-operatório (exceção para uns poucos neonatos e lactentes que sequer tolerariam esse curto período). Crianças maiores e eutróficas podem tolerar, com certa facilidade, até 5 a 7 dias. Após esse período, a NP torna-se mandatória.

REFERÊNCIAS BIBLIOGRÁFICAS

1. Dudrick SJ, Wilmore DW, Vars HM, Rhoads JE. Long-term parenteral nutrition with growth, development, and positive nitrogen balance. Surgery 1968; 64:134-41.
2. Mullen JL. Consequences of malnutrition in the surgical patient. Surg Clin North Am 1981; 61(3):465-87.
3. Cooper A, Jakobowski D, Floyd T, Ziegler MM, Koop E. Nutritional assessment: an integral part of the preoperative pediatric surgical evaluation. J Pediatr Surg 1981; 16:554-61.
4. Teitelbaum DH, Coran AG. Nutrition. In: O'Neil JA, Rowe MI, Grosfeld JL, Fonkalsrud EW, Coran AG (eds.). Pediatric Surgery. 6.ed. Chicago: Mosby, 2006. p.194-220.
5. Yurtcu M, Gunel E, Sahin TK, Sivrikaya A. Effects of fasting and preoperative feeding in children. World J Gastroenterol 2009; 15(39):4919-22.
6. Sigalet D, Boctor D, Brindle M, Lam V, Robertson M. Elements of successful intestinal rehabilitation. J Pediatr Surg 2011; 46(1):150-6.

8.12

Recém-nascido prematuro

Heitor Pons Leite
Susyane Vieira de Oliveira

INTRODUÇÃO

No recém-nascido prematuro (RNPT), o objetivo da terapia nutricional artificial é mimetizar o padrão de crescimento intrauterino para a idade gestacional.

As crianças prematuras apresentam certas condições que as predispõem ao risco nutricional: estoque reduzido de nutrientes, necessidade aumentada de energia para o metabolismo e crescimento, motilidade intestinal imatura, incoordenação e/ou ausência dos reflexos de sucção e deglutição e outras condições associadas. O risco de desnutrição, que é inversamente proporcional à idade gestacional e ao peso de nascimento e resulta em imunodeficiência secundária, favorece a ocorrência de infecção hospitalar e a associação com morbidade e mortalidade.

Embora não haja consenso sobre as necessidades nutricionais do prematuro, sabe-se que são bem superiores às dos bebês nascidos a termo. Um prematuro de 1 kg tem uma reserva calórica não proteica de 110 kcal de peso corporal. Na ausência de substratos exógenos, essa reserva o permite sobreviver à inanição por apenas 4 dias, tempo que será ainda mais curto em situações de hipermetabolismo, como sepse e insuficiência respiratória. Portanto, o conceito de que uma nutrição deficiente durante o período neonatal, em especial nos primeiros dias de vida, pode afetar decisivamente o prognóstico justifica a opinião expressa na literatura de que o nascimento de um prematuro deve ser encarado como uma urgência nutricional.

O crescimento adequado é necessário para garantir o desenvolvimento neuromotor. O suporte nutricional dito agressivo tem resultado em menor perda ponderal e menor tempo para recuperação do peso de nascimento. Há, porém, um dilema entre proporcionar nutrição subótima, aumentando o risco de retardo do desenvolvimento neuromotor e a osteopenia, e ofertar suporte nutricional agressivo, mantendo um crescimento adequado, mas, ao mesmo tempo, aumentando o risco de doença cardiovascular na vida adulta. Portanto, igualar o padrão de crescimento intrauterino pode ser interessante, mas não se sabe se é o padrão adequado para a vida extrauterina.

O suporte nutricional do RNPT extremo começa logo após o nascimento e deve ser mantido durante todo o tempo de internação no hospital. Esse suporte é administrado em duas fases. Na fase inicial, que dura em torno de 2 semanas, os nutrientes são oferecidos predominantemente por via parenteral, e a via enteral serve apenas para manter o trofismo da mucosa intestinal. Em fase posterior, a oferta de nutrientes deve ser plena por via enteral, objetivando-se ganho ponderal e crescimento adequados. O início da nutrição parenteral (NP) e/ou enteral (NE) nas primeiras 24 horas de vida aumenta o ganho ponderal e propicia o alcance mais rápido da nutrição enteral plena.

NUTRIÇÃO PARENTERAL

A NP com glicose, aminoácidos, cálcio, fósforo e magnésio deve ser iniciada imediatamente após o nascimento em prematuros de muito baixo peso ou extremo baixo peso, tão logo haja estabilidade clínica. Ela objetiva fornecer nutrientes suficientes para prevenir o balanço negativo de energia e nitrogênio e a deficiência de ácidos graxos essenciais e está contraindicada quando há instabilidade hemodinâmica ou do equilíbrio eletrolítico e acidobásico.

Vias e acesso venoso

A via de acesso venoso deve ser exclusiva para a administração da NP. Pode ser periférica ou central, na dependência da necessidade de energia, da duração do suporte e dos riscos potenciais envolvidos. Na periférica, o tempo de permanência deve ser inferior a 14 dias ou, então, a osmolaridade da solução não deve ultrapassar 600 mOsm/L. No caso de um tempo maior ou osmolaridade superior a 600 mOsm/L, a via de acesso deve ser central. O cateter venoso central de inserção periférica é vantajoso por apresentar menor risco de trombose e infecção em relação à flebotomia.

Osmolaridade da solução

Pode ser estimada pela seguinte fórmula:

$$(mOsm/L) = (A \times 8) + (G \times 7) + (Na \times 2) + (P \times 0,2) - 50$$

Em que:
G = glicose (g/L); A = aminoácidos (g/L); Na = sódio (mEq/L); P = fósforo (mg/L).

Necessidade hídrica

Após o nascimento, têm início a regulação renal autonômica de água e eletrólitos e a ingestão de líquidos e nutrientes. Esse processo adaptativo tem três fases:

1. Fase de transição (3 a 5 dias): caracterizada por relativa oligúria, seguida de diurese com aumento da tonicidade dos líquidos corporais. Tolera-se, nesta fase, perda ponderal de 5 a 15% do peso de nascimento.
2. Fase intermediária (10 a 15 dias): ocorre queda do volume urinário (1 a 2 mL/kg/h) e baixa excreção de sódio.
3. Fase de estabilização (após 15 dias): caracterizada por ganho de peso contínuo e balanço hídrico e de sódio positivos.

Uma vez que a maturidade renal é alcançada em torno de 34 semanas de idade gestacional, o RNPT extremo tem função renal limitada. Além disso, ele também apresenta redução da taxa de filtração glomerular e da capacidade de reabsorção tubular, aumento da fração de excreção de sódio e capacidade limitada de concentração da urina. Somam-se à imaturidade renal outras condições associadas (p.ex., anoxia perinatal, sepse, pneumonia, síndrome do desconforto respiratório, hipotensão e acidose metabólica) que contribuem para a diminuição da taxa de filtração glomerular e do fluxo urinário.

A oferta hídrica para o RNPT depende do peso de nascimento, da idade pós-natal, do balanço hídrico e das condições clínicas. Na Tabela 1, são mostradas as necessidades hídricas estimadas do RN a termo (RNT) e do RNPT.

Manual de terapia nutricional pediátrica

Tabela 1 Necessidades hídricas do RNT e RNPT

	1° dia	2° dia	3° dia	4° dia	5° dia	6° dia
RNT	60 a 120	80 a 120	100 a 130	120 a 150	140 a 160	140 a 180
RNPT > 1.500 g	60 a 80	80 a 100	100 a 120	120 a 150	140 a 160	140 a 160
RNPT < 1.500 g	80 a 90	100 a 110	120 a 130	130 a 150	140 a 160	160 a 180

RNT: recém-nascido a termo; RNPT: recém-nascido prematuro.
Fonte: ESPGHAN, 2005.

Necessidade de energia

O crescimento fetal no terceiro trimestre de gestação ocorre de modo acelerado, com ganho de peso de 12 a 16 g/kg/dia e consequente aumento da necessidade de energia. Nos RNPT, o consumo energético durante esse período é influenciado por maturidade, crescimento, ingestão alimentar, atividade física (irritabilidade ou letargia) e doenças associadas. De modo geral, a necessidade de energia para a manutenção é de 50 a 60 kcal/kg/dia e, para o crescimento, de 110 a 135 kcal/kg/dia, obedecendo-se à seguinte proporção de macronutrientes como fonte calórica: 40 a 60% de carboidratos, 40 a 50% de lipídios e 10 a 15% de proteínas.

Carboidratos

A glicose é o principal substrato de energia para os fetos e neonatos. É particularmente importante no fornecimento de energia para o sistema nervoso central (SNC), pois o RNPT tem reserva limitada de glicogênio, cuja síntese e depósito ocorrem no terceiro trimestre gestação, e baixo estoque de gordura, o que limita a capacidade de utilizar corpos cetônicos como fonte de energia alternativa. Some-se a esses fatores o maior consumo de energia pelos órgãos metabolicamente ativos, como coração, fígado, rim e encéfalo. Portanto, é importante que a glicose seja administrada precocemente no suporte nutricional. Por outro lado, o uso excessivo de glicose resulta em lipogênese, produção excessiva de CO_2, hiperglicemia com diurese osmótica e risco aumentado de hemorragia intraventricular. A incidência de hiperglicemia é inversamente proporcional à idade gestacional e pode ser minimizada quando se oferece inicialmente uma taxa de infusão de glicose entre 4 e 6 mg/kg/min, com aumentos progressivos até o limite de 12,5 mg/kg/min. A glicemia deve estar entre 50 e 120 mg/dL.

A utilização de insulina no tratamento da hiperglicemia tem sido proposta por alguns autores; porém, não há estudos controlados que demonstrem vantagens do uso em RNPT. A melhor estratégia para o tratamento da hiperglicemia é a diminuição da taxa de infusão da glicose. A infusão de emulsão lipídica e a suplementação precoce de aminoácidos – esta última por estimular a secreção de insulina – podem diminuir a gliconeogênese hepática e melhorar a utilização da glicose.

Proteínas

A adição de proteína na NP objetiva minimizar os efeitos do catabolismo, manter os estoques de proteína endógena e garantir o crescimento. O RNPT que recebe apenas suplementação intravenosa de glicose perde aproximadamente 1% do estoque de proteína endógena por dia, o equivalente a 1,5 g/kg/dia, 1 g/kg/dia e 0,8 g/kg/dia em prematuros com peso de 800 g, 1.500 g e 2.000 g, respectivamente.

A oferta usual de aminoácidos no período pós-natal não impede a proteólise em neonatos prematuros, o que traz impacto negativo sobre o crescimento e o desenvolvimento do neonato. Com 26 semanas de gestação, o suprimento de aminoácidos pela placenta é de 3,5 g/kg/dia, e o feto incorpora diariamente 1,8 a 2,2 g de proteína. Já o prematuro extremo recebendo apenas glicose perde proteína à razão de aproximadamente 1,2 a 1,5 g/kg a cada dia que não recebe aminoácidos, o que corresponde a 1 a 2% de seus estoques endógenos de proteína. Por outro lado, a imaturidade do metabolismo hepático e intestinal e da função renal colocam-no em risco de toxicidade por excesso de oferta. Ainda não existe consenso sobre a oferta ideal de aminoácidos para os prematuros. Para equilibrar o balanço nitrogenado, a oferta mínima é de 1 a 1,5 g/kg/dia; um balanço positivo tem sido obtido com 2,5 g/kg/dia. A oferta máxima ainda não foi determinada, situando-se provavelmente entre 3 e 4 g/kg/dia.

A maior parte dos prematuros tolera oferta parenteral de aminoácidos de 1,5 a 2 g/kg/dia no primeiro dia de vida, que é o suficiente para se evitar o catabolismo proteico. Nos prematuros em uso de NP com soluções padronizadas para adultos, a imaturidade das vias metabólicas poderia acarretar concentrações tóxicas de aminoácidos plasmáticos, como fenilalanina e metionina, e deficiência de outros, como cisteína, tirosina e taurina. As soluções parenterais de aminoácidos para neonatos foram desenvolvidas para se obter perfil plasmático de aminoácidos semelhante ao que é obtido em crianças com crescimento normal, amamentadas ao seio. Parecem ser vantajosas no período neonatal, por incluírem taurina e conterem maiores quantidades de aminoácidos semiessenciais, como cisteína e tirosina, e menores quantidades de fenilalanina e metionina. A cisteína é o maior substrato para síntese de glutationa, que tem propriedades antioxidantes e participa na manutenção do potencial redox e na homeostase do cálcio. A necessidade para crianças em NP é de 30 a 55 mg/kg/dia. A tirosina é fundamental para síntese de hormônios tireoidianos, formação de melanina e síntese dos neurotransmissores adrenalina e noradrenalina. As recomendações aproximadas para RNT e RNPT são de 94 mg/kg/dia e 18 mg/kg/dia, respectivamente. A taurina participa do metabolismo dos ácidos biliares na integridade da membrana celular, e sua deficiência prejudica o desenvolvimento do cérebro e da retina. A dose recomendada baseia-se na quantidade presente no leite humano, que é de 2,8 mg/g/dia. É importante ressaltar que a suplementação parenteral de glutamina não diminui a mortalidade nem a incidência de sepse tardia em RNPT de extremo baixo peso. A administração excessiva de proteínas causa aumento das concentrações no sangue de ureia e amônia e eleva concentrações de aminoácidos potencialmente tóxicos, como fenilalanina e metionina.

Lipídios

A infusão de emulsão lipídica intravenosa pode ser iniciada no primeiro dia de vida, com 0,5 a 1 g/kg/dia. Deve-se aumentar a dose gradativamente, não ultrapassando 3 g/kg/dia (0,13 a 0,17 g/kg/hora). A falta de oferta lipídica em RNPT a curto prazo (2 a 3 dias) pode causar alterações bioquímicas compatíveis com deficiência de ácidos graxos essenciais e, a longo prazo, malformação da retina e do SNC. Essa deficiência pode ser evitada com 3 a 4% da oferta da energia total diária na forma de ácidos graxos essenciais, o que corresponde a 0,5 g/kg/dia de emulsão lipídica. A proporção deve estar entre 25 e 40% das calorias não proteicas ofertadas na NP.

Comparados às crianças maiores, os prematuros e os recém-nascidos de baixo peso têm depuração lipídica mais lenta e redução da atividade da lipase lipoproteica endotelial, provavelmente por imaturidade da função hepática secundária à massa de tecido adiposo. A hiperlipemia no prematuro com icterícia deve ser vista com particular atenção, pois o risco de kernicterus aumenta quando a relação molar entre ácidos graxos livres e albumina é maior que 6:1. Nos neonatos prematuros ictéricos, deve-se iniciar com doses de 0,5 g/kg/dia e aumentar após queda dos níveis de bilirrubina ou determinação dos valores de ácidos graxos livres. Não foi demonstrado aumento das concentrações de ácidos graxos e bilirrubina livre com oferta lipídica de até 3 g/kg/dia. Se houver disfunção hepática ou colestase em vigência de infusão lipídica, deve-se diminuir a oferta, especialmente se existirem doenças concomitantes, como trombocitopenia ou sepse. As concentrações plasmáticas de triglicérides devem ser monitoradas a cada aumento de 0,5 a 1 g/kg/dia ou semanalmente, quando a dose máxima for alcançada. Não é bem conhecido o limite superior da concentração plasmática de triglicérides tolerada pelos prematuros, mas recomenda-se manter a concentração de triglicérides no plasma abaixo de 150 mg/dL em RNPT e abaixo de 200 mg/dL em RNT. O uso de heparina deve ser evitado, pois não melhora a utilização do lipídio intravenoso e favorece a instabilidade da solução (separação de fases). As emulsões lipídicas a 20% são preferidas, pois oferecem mais calorias em menor volume e resultam em concentrações mais baixas de triglicérides plasmáticos.

A infusão lipídica endovenosa pode reduzir a PO_2 arterial pelos seguintes mecanismos: 1) alteração na relação entre ventilação e perfusão pela produção de eicosanoides que alteram o tônus vascular. A vasodilatação em alvéolos pouco ventilados ocasiona *shunt* intrapulmonar e hipoxemia; 2) deposição de gordura na membrana alveolocapilar. Esse efeito é minimizado pela infusão lenta da emulsão lipídica em 20 a 24 horas.

As emulsões de óleo de soja (TCL) contêm 60% de ácidos graxos essenciais, com relação $\omega3{:}\omega6$ = 1:7. A proporção recomendada é de 1:2 a 1:4. A emulsão de TCM/TCL combinados é preferível, pois apresenta hidrólise mais rápida pelas lipases lipoproteicas, menor deslocamento da ligação bilirrubina/albumina e é boa fornecedora de corpos cetônicos. As emulsões de óleo de peixe e de oliva vêm sendo utilizadas em crianças com o objetivo de prevenir e tratar doença hepática associada à NP, porém, em pediatria, a eficácia dessas emulsões ainda requer comprovação. A carnitina facilita o transporte dos ácidos graxos de cadeia longa através da membrana mitocôndria, para posterior oxidação e produção de energia. Por haver diminuição das concentrações séricas e teciduais da carnitina em neonatos, sua administração (10 a 20 mg/kg/dia) tem sido recomendada quando há hipertrigliceridemia persistente ou, então, em crianças recebendo NP exclusiva por mais de quatro semanas. Contudo, ainda não há evidência clara sobre o benefício da suplementação rotineira de carnitina em neonatos recebendo NP.

Micronutrientes

As recomendações de oferta de vitaminas e oligoelementos por via endovenosa são as publicadas pela American Society for Clinical Nutrition, mostradas nas Tabelas 3 e 4. Não há polivitamínico de uso exclusivo para prematuros e, por isso, a oferta de algumas vitaminas (A e E) fica abaixo da necessidade, especialmente nos RNPT com peso inferior a 1 kg. A reserva limitada de vitaminas hidrossolúveis requer que a oferta dessas vitaminas seja constante. Recomenda-se uma injeção intramuscular de vitamina K (1 mg para neonatos com peso > 1 kg e 0,3 mg/kg para aqueles com peso < 1 kg) para a profilaxia da doença hemorrágica do recém-nascido. O leite materno suplementado com aditivo e as fórmulas lácteas específicas contêm quantidades que suprem as necessidades de vitamina K do prematuro.

As recomendações para a oferta diária de vitaminas e de oligoelementos por via parenteral são mostradas nas Tabelas 2 e 3.

Tabela 2 Oferta diária recomendada de vitaminas por via parenteral

Vitamina	RNT (dose total)	RNPT (por kg/peso)
A (UI)	2.300	1.640
E (mg)	7	2,8
K (mcg)	200	80
D (UI)	400	160
C (mg)	80	25
Tiamina (mg)	1,2	0,35
Riboflavina (mg)	1,4	0,15
Piridoxina (mg)	1	0,18
Niacina (mg)	17	6,8
Pantotenato (mg)	5	2
Biotina (mcg)	20	6
Folato (mcg)	140	56
B12 (mcg)	1	0,3

RNT: recém-nascido a termo; RNPT: recém-nascido prematuro.
Fonte: Greene HL et al., 1988.

Tabela 3 Quantidades diárias recomendadas de oligoelementos por via parenteral

Elemento	RNPT (mcg/kg)	RNT (mcg/kg)
Zinco	400	300
Cobre	20	20
Selênio	2 a 3	2 a 3
Cromo	0,20	0,20
Manganês	1	1
Iodo	1	1

RNPT: recém-nascido prematuro; RNT: recém-nascido a termo.
Fonte: Greene HL et al., 1988.

Recomendações práticas

☐ Em pacientes com insuficiência renal, pela dificuldade de excreção de selênio e cromo, a oferta desses oligoelementos deve ser suspensa ou diminuída;

☐ em pacientes com colestase, há menor excreção biliar de cobre e manganês, devendo a oferta ser suspensa ou diminuída;

☐ aumentar a oferta de zinco até 600 mcg/kg/dia em pacientes com doença gastrointestinal ou cirurgias que apresentem perdas secretórias;

☐ a suplementação de quantidades adicionais das vitaminas A e E e de selênio em RNPT não é rotineiramente recomendada.

Minerais

O RNPT tem necessidades aumentadas de minerais por apresentar crescimento rápido e imaturidade funcional dos órgãos. As recomendações diárias de eletrólitos por via endovenosa são mostradas na Tabela 4.

Tabela 4 Recomendações diárias de eletrólitos por via endovenosa

Sódio mEq/kg/dia (cloreto ou acetato)	2 a 5
Potássio mEq/kg/dia (cloreto ou acetato)	1 a 4
Cloro mEq/kg/dia	1 a 5
Magnésio mEq/kg/dia	0,3 a 0,5
Cálcio mEq/kg/dia	3 a 4
Fósforo mmoL/kg/dia	1 a 2

Fonte: ASPEN, 2002.

Na NP, a oferta de cálcio e fósforo obedece à relação Ca:P de 1,3:1; as recomendações para a oferta de cálcio, fósforo e magnésio em mg/L de solução são vistas na Tabela 4. A descrição da oferta em mg/L de solução de NP é feita para prevenir a administração inadvertida de altas concentrações de cálcio e fósforo quando há necessidade de restrição hídrica, o que pode levar a precipitação desses dois íons na solução. Os fatores que reduzem a solubilidade de cálcio e fósforo na solução de NP são:

☐ baixo teor de glicose;

☐ baixo teor de aminoácidos, pH alto (oferta superior a 20 a 25 g/L de solução pediátrica de aminoácidos favorece a solubilidade; essa solução contém cisteína, que reduz o pH e aumenta a solubilidade);

Manual de terapia nutricional pediátrica

□ exposição prolongada da solução à temperatura da incubadora;
□ concentração e ordem de mistura do cálcio e do fósforo na solução de NP; o cálcio deve ser adicionado por último. As quantidades diárias recomendadas desses minerais pressupõem uma oferta hídrica de 120 a 150 mL/kg/dia e o uso de 25 g/L de solução pediátrica de aminoácidos. Em RNPT, essas concentrações de cálcio e de fósforo devem ser utilizadas somente em veia central. As recomendações diárias de cálcio, fósforo e magnésio, em mg/L, por via endovenosa, são mostradas na Tabela 5.

Tabela 5 Recomendações diárias de cálcio, fósforo e magnésio, em mg/L, por via endovenosa

Nutriente (mg/L)	RNPT	RN
Cálcio	500 a 600	500 a 600
Fósforo	400 a 450	400 a 450
Magnésio	50 a 70	50 a 70

RNPT: recém-nascido prematuro; RN: recém-nascido.
Fonte: Greene et al.,1988.

Pode-se minimizar o risco de precipitação de cálcio e fósforo na solução quando se administra o fósforo sob a forma de fosfato orgânico de sódio, em que 1 mL contém 10,23 mg de fósforo (ou 0,33 mmol), 0,66 mEq de sódio e 60,09 mg de glicose. O fósforo orgânico permite o uso de soluções contendo maiores quantidades de cálcio e fósforo, o que propicia maior retenção desses íons pelo paciente. Deve-se atentar para o fato de que essa solução tem 0,66 mEq/L de sódio, que deve ser descontada nos cálculos da oferta de cloreto de sódio ou acetato de sódio para o prematuro.

Com o objetivo de manter a estabilidade da mistura final (separação de fases), o limite farmacotécnico para cátions divalentes, segundo a European Society for Parenteral and Enteral Nutrition (ESPEN), é: cálcio + magnésio = 16 mEq/L. Em uma mistura do tipo 3 em 1 (todos os nutrientes e eletrólitos em um mesmo frasco), a concentração de cálcio não deve ultrapassar 8 mEq/L; caso isso aconteça, há risco de desestabilização da emulsão lipídica pelos cátions divalentes. A Tabela 6 mostra as recomendações de macronutrientes para NP conforme o peso corpóreo.

Tabela 6 Recomendações de macronutrientes para nutrição parenteral conforme o peso corpóreo

Peso	< 750 g	750 a 1250 g	1250 a 1500 g	> 1.500 g
Energia (kcal/kg/dia)				
Início	> 30 a 40	> 40 a 50	> 40 a 50	50 a 60
Objetivo	80 a 100	80 a 100	80 a 100	90 a 100
Aminoácidos (g/kg/dia)				
Início	2 a 3	2 a 3	2 a 3	2 a 3
Progressão/dia	0,5	0,5	0,5	0,5
Máximo	4	4 a 3,5	3,5 a 3,2	3,2 a 3
Glicose (mg/kg/min)				
Início	6 a 8	6 a 8	6 a 8	6 a 8
Progressão/dia	2 a 3	2 a 3	2 a 3	2 a 3
Máximo	10 a 12	10 a 12	10 a 12	12
Lipídios (g/kg/dia)				
Início	0,5 a 1	1 a 1,5	1 a 2	2 a 3
Progressão/dia	0,5 a 1	0,5 a 1	0,5 a 1	0,5 a 1
Máximo	3,5	3,5	3,5	3,5

Fonte: modificada de Heiman et al., 2007.

A NP pode ser suspensa quando a oferta calórica por via enteral alcançar aproximadamente 70% da necessidade energética diária.

NUTRIÇÃO ENTERAL

Na alimentação de lactentes prematuros, duas particularidades importantes devem ser consideradas: a imaturidade da função digestiva e a maior velocidade de crescimento que, aliadas às reservas limitadas de energia, os faz particularmente sensíveis aos efeitos da subalimentação. Os efeitos benéficos da nutrição enteral (NE) mínima incluem aumento da motilidade, da função e da maturação intestinal. Permite a progressão mais rápida da NE total, diminui a incidência de infecção e está associada a menor risco de enterocolite necrosante.

A nutrição por sonda enteral, utilizando-se o leite tirado da própria mãe do prematuro, tem vantagens óbvias sobre o uso das fórmulas artificiais, estando associada a menor risco de enterite necrosante e mortalidade. O leite materno ordenhado (LMO) diminui o risco de enterocolite necrosante. Na ausência do LMO, deve ser utilizado o leite humano pasteurizado. O processo de pasteurização acarreta diminuição de fatores de proteção (IgA, lactoferrina, lisozima, linfócitos e lipase), mas, ainda assim, diminui o risco de enterocolite necrosante quando comparado a fórmulas lácteas.

Aditivo do leite materno

O leite produzido pelas mães de RNPT difere qualitativa e quantitativamente das mães de RNT, e essas modificações na composição do leite são justificadas pela necessidade nutricional específica do RNPT. As diferenças são mais evidentes no início da lactação, diminuindo após algumas semanas. O uso de suplementos do leite materno aumenta as ofertas de cálcio, fósforo, micronutrientes, proteínas e energia, proporcionando maior ganho ponderal em RNPT de peso muito baixo. O aditivo é indicado nos RNPT com peso inferior a 1.500 g quando o volume de LMO alcançar 100 mL/kg/dia. Não há necessidade de suplementação vitamínica. Por terem reservas limitadas de ferro, os RNPT podem ser rapidamente depletados em poucas semanas, recomendando-se, portanto, suplementar esse micronutriente na dose de 2 a 4 mg/kg/dia a partir de 2 a 4 semanas de vida.

Fórmulas infantis para prematuros

Quando o uso de LMO não é possível, fórmulas específcas para prematuros podem ser utilizadas. Essas fórmulas são acrescidas de alguns nutrientes, mas carecem de fatores facilitadores da digestão e de fatores protetores presentes no leite materno.

Em neonatos prematuros, a diminuição da atividade da lipase duodenal e dos ácidos biliares reduz para 65 a 70% a absorção da gordura ingerida. Nesse aspecto, o leite materno também é vantajoso por conter a sua própria lipase, que auxilia na digestão dos triglicérides. A inclusão de triglicérides de cadeia média é uma tentativa de contornar a tendência à má absorção de gorduras. Para compensar a menor absorção e digestão de carboidratos consequente à deficiência de lactase, essas fórmulas, além de lactose, também são acrescidas de polímeros de glicose, uma vez que o transporte ativo de monossacarideos pela mucosa intestinal está presente nos prematuros.

Por necessitarem de maior quantidade de proteínas e por causa de sua capacidade de metabolização limitada, os RNPT têm risco de desenvolver uremia, acidose metabólica e distúrbios neurológicos, caso a quantidade ofertada de proteínas exceda a sua capacidade metabólica. A fórmula láctea para prematuros contém maior teor proteico (até 3 g por 100 kcal) e maior quantidade de cisteína, pois os prematuros, por imaturidade enzimática, não convertem adequadamente a metionina em cisteína, o que faz com que esse aminoácido seja considerado condicionalmente essencial nessa situação.

Cálcio, fósforo e vitamina D estão presentes em maiores concentrações, visando a uma maior incorporação óssea e taxas de mineralização semelhantes às da vida intrauterina. Como resultado do aumento das concentrações de proteína e de minerais, essas fórmulas proporcionam maior carga renal de soluto do que as fórmulas para recém-nascidos a termo.

Em síntese, as fórmulas lácteas para prematuros têm maior teor de energia (0,81 kcal/mL), proteínas, vitaminas e minerais e menor teor de lactose do que as fórmulas para crianças a termo. Seu uso é indicado até a idade pós-natal de 9 meses.

Para garantir que a oferta de energia esteja adequada, recomenda-se medir o crematócrito semanalmente ou com maior frequência nos neonatos de peso muito baixo que não têm ganho ponderal adequado. Se o crematócrito for indicativo de baixa densidade calórica, a expressão do leite é modificada, visando-se a obter o leite posterior, rico em calorias. Se isso não melhorar o ganho de peso, aumenta-se a oferta proteica em 1 g/kg/dia, realizando o controle da ureia sérica.

Cálcio e fósforo

Prematuros têm maior necessidade de cálcio em comparação a crianças nascidas a termo. A ingestão adequada de cálcio, fósforo e vitamina D é necessária para prevenir a osteopenia da prematuridade, que pode ser assintomática, mas, em casos graves, causa raquitismo, fraturas, dificuldade na retirada da ventilação pulmonar mecânica e retardo do crescimento. Os principais fatores de risco são prematuridade extrema (idade gestacional inferior a 28 semanas), intolerância alimentar prolongada, NP, ingestão insuficiente de cálcio e fósforo, doença pulmonar crônica e imobilidade prolongada. A triagem para osteopenia da prematuridade deve começar com 6 semanas de vida em neonatos de risco e continuar com intervalos de 2 semanas, a fim de permitir a identificação precoce das alterações bioquímicas. Devem ser solicitadas análises das concentrações séricas de cálcio, fósforo e fosfatase alcalina, mas nenhuma dessas medidas, por si só, tem sensibilidade diagnóstica suficiente.

Em um estudo feito com neonatos prematuros, a combinação de fosfatase alcalina > 900 UI/L e fósforo sérico < 1,8 mmol/L teve sensibilidade de 100% e especificidade de 70% na detecção de baixa densidade mineral óssea aos 3 meses de idade gestacional corrigida. O objetivo do tratamento é fornecer cálcio, fósforo e vitamina D para alcançar taxas de mineralização óssea intrauterina, o que requer 200 mg/kg/dia de cálcio e 90 mg/kg/dia de fósforo por via enteral.

Além das fórmulas para prematuros e dos aditivos do leite materno, prematuros extremos podem necessitar de cálcio e fósforo adicionais após a alta, até alcançarem um peso de 3,5 a 4 kg. O tratamento pode se estender até 6 meses de idade pós-natal nas crianças com osteopenia da prematuridade ou raquitismo.

A Tabela 7 mostra as recomendações de oferta de macro e micronutrientes por via digestiva.

Tabela 7 Recomendações para ingestão de macro e micronutrientes em mg/kg/dia e por 100 kcal

Mínimo a máximo	por kg/dia	por 100 kcal
Volume (mL)	135 a 200	
Energia (kcal)	110 a 135	
Proteína (g) peso < 1 kg	4,0 a 4,5	3,6 a 4,1
Proteína (g) peso 1 a 1,8	3,5 a 4	3,2 a 3,6
Lipídios (g) (dos quais MCT < 40%)	4,8 a 6,6	4,4 a 6,6
Ácido linolênico (mg)	385 a 1.540	350 a 1.400
Ácido alfa-linolênico (mg)	> 55 (0,9% ácidos graxos)	> 50
DHA (mg)	12 a 30	11 a 27
AA (mg)	18 a 42	16 a 39
Carboidrato (g)	11,6 a 13,2	10,5 a 12
Sódio (mg)	69 a 115	63 a 105
Potássio (mg)	66 a 132	60 a 120
Cloro (mg)	105 a 177	95 a 161
Cálcio (mg)	120 a 140	110 a 130
Fosfato (mg)	60 a 90	55 a 80
Magnésio (mg)	8 a 15	7,5 a 13,6
Ferro (mg)	2 a 3	1,8 a 2,7
Zinco (mg)	1,1 a 2	1 a 1,8
Cobre (mcg)	100 a 132	90 a 120
Selênio (mcg)	5 a 10	4,5 a 9
Manganês (mcg)	27,5	6,3 a 25
Flúor (mcg)	1,5 a 60	1,4 a 55
Iodo (mcg)	11 a 55	10 a 50
Cromo (ng)	30 a 1.230	27 a 1.120
Molibdênio (mcg)	0,3 a 5	0,27 a 4,5
Tiamina (mcg)	140 a 300	125 a 275

(continua)

		(continuação)
Riboflavina (mcg)	200 a 400	180 a 365
Niacina (mcg)	380 a 5.500	345 a 5.000
Ácido pantotênico (mg)	0,33 a 2,1	0,3 a 1,9
Piridoxina (mcg)	45 a 300	41 a 273
Cobalamina (mcg)	0,1 a 0,77	0,08 a 0,7
Ácido fólico (mcg)	35 a 100	32 a 90
Ácido L-ascórbico (mg)	11 a 46	10 a 42
Biotina (mcg)	1,7 a 16,5	1,5 a 15
Vitamina A (mcg) RE, 1 (mg) ~ 3,33 IU	400 a 1.000	360 a 740
Vitamina D (IU/dia)	800 a 1.000	
Vitamina E (mg) (alfa-tocoferol)	2,2 a 11	2 a 10
Vitamina K1 (mcg)	4,4 a 28	4 a 25
Nucleotídeos (mg)	–	≤ 5
Colina (mg)	8 a 55	7 a 50
Inositol (mg)	4,4 a 53	4 a 48

AA: ácido aracdônico; DHA: ácido docosaexaenoico.
Cálculo de nutrientes expresso em 100 kcal, com base na ingestão energética mínima de 110 kcal/kg.
Relação ácido linoleico:ácido alfa-linolênico 5:1 a 15:1.
A relação AA:DHA deve ser 1 a 2:1.
O ácido eicosapentaenoico não deve exceder 30% da oferta de DHA.
A razão molar entre zinco e cobre na fórmula láctea não deve exceder 20.
Fonte: ESPGHAN, 2010.

Recomendações práticas

☐ A NE mínima deve ser iniciada entre 24 e 48 horas de vida, desde que o paciente esteja estável. Iniciar com volume de 5 a 20 mL/kg/dia e avançar à razão de 10 a 20 mL/kg/dia para alcançar o objetivo de 150 a 180 mL/kg/dia;

☐ velocidade de infusão: 30 minutos a 2 horas. Evitar administração em *bolus*, pois ela pode causar distensão abdominal, elevado risco de aspiração, diminuição da complacência pulmonar e menor aproveitamento energético;

☐ tipos de dieta: colostro, leite humano pasteurizado ou fórmula láctea para prematuros;

☐ quando tolerado e se as condições clínicas permitirem, em período de 3 a 5 dias, deve-se progredir o volume gradativamente, com o objetivo de alcançar NE plena;

- a sonda pós-pilórica está indicada em pacientes com refluxo gastroesofágico grave e com retardo do esvaziamento gástrico;
- em RNPT com intestino curto, recomenda-se que a infusão seja contínua, visando ao aumento da absorção de nutrientes;
- não se recomenda o uso rotineiro de prebióticos ou probióticos como suplemento alimentar em neonatos prematuros;
- a presença dos seguintes fatores indica suspensão da dieta enteral: distensão abdominal importante, presença de sangue nas fezes, resíduo gástrico aumentado ($\geq$ 25 a 50% de volume no intervalo de duas a três dietas), resíduo gástrico bilioso ou vômitos, apneia/bradicardia e instabilidade cardiopulmonar;
- deve-se considerar a suspensão da NE em situações de hipóxia associada à diminuição do fluxo intestinal, na hipoxemia persistente e se houver uso de doses elevadas de indometacina e drogas alfa-adrenérgicas.

MONITORAÇÃO

Objetiva-se ganho ponderal de 15 a 20 g/kg/dia para crianças com idade gestacional inferior a 35 semanas e 15 g/kg/dia para aquelas com mais de 35 semanas. O crescimento linear e o perímetro cefálico devem ser avaliados semanalmente.

Critérios de crescimento adequado

- Ganho ponderal de 10 a 20 g/kg/dia (dependendo da idade gestacional);
- crescimento linear superior a 0,9 a 1,1 cm por semana;
- aumento do perímetro cefálico superior a 0,6 a 0,8 cm por semana;
- um gráfico de crescimento deve ser usado para acompanhar o desenvolvimento do prematuro com base na idade gestacional corrigida de até 2 anos ou até que este tenha alcançado uma faixa aceitável de peso e estatura. Várias tabelas de crescimento extrauterino estão disponíveis para peso, como as curvas de Babson, do National Institute of Child Health and Human Development (NICHD), e as curvas de Ehrenkranz. As ofertas calórica e hídrica devem ser registradas diariamente e comparadas com as necessidades nutricionais estimadas.

Critérios para identificação de risco nutricional

- Ganho ponderal < 15 g/dia em RN com peso > 2 kg e < 10 g/kg/dia em RN com peso maior inferior a 2 kg;

- fosfatase alcalina > 600 U/L;
- albumina sérica < 2,3 g/dL;
- cirurgia gastrointestinal (ressecção, gastrósquise, onfalocele, volvo, intestino curto).

CONSIDERAÇÕES FINAIS

O suporte nutricional nos RNPT é uma emergência nutricional e deve ser iniciado no primeiro dia de vida, com NP e NE mínima, assim que houver estabilidade clínica. A NP é necessária até que a NE proporcione ganho ponderal adequado. A NE trófica ajuda na maturação do trato gastrointestinal. O leite materno com suplemento à base de proteína, cálcio, fósforo, carboidratos, vitaminas e minerais é o alimento de escolha. Prematuros com maior ganho de peso nas primeiras 2 semanas de vida podem desenvolver resistência à insulina na vida adulta. Contudo, para essas crianças, os benefícios para o desenvolvimento neurológico advindos do suporte nutricional podem compensar um possível prejuízo da saúde cardiovascular na vida adulta.

BIBLIOGRAFIA

1. ASPEN Board of Directors and the Clinical Guidelines Task Force. Guidelines for the use of parenteral and enteral nutrition in adult and pediatric patients. JPEN 2002; 26:97SA-128SA.
2. Al Faleh K, Anabrees J, Bassler D. Probiotics reduce the risk of necrotizing enterocolitis in preterm infants: a meta-analysis. Neonatology 2010; 97:93-9.
3. Babson SG, Benda GI. Growth graphs for the clinical assessment of infants of varying gestational age. J Pediatr 1976; 89:814-20.
4. Agostoni C, Buonocore G, Carnielli VP. Enteral nutrient supply for preterm infants: commentary from the European Society of Paediatric Gastroenterology, Hepatology and Nutrition Committee on Nutrition. J Pediatr Gastroenterol Nutr 2010; 50:1-9.
5. Backstrom MC, Kouri T, Kuusela AL, Sievänen H, Koivisto AM, Ikonen RS et al. Bone isoenzyme of serum alkaline phosphatase and serum inorganic phosphate in metabolic bone disease of prematurity. Acta Paediatr 2000; 89:867-73.
6. Beardsall K, Vanhaesebrouck S, Ogilvy-Stuart AL, Vanhole C, Palmer CR, van Weissenbruch Mirjam et al. Early insulin therapy in very-low-birth-weight infants. N Engl J Med 2008; 359:1873-84.
7. Ben XM. Nutritional management of newborn infants: practical guidelines. World J Gastroenterol 2008; 14:6133-9.
8. Corpeleijn WE, Vermeulen MJ, van den Akker CH, van Goudoever JB. Feeding very-low-birth-weight infants: our aspirations versus the reality in practice. Ann Nutr Metab 2011; 58(Suppl 1):20-9.

9. Driscoll DF, Bistrian BR, Demmelmair H, Koletzko B. Pharmaceutical and clinical aspects of parenteral lipid emulsions in neonatology. Clin Nutr 2008; 27:497-503.

10. Ehrenkranz RA, Younes N, Lemons JA, Fanaroff AA, Donovan EF, Wright LL et al. Longitudinal growth of hospitalized very low birth weight infants. Pediatrics 1999; 104:280-9.

11. Ehrenkranz RA. Early, aggressive nutritional management for very low birth weight infants: what is the evidence? Semin Perinatol 2007; 31:48-55.

12. Ehrenkranz RA. Early nutritional support and outcomes in ELBW infants. Early Hum Dev 2010; 86(Suppl):21-5.

13. Forchelli ML et al. Metabolism estimation, recommended energy, protein, and fluid needs by age. In: Pediatric nutrition in your pocket. ASPEN. Columbus: Ross Nutrition, 2002. p. 66-9.

14. Forchelli ML. Recommended electrolyte and micronutrient needs by age. In: Pediatric Nutrition in your pocket. ASPEN. Columbus: Ross Nutrition, 2002. p.70-81.

15. Fusch C et al. Working group for developing the guideline for parenteral nutrition of The German Society for Nutritional Medicine. Neonatology/Pediatrics - guidelines on parenteral nutrition. GSM 2009; 7:1612-3174.

16. Greene HL, Hambidge KM, Schanler R, Tsang RC. Guidelines for the use of vitamins, trace elements, calcium, magnesium, and phosphorus in infants and children receiving total parenteral nutrition: report of the Subcommittee on Pediatric Parenteral Nutrient Requirements from the Committee on Clinical Practice Issues of the American Society for Clinical Nutrition. Am J Clin Nutr 1988; 48:1324-42.

17. Koletzko B, Goulet O, Hunt J, Krohn K, Shamir R. Parenteral nutrition guidelines working group; European Society for Clinical Nutrition and Metabolism; European Society of Paediatric Gastroenterology, Hepatology and Nutrition (ESPGHAN); European Society of Paediatric Research (ESPR). J Pediatr Gastroenterol Nutr 2005; 41 (Suppl 2):S1-87.

18. Hay Jr. WW. Strategies for feeding the preterm infant. Neonatology 2008; 94:245-54.

19. Heiman H, Schanler RJ. Enteral nutrition for premature infants: the role of human milk. Seminars in Fetal & Neonatal Medicine 2007; 12:26-34.

20. Krohn K, Koletzko B. Parenteral lipid emulsions in paediatrics. Curr Opin Clin Nutr Metab Care 2006; 9:319-23.

21. Kuzma-O'Reeilly B, Duenas ML, Greecher C, Kimberlin L, Mujsce DC, Miller D et al. Evaluation, development, and implementation of potentially better practices in neonatal intensive care nutrition. Pediatrics 2003; 111:e461-e70.

22. Lapillonne A, Fellous L, Mokthari M, Kermorvant-Duchemin E. Parenteral nutrition objectives for very low birth weight infant: results of a national survey. JPGN 2009; 48:618-26.

23. Martin CR, Brown YF, Eherenkranz RA, O'Shea TM, Allred EN, Belfort MB et al. Nutritional practices and growth velocity in the first month of life in extremely low gestational age newborns. Pediatrics 2009; 124:649-57.

24. Nutrition Committee Canadian Paediatric Society. Nutrient needs and feeding of premature infants. CMAJ 1995; 152:1765-85.

25. Parish A, Bhatia J. Early aggressive nutrition for the premature infants. Neonatology 2008; 94:211-4.

26. Paisley JE, Thureen PJ, Baron KA, Hay WW. Safety and efficacy of low versus high parenteral amino acid intakes in extremely low birth weight neonates (ELBW) immediately after birth. Pediatr Res 2000; 47:293A.

27. Poindexter BB, Ehrenkranz RA, Stoll BJ, Wright LL, Poole WK, Oh W et al. Parenteral glutamine supplementation does not reduce the risk of mortality or late-onset sepsis in extremely low birth weight infants. Pediatrics 2004; 113:1209-15.

28. Reali A, Greco F, Fanaro S, Atzei A, Puddu M, Moi M et al. Fortification of maternal milk for very low birth weight (VLBW) pre-term neonates. Early Human Development 2010; 86:S33-S36.

29. Schanler RJ. Suitability of human milk for the low-birth-weight infant. Clin Perinatol 1995; 22:207-22.

30. Shah MD, Shah SR. Nutrient deficiencies in the premature infant. Pediatr Clin N Am 2009; 56(5):1069-83.

31. Thureen PJ, Anderson HA, Baron KA, Melara DL, Hay WW Jr, Fennessey PV. Protein balance in the first week of life in ventilated neonates receiving parenteral nutrition. Am J Clin Nutr 1998; 68:1128-35.

32. Thureen PJ, Melara D, Fennessey PV, Hay Jr WW. Effect of low versus high intravenous amino acid intake on very low birth weight infants in early neonatal period. Pediatric Research 2003; 53:24-32.

33. Uhing MR, Das UG. Optimizing growth in the preterm infant. Clin Perinatol 2009; 36:165-76.

34. van den Akker CH, Vlaardingerbroek H, Van Goudoever JB. Nutritional support for extremely low-birth weight infants: abandoning catabolism in the neonatal intensive care unit. Curr Opin Clin Nutr Metab Care 2010; 13:327-35.

35. Vlaardingerbrock H, Veldhorst MAB, Spronk S, Vander Akker CHP, Van Goudoever JB. Parenteral lipid administration to very-low-birth weight infants-early introduction of lipids and use of new lipid emulsions: a systematic review and meta-analysis. Am J Clin Nutr 2012; 96:225-68.

36. Wright K, Dawson J, Fallis D, Vogt E, Lorch V. New postnatal growth grids for very low birth weight infants. Pediatrics 1993; 91:922-6.

37. Ziegler EE. Nutrient requirements of premature of infants. In: Cooke RJ, Vandenplas Y, Wahn U (eds.). Nutrition support for infants and children at risk. Nestle Nutr Workshop Ser Pediatr Program 2007; 59:161-72.

38. Ziegler EE. Meeting the nutritional needs of the low-birth-weight infant. Ann Nutr Metab 2011; 58(Suppl1):8-18.

8.13

Estresse metabólico

Heitor Pons Leite

INTRODUÇÃO

Pacientes que não podem se alimentar normalmente por causa de sepse, trauma ou cirurgia estão em risco nutricional, devendo ter sua nutrição garantida por suporte nutricional artificial, seja por via enteral ou parenteral.

A nutrição de uma criança com infecção grave, trauma ou grandes cirurgias é uma tarefa difícil em virtude das alterações hormonais e metabólicas próprias da resposta inflamatória sistêmica desencadeada por tais condições. Para se formular o suporte nutricional, é necessário entender essas alterações e suas consequências sobre a utilização dos nutrientes.

A inflamação sistêmica desencadeia a ativação do sistema nervoso simpático e do eixo hipotálamo-hipófise-adrenal. Essa resposta se caracteriza por alterações no metabolismo da glicose, dos lipídios e aumento do *turnover* e da degradação proteica, resultando em aumento do consumo de energia e balanço nitrogenado negativo, que ocorre principalmente à custa da perda de proteína muscular. Há hipertermia, taquicardia, taquipneia, hiperglicemia e aumento do consumo de oxigênio e do débito cardíaco, caracterizando-se um estado hipermetabólico e hiperdinâmico. Essa resposta neuro-hormonal promove o desvio de substrato de funções não essenciais para funções essenciais à sobrevivência. A hiperglicemia e o aumento da gliconeogênese ocorrem provavelmente em resposta à maior necessidade de glicose por parte dos tecidos lesados e de órgãos vitais, como o cérebro. O aumento da lipólise provê ácidos graxos livres para obtenção de energia e glicerol para a gliconeogênese. No musculoesquelético, os aminoácidos de cadeia ramificada são convertidos em alanina – que atua como precursora da gliconeogênese e da síntese proteica hepática – e glutamina, um combustível preferencial para células com alta taxa de divisão celular, como enterócitos e linfócitos. A deaminação dos aminoácidos de cadeia ramificada fornece, ainda, aminoácidos para a síntese de proteínas envolvidas na resposta imune (imunoglobulinas e reagentes da fase aguda) e proteínas de cicatrização. As concentrações de catecolaminas, cortisol e glucagon, GH, aldosterona e ADH estão elevadas, assim como a insulina – mas não o suficiente para impedir a hiperglicemia. Há resistência periférica à ação do GH e redução da secreção de IGF-1, sendo mantidos seus efeitos hiperglicemiante e lipolítico. É o aumento das concentrações dos hormônios contrarreguladores que induz ao estado de resistência à insulina, uma marca característica do estresse, resultando em catabolismo proteico e das reservas endógenas de carboidratos e gordura para fazer frente ao aumento da taxa metabólica basal (TMB).

A resposta alcança seu pico no segundo ou terceiro dia após a lesão e normalmente é revertida em 7 a 10 dias. Seu padrão depende da natureza, intensidade e duração do estímulo, mas também da resistência do hospedeiro, que depende, entre outros fatores, do estado nutricional e do genoma do paciente. A continuidade do hipermetabolismo decorrente de fatores complicadores, como hipotensão ou infecção, resulta em rápido processo de desnutrição e diminuição da função imunológica.

PARTICULARIDADES DA CRIANÇA DESNUTRIDA E EM ESTRESSE METABÓLICO

A desnutrição em crianças internadas em unidade de terapia intensiva (UTI) está associada ao aumento de complicações infecciosas e ao tempo de ventilação pulmonar mecânica. Portanto, é de suma importância que essa condição seja prontamente identificada. Na terapia nutricional dos desnutridos, as seguintes limitações devem ser consideradas:

- menor capacidade de manipular substrato, líquidos e sobrecarga de soluto;
- distúrbios da absorção de hidratos de carbono, em particular a lactose, e de lipídios;
- alterações funcionais e fisiológicas: diminuição do débito cardíaco, do índice de filtração glomerular, do fluxo sanguíneo renal e da capacidade de excreção renal de soluto. O potássio intracelular e a atividade da bomba de sódio estão diminuídos.

Tendo em vista essas limitações, recomenda-se iniciar com volumes pequenos e fazer aumentos gradativos, pois a oferta excessiva de volume hídrico e de nutrientes pode gerar complicações.

OBJETIVOS DO SUPORTE NUTRICIONAL

O suporte nutricional tem como objetivo, na fase inicial da doença, atenuar o balanço nitrogenado negativo, permitindo ao paciente manter a massa corpórea e as funções orgânicas sem sobrecarregar o metabolismo, o sistema cardiocirculatório e os músculos respiratórios. Em uma segunda fase, após a resolução do estresse metabólico, a oferta de energia é aumentada, a fim de alcançar o anabolismo. Crianças eutróficas e com perspectiva de voltar a receber alimentação normal em 4 a 5 dias não necessitam, em geral, de suporte nutricional artificial; nas desnutridas, ele deve ser iniciado o mais rapidamente possível.

NECESSIDADES E OFERTA DE NUTRIENTES

Oferta hídrica

A necessidade hídrica depende da situação clínica do paciente. A avaliação diária de peso, densidade urinária, volume de diurese e do balanço hídrico fornece boa estimativa do estado de hidratação e é útil no planejamento da oferta hídrica. Febre, aumento de temperatura ambiente, hipermetabolismo e perda de líquidos por diarreia ou sucos do tubo digestivo implicam perda adicional de água, o que requer aumento da oferta hídrica. Uma perda significativa de peso, que ocorre de um dia para outro, reflete, em geral, perda anormal de líquidos, assim como o ganho ponderal acentuado pode ser consequente à oferta hídrica excessiva. Perdas por diarreia ou ileostomia devem ser repostas diariamente. O edema decorrente de alteração da permeabilidade capilar, que ocorre na resposta inflamatória sistêmica, indica a necessidade de restrição hídrica. Resolvida a resposta inflamatória sistêmica e não havendo mais necessidade de restrição de volume, um acréscimo de até 50% sobre as necessidades hídricas basais pode ser efetuado, objetivando aumentar a oferta de nutrientes e promover o anabolismo.

Oferta energética

Os principais componentes do gasto energético de uma criança são o metabolismo basal, o crescimento e a atividade. Durante o estresse metabólico, não há crescimento nem atividade física; a ausência desses componentes aliada à sedação reduz o gasto de energia. Se a oferta energética para uma criança gravemente doente tiver como base as necessidades previstas de 90 a 110 kcal/kg/dia necessárias a uma criança sadia, haverá risco de hiperalimentação. A hiperalimentação predispõe o aumento do quociente respiratório, risco de esteatose e colestase hepática e aumenta o risco de infecção. Portanto, em lactentes sedados e sob cuidados intensivos, a oferta energética durante o estresse metabólico agudo deve ser limitada ao necessário para se atingir a TMB, podendo ser acrescentado, conforme a situação clínica, um fator de estresse, que varia de 1,1 a 1,2.

A TMB em recém-nascidos e lactentes é de aproximadamente 50 a 55 kcal/kg/dia, caindo gradativamente até a adolescência para 25 kcal/kg/dia. Quando não se dispõe da análise metabólica por calorimetria indireta, podem ser empregadas fórmulas para se estimar a TMB, como a fórmula de Seashore:

$$TMB \ (kcal/dia) = (55 - 2 \times idade \ em \ anos) \times (peso \ em \ kg)$$

Em situações de hipercatabolismo acentuado, como ocorre quando há grandes queimaduras, recomenda-se aumento de 1,3 a 1,7 vezes o equivalente à TMB. Posteriormente, para se alcançar o anabolismo e restaurar a massa magra no período de convalescença, um aumento de 50 a 100% sobre a TMB é necessário. Esse cálculo representa apenas uma estimativa das necessidades de energia, não se devendo esquecer que as regras tendem a superestimar o consumo de energia, que pode variar em até 30% em um período de 24 horas.

Oferta de eletrólitos

A oferta de eletrólitos destina-se a atender às necessidades basais e repor as perdas anormais que ocorrem em situações associadas a alterações do equilíbrio hidroeletrolítico, como sepse, desnutrição e síndrome da realimentação. Na desnutrição, há perda de potássio intracelular, magnésio e fósforo, e ganho de sódio e água. A maior demanda por fósforo na criança em virtude da formação de novos tecidos coloca-a em risco de hipofosfatemia, principalmente se estiver desnutrida ou em recuperação nutricional. As quantidades recomendadas de eletrólitos podem ser vistas nos Capítulos 6 – Nutrição Parenteral e 7 – Distúrbios Hidroeletrolíticos.

Macronutrientes

Não há evidências suficientes para a recomendação de macronutrientes em crianças em estresse metabólico. Após a medida ou estimativa das necessidades de energia, a quantidade dos principais substratos a ser ofertada deve se basear no entendimento básico do metabolismo de proteínas, carboidratos e lipídios durante uma doença grave.

Glicose

A glicose, principal fonte de carboidratos na nutrição parenteral (NP), é um combustível essencial para o sistema nervoso central (SNC), hemácias, leucócitos e medula renal. Em adultos e adolescentes, a taxa máxima de glicose que pode ser oxidada pelo organismo é de 5 mg/kg/min. A oferta excessiva de calorias na forma de glicose pode ocasionar aumento da taxa metabólica, hiperglicemia e alterações hepáticas. Em recém-nascidos a termo (RNT), a taxa de infusão de glicose necessária para se evitar a hipoglicemia é de 3 a 4 mg/kg/min, sendo geralmente maior nos prematuros extremos. A oferta de glicose superior a 18 g/kg/dia (equivalente à taxa de infusão de glicose de 12,5 mg/kg/min) pode levar a menor aproveitamento energético e aumento da lipogênese hepática e da produção de CO_2 em recém-nascidos.

A hiperglicemia é frequente na fase aguda do estresse metabólico. Apesar de a etiologia ser multifatorial e depender do tratamento e da pré-disposição individual do paciente, sabe-se que a hiperglicemia decorre principalmente da liberação de catecolaminas e da ativação do eixo hipotálamo-hipófise-adrenal, com liberação de hormônios contrarreguladores, configurando um estado de resistência periférica à insulina.

A desnutrição pode aumentar o risco de morbidade e mortalidade em crianças com hiper ou hipoglicemia.

Não se sabe se as alterações glicêmicas seriam um fator de risco para a mortalidade ou apenas indicativas da gravidade da doença. Em pacientes gravemente doentes, os danos da hiperglicemia são mais agudos do que em pessoas sadias ou com diabete melito por causa dos seguintes fatores:

1. Sobrecarga de glicose imposta aos sistema nervoso central e periférico, hepatócitos, endotélio e sistema imune.

2. Efeitos pró-inflamatórios do aumento da liberação e/ou deficiência de eliminação de espécies reativas de oxigênio secundário a glicólise e fosforilação oxidativa excessiva. Além da hiperglicemia, a variabilidade glicêmica também está associada a maior tempo de internação e mortalidade em UTI pediátrica, devendo ambas, portanto, ser evitadas. Não há evidências claras da vantagem de protocolos de controle glicêmico rígido com o uso de insulina na faixa etária pediátrica, havendo ainda o risco de maior incidência de hipoglicemia. Como o tratamento intensivo com insulina está associado ao risco de hipoglicemia, que, por sua vez, aumenta o risco de mortalidade, uma conduta mais cautelosa, em especial em relação aos pacientes desnutridos graves, é tratar inicialmente a causa e reduzir a concentração ou velocidade de infusão de glicose, adotando-se o limite de 150 ou 140 mg/dL, para melhorar o controle glicêmico e reduzir o risco de hipoglicemia. Nos casos de hiperglicemia grave ou persistente, recomenda-se infundir insulina na dose de 0,01 a 0,05 U/kg/hora, em diluição de 0,1 U/mL. A infusão de soluções com concentração de glicose inferior a 2,5% deve ser evitada por causa do risco de hemólise e hipercalemia.

Lipídios

Os lipídios são a principal fonte de energia para a grande maioria dos tecidos. Os principais ácidos graxos são os poli-insaturados (PUFA) da série ω-3 e ω-6, os monoinsaturados que pertencem à série ω-9, os de cadeia média e os de cadeia curta.

Ácidos graxos ω-6 e ω-3

Os ácidos graxos ω-6 e ω-3 e seus derivados têm origem, respectivamente, nos ácidos linoleico e alfa-linolênico, que são considerados essenciais. Os ácidos graxos ω-6 provêm principalmente da gordura animal e também da vegetal. Os ácidos graxos ω-3 têm como principal fonte o óleo de peixes que se alimentam do plâncton de águas frias. Os ácidos graxos ω-6 e ω-3 são antagônicos metabólicos. Da série 6, o ácido linoleico (18:2 ω-6) forma o ω-linoleico (18:3 ω-6) que se converte em ácido araquidônico – AA (20:4 ω-6), o precursor das prostaglandinas da série 2 (PGE2), tromboxane A2 (TXA2) e leucotrienos da série 4 (LT4). Estão envolvidos na inflamação, modulação do sistema imune, regulação do tônus vascular e agregação plaquetária. Da série 3, o ácido alfa-linolênico (18:3 ω-3) é convertido em ácido eicosapentaenoico – EPA (20:5 ω-3) e docosaexaenoico - DHA (22:6 ω-3), precursores das prostaglandinas da série 3 (PGE3), tromboxane A3 (TXA3) e leucotrienos da série 5 (LT5). O excesso de ácidos graxos de cadeia ω-6, por aumentar a síntese de eicosanoides pró-inflamatórios, causa aumento da resposta inflamatória, diminuindo a defesa imune. Dos ácidos graxos da série 3, o DHA é incorporado ao cérebro do feto desde o primeiro trimestre da gestação até o oitavo mês de vida pós-natal. Como os neonatos prematuros não sintetizam suficientemente o DHA e o AA dos seus precursores, esses ácidos graxos devem estar presentes na sua dieta. Os ácidos graxos de cadeia ω-3 são menos pró-inflamatórios quando comparados aos de cadeia ω-6, podendo ser potencialmente benéficos nas doenças crônicas e durante a fase aguda do estresse metabólico.

Ácidos graxos de cadeia média

Nas crianças gravemente doentes, o aumento da taxa de oxidação lipídica aliado às reservas limitadas de gordura torna-as potencialmente suscetíveis à deficiência de ácidos graxos essenciais, se não receberem lipídio na dieta. Essa deficiência se apresenta com dermatite descamativa, alopecia, trombocitopenia e aumento da suscetibilidade a infecções. Para evitar a deficiência de ácidos graxos essenciais, recomenda-se que as proporções de ácido linoleico e linolênico sejam de 4,5 e 0,5% do total de calorias ofertadas, respectivamente. A infusão de emulsão lipídica deve ser iniciada com 0,5 a 1 g/kg/dia e aumentada até 3 g/kg/dia, com monitoração das concentrações séricas de triglicérides. A administração corresponde geralmente a 30 a 40% do total de calorias.

Os ácidos graxos de cadeia média são hidrolisados espontaneamente na luz intestinal. Não dependem da lipase pancreática e de sais biliares para sua absorção nem da ligação plasmática com a albumina e da carnitina para utilização na mitocôndria, sendo uma fonte energética de utilização rápida.

Proteínas

O hipercatabolismo resulta em balanço nitrogenado negativo, perda de massa muscular esquelética e disfunção imune dos músculos respiratórios e cardíaco. Portanto, essas crianças precisam de mais proteína do que as crianças saudáveis para minimizar os efeitos da perda de nitrogênio. O aumento da oferta proteica não diminui o catabolismo nem supre as alterações endócrinas que o causaram, mas um balanço nitrogenado positivo é necessário para que haja o retorno ao anabolismo.

As necessidades de proteína nas diferentes faixas etárias, segundo a ASPEN (2009), são:

□ 0 a 2 anos: 2 a 3 g/kg/dia;
□ 2 a 13 anos: 1,5 a 2 g/kg/dia;
□ 13 a 18 anos: 1,5 g/kg/dia.

A proporção proteica como fonte calórica, que normalmente deve ser de 8 a 15% da oferta total de energia, chega a 20% ou mais nos estados hipercatabólicos.

Para promover o anabolismo, a relação nitrogênio/calorias não proteicas deve estar entre 1/150 e 1/250; no hipercatabolismo, entre 1/90 e 1/150. Um grama de proteína provê 4 kcal; 1 g de proteína corresponde a 0,16 g de nitrogênio, ou seja, 1 g de nitrogênio está contido em 6,25 g de proteína.

A administração excessiva de aminoácidos pode causar acidose, desconforto respiratório, uremia, hiperamonemia, disfunção hepática, aumento do consumo de oxigênio e icterícia colestática. Situações clínicas que cursam com hipercatabolismo são acompanhadas por deficiências de aminoácidos específicos, e os pacientes podem ser beneficiados pela administração seletiva de alguns deles. Nessas condições, certos aminoácidos tidos como não essenciais podem ser considerados como condicionalmente indispensáveis. Nesse contexto, a L-glutamina é o aminoácido que tem sido mais estudado, sendo que sua suplementação por via enteral é recomendada para pacientes grandes queimados ou com trauma. Não há evidências favoráveis para seu uso em outras situações encontradas em UTI.

O uso de soluções de aminoácidos de cadeia ramificada deve ser reservado para os casos de encefalopatia refratária ao tratamento com neomicina e lactulose.

Oferta de micronutrientes

Os micronutrientes atuam como cofatores nos processos metabólicos e na eliminação de radicais livres de oxigênio.

Há pouca informação sobre necessidade, biodisponibilidde e eficácia da suplementação de micronutrientes durante o estresse metabólico. As recomendações habituais baseiam-se nas necessidades de crianças estáveis, não levando em conta as doenças. Desnutrição prévia, uso de medicamentos, doenças agudas e crônicas, cirurgia, trauma e anabolismo aumentam a necessidade de micronutrientes. Embora as formulações para uso endovenoso sejam adequadas para a maior parte dos pacientes, alguns podem necessitar de maior quantidade de certos micronutrientes, como o zinco e as vitaminas hidrossolúveis. Além disso, uma oferta adicional seria provavelmente necessária no período de anabolismo que se segue ao estado hipercatabólico. Não havendo consenso sobre quantidades suplementares durante o estresse, sugere-se administrar as doses habitualmente recomendadas para a faixa etária.

A desnutrição está associada a maior risco de deficiência de vitaminas do complexo B. A magnitude da resposta inflamatória expressa pela concentração sérica de proteína C reativa é um fator de risco para a baixa concentração de tiamina no sangue na admissão na UTI. As síndromes clínicas da deficiência de tiamina são o beribéri, que evolui com insuficiência cardíaca, neuropatia periférica e a doença de Wernicke-Korsakoff. Em crianças que, por causa da condição clínica, recebem apenas glicose como suporte nutricional, particularmente as desnutridas e aquelas com *turnover* de água acentuado, deve-se ofertar diariamente vitaminas do complexo B, a fim de prevenir manifestações clínicas de deficiência potencialmente graves.

SÍNDROME DA REALIMENTAÇÃO

A síndrome da realimentação constitui-se em uma série de complicações metabólicas que ocorrem durante a administração excessiva de nutrientes, particularmente em pacientes desnutridos, resultando em depleção de íons intracelulares, redistribuição dos líquidos corpóreos, deficiência de vitaminas do complexo B, aumento das enzimas hepáticas, hiperglicemia, hipertrigliceridemia, arritmia cardíaca, insuficiência respiratória e, em casos mais graves, insuficiência cardíaca congestiva. Os fatores predisponentes são: desnutrição crônica e grave, anorexia nervosa, alcoolismo crônico, jejum prolongado, ressecção intestinal (cirurgia bariátrica) e câncer. Como pacientes de UTI frequentemente experimentam estados agudos de estresse metabólico, resultando em perda ponderal significativa, estão em risco potencial de desenvolverem essa condição clínica.

É importante considerar o risco de síndrome de realimentação durante a recuperação de estados agudos de estresse metabólico, especialmente em crianças previamente desnutridas ou que, por força de duração e gravidade da doença, tiveram depleção significativa de massa magra.

Recomendações para prevenção e tratamento da síndrome da realimentação

☐ Inicialmente, limitar a oferta de energia em 20 a 25% das necessidades totais estimadas;

☐ se a calorimetria indireta não estiver disponível, deve-se ofertar apenas o equivalente à TMB até que a proteína C reativa sérica alcance valores próximos do normal;

□ além de fósforo, há risco de depleção de potássio e magnésio, que são depositados em células recém-sintetizadas e cujas concentrações séricas podem diminuir na ausência de suplementação. Devem ser suplementados potássio, fósforo, magnésio, tiamina, riboflavina, ácido fólico, piridoxina, vitamina C e as vitaminas lipossolúveis.*

NUTRIÇÃO ENTERAL

Está indicada na presença ou risco de desnutrição quando a via oral é insuficiente para evitar a perda de peso e o uso do trato gastrointestinal for viável. Estando o trato digestivo funcionante, a nutrição enteral (NE) deve ser iniciada nas primeiras 24 a 48 horas de admissão, com aumentos gradativos, de modo a atingir o volume final em 3 a 4 dias.

São parâmetros indicativos de função intestinal adequada: presença de ruídos hidroaéreos, ausência de distensão abdominal ou vômitos e resíduo gástrico em pequena quantidade. É importante ressaltar, porém, que, em pacientes em UTI, a presença de ruídos hidroaéreos não é mandatória para se iniciar a NE.

A via enteral deve ser preferível à parenteral, pois previne atrofia intestinal, reduz as complicações infecciosas e tem menor custo. Contudo, deve-se estar alerta para os riscos do uso muito liberal da via digestiva em pacientes graves. Se o atraso é prejudicial, o início muito liberal em situações que cursam com hipoperfusão mesentérica pode causar necrose intestinal.

Quando houver comprometimento hemodinâmico (necessidade de doses significativas de drogas vasopressoras ou de grandes volumes de expansão volêmica para manter a perfusão tecidual), a NE deve ser suspensa até que o paciente se torne estável. A intolerância à NE pode ser um sinal de hipoperfusão intestinal consequente à piora clínica, o que, junto com o uso de drogas de efeito alfadrenérgico, indica a sua interrupção. São considerados sinais de perfusão intestinal adequada no paciente grave a estabilização dos sinais vitais, a não necessidade de expansões de volume hídrico e de drogas vasopressoras e a normalização do equilíbrio acidobásico e do lactato sérico.

Os pacientes que não toleram, por via enteral, volume suficiente para preencher suas necessidades devem receber nutrição por via enteral e parenteral.

Não há evidências de qual a melhor posição da extremidade da sonda (intragástrica ou pós-pilórica) em crianças gravemente doentes. A via pós-

---

* A tiamina deve ser administrada em dose diária de 10 a 25 mg, durante os primeiros dias, e depois na dose de 5 a 10mg/dia por 1 mês.

-pilórica permite administrar maior oferta calórica em relação à intragástrica, devendo ser considerada em crianças com maior risco de aspiração ou naquelas que não toleram nutrição por via gástrica.

Dietas

Para a seleção de uma dieta adequada às necessidades do paciente, é importante conhecer a composição da fórmula e as eventuais alterações nos processos fisiológicos de digestão e absorção secundárias à doença. Em relação ao paciente, os seguintes fatores devem ser considerados: capacidade digestiva e absortiva do trato gastrointestinal, necessidades nutricionais específicas (que variam conforme a situação clínica) e necessidade de restrição hídrica e de eletrólitos. Em relação à fórmula, o grau de absorção é determinado pela forma e concentração de cada nutriente (p.ex., uso de proteína inteira ou hidrolisada, de lactose ou de polímeros de glicose).

Algumas dietas para situações especiais, geralmente formuladas para adultos, têm osmolaridade elevada e excessiva concentração de eletrólitos para a faixa etária pediátrica, não sendo recomendadas para crianças, principalmente lactentes jovens, por acarretarem risco de diarreia e desidratação hipertônica.

Fórmulas à base de hidrolisado proteico têm sido utilizadas em crianças que não toleram dietas com proteína inteira por causa de síndrome do intestino curto, diminuição da capacidade absortiva, doença pancreática ou hepatobiliar. O uso dessas fórmulas pode ser considerado durante a resposta inflamatória sistêmica, quando ocorrem alterações na permeabilidade e redução da superfície absortiva do epitélio intestinal. Contudo, não há estudos pediátricos comparando dietas inteiras com as parcialmente digeridas em relação ao prognóstico na UTI e tampouco existem recomendações baseadas em evidências que justifiquem seu uso. Há evidências de propriedades imunoestimuladoras de nutrientes, como glutamina, arginina, ácidos graxos de cadeia ω-3, probióticos, ácidos nucleicos e antioxidantes, utilizados em conjunto ou separadamente, em pacientes adultos gravemente doentes. Entretanto, os resultados dos estudos ainda são controversos, sugerindo que a hiperestimulação da resposta inflamatória pelo uso dessas dietas possa até ser prejudicial nesses pacientes.

Portanto, considerando-se o risco potencial de maior mortalidade observado em alguns grupos de pacientes, além do fato de não seguirem padrões pediátricos, tais dietas não são recomendadas para crianças. As principais fórmulas pediátricas, suas indicações e contraindicações são mostradas no capítulo correspondente.

Carga renal potencial de solutos

A carga renal potencial de solutos (CRPS) é a quantidade de solutos endógenos da dieta que precisaria ser excretada pela urina se nenhum deles fosse utilizado na síntese de novos tecidos ou excretado por vias extrarrenais. Consiste em componentes não metabolizáveis da dieta, especialmente eletrólitos, presentes além das quantidades necessárias, e de compostos nitrogenados, resultantes do metabolismo proteico. É expressa pela seguinte fórmula:

$$CRPS = Na\ [mEq] + K\ [mEq] + Cl\ [mEq] + P\ (mEq) + proteína\ [g]/0,175$$

A CRPS deve ser considerada como um fator importante na manutenção do equilíbrio hídrico nas seguintes situações:

- na fase aguda das doenças, quando a ingestão hídrica estiver diminuída, especialmente na presença de febre;
- quando em uso de dietas de alta densidade energética;
- quando a temperatura ambiente está elevada;
- quando a capacidade de concentração renal está diminuída, como na doença renal crônica e na desnutrição grave.

Crianças com aumento de perdas hídricas (p.ex., febre, diarreia, taquipneia, sudorese) e que não podem expressar a sensação de sede estão em risco de desidratação hipertônica, devendo, por essa razão, receber água livre adicional. Esse cuidado é particularmente importante em crianças neuropatas. Algumas dietas industrializadas para NE, feitas especificamente para crianças menores de 12 meses, têm maior teor energético (1 kcal/mL) e de cálcio, mas também de proteínas, podendo causar sobrecarga renal de solutos. Portanto, quando houver indicação para o uso dessas dietas, deve-se monitorar eletrólitos séricos, ureia, diurese, balanço hídrico e osmolaridade sérica e urinária.

O conhecimento da osmolalidade é outro ponto importante, pois fórmulas com alta osmolalidade podem causar diarreia quando administradas por via duodenal ou jejunal. Recomenda-se que a osmolalidade das fórmulas infantis, para administração oral ou intragástrica, seja inferior a 460 mOsm/kg de água, o que equivale à osmolaridade de aproximadamente 400 mOsm/L.

SITUAÇÕES ESPECIAIS
Insuficiência renal

Pacientes com insuficiência ou lesão renal aguda devem receber a oferta protei-co-energética recomendada para a situação de estresse metabólico, com dietas enterais padrão, indicando-se, se necessário, diálise peritoneal para retirar o excesso de líquido. Em caso de alterações eletrolíticas, fórmulas específicas para insuficiência renal podem ser utilizadas. Pacientes em diálise ou terapia de substituição renal contínua devem receber maior oferta proteica, que não deve ser diminuída com o objetivo de se evitar ou postergar o início da diálise.

Pancreatite aguda

Pacientes com pancreatite grave devem começar a receber nutrição por sonda nasojejunal assim que estiverem hidratados e em estabilidade hemodinâmica. Preferencialmente, é recomendado o uso de dietas pré-digeridas à base de hidrolisado proteico e triglicérides de cadeia média. Nos graus leve e moderado, não há necessidade de terapia nutricional artificial, a não ser que haja dificuldade na progressão para a dieta oral no prazo de 5 dias.

CONSIDERAÇÕES FINAIS

Pacientes em estado grave estão em risco nutricional. A estratégia do suporte nutricional durante a fase aguda é evitar a oferta de substrato para além do essencial e necessário para manter a homeostase metabólica. Idealmente, a alimentação de uma criança na UTI deve:

1. Fornecer a energia necessária, sem excesso ou déficit – a oferta deve ser ajustada diariamente, utilizando calorimetria indireta, se disponível.
2. Atenuar os efeitos de catabolismo proteico.
3. Oferecer pelo menos o equivalente às recomendações diárias de micronutrientes.

A via digestiva é a preferencial e a monitoração nutricional e metabólica deve ser frequente. Crianças previamente desnutridas ou que se desnutriram em decorrência do hipercatabolismo correm o risco de síndrome de realimentação. Nesse caso, o suporte nutricional deve ser administrado de forma gradual e acompanhado de vigilância clínica e laboratorial para prevenir o desenvolvimento de deficiências de eletrólitos, particularmente hipofosfatemia e hipopotassemia.

A atuação de uma equipe multidisciplinar aliada ao seguimento de protocolos apropriados é essencial para melhorar a qualidade do suporte nutricional e do atendimento.

BIBLIOGRAFIA

1. Anand K. The stress response to surgical trauma: from physiological basis to therapeutic implications. Prog Food Nutr Sci 1986; 10:67-132.
2. ASPEN Board of Directors and The Clinical Guidelines Task Force. Guidelines for the use of parenteral and enteral nutrition in adults and pediatric patients. JPEN 2002; 26:45-60SA.
3. ASPEN Board of Directors and The Clinical Guidelines Task Force. Guidelines for the use of parenteral and enteral nutrition in adult and pediatric patients. JPEN 2002; 26(1):78-9.
4. ASPEN Board of Directors and The Clinical Guidelines Task Force. Guidelines for the use of parenteral and enteral nutrition in adult and pediatric patients. JPEN 2002; 26:126-8.
5. Carpentier YA, Simoens C, Siderova V, el Nakadi I, Vanweyenberg V, Eggerickx D et al. Recent developments in lipid emulsions: relevance to intensive care. Nutrition 1997; 13(Suppl):S73-8.
6. Carvalho WB, Leite HP. Nutritional support in the critically ill child. In: Nichols DG, Helfaer MA (eds.). Rogers textbook of pediatric intensive care. 4.ed. Baltimore: Williams & Wilkins, 2007. p.1501-15.
7. Cerra FB. Hypermetabolism, organ failure and metabolic support. Surgery 1987; 101:1-13.
8. Chernow B, Alexander HR, Smallridge RC, Thompson WR, Cook D, Beardsley D et al. Hormonal responses to graded surgical stress. Arch Intern Med 1987; 147:1273-8.
9. Chwals WJ. Metabolism and nutritional frontiers in pediatric surgical patients. Pediatric Surg 1992; 72(6):1237-66.
10. Chwals WJ. Overfeeding the critically ill child; fact or fantasy? New Horizons 1994; 2:147-55.
11. Chwals WJ. Terapia nutricional na criança e no recém-nascido em estresse metabólico. In: Telles Jr. M, Leite HP (eds.). Terapia nutricional no paciente pediátrico grave. São Paulo: Atheneu, 2005. p.11-40.
12. Coss-Bu JA, Klish WJ, Walding D, Stein F, Smith EO, Jefferson LS. Energy metabolism, nitrogen balance, and substrate utilization in critically ill children. Am J Clin Nutr 2001; 74:664-9.
13. de Oliveira Iglesias SB, Leite HP, Santana e Meneses JF, de Carvalho WB. Enteral nutrition in critically ill children: are prescription and delivery according to their energy requirements? Nutr Clin Pract 2007; 22:233-9.

14. de Souza Menezes F, Leite HP, Koch Nogueira PC. Malnutrition as an independent predictor of clinical outcome in critically ill children. Nutrition 2012; 28:267-70.

15. Faustino EVS, Bogue CW. Relationship between hypoglycemia and mortality in critically ill children. Pediatr Crit Care Med 2010; 11:690-8.

16. Fomon SJ. Potential renal solute load: considerations relating to complementary feedings of breastfed infants. Pediatrics 2000; 106(5 suppl):1284.

17. Gurgueira GL, Leite HP, Taddei JA, de Carvalho WB. Outcomes in a pediatric intensive care unit before and after the implementation of a nutrition support team. JPEN J Parenter Enteral Nutr 2005; 29:176-85.

18. Heyland DK, Dhaliwal R, Drover JW, Gramlich L, Dodek P, Canadian Critical Care Clinical Practice Guidelines Committee. Canadian clinical practice guidelines for nutrition support in mechanically ventilated, critically ill adult patients. JPEN 2003; 27:355-73.

19. Holliday MA, Segar WE. The maintenance need for water in parenteral fluid therapy. Pediatrics 1957; 19:823-32.

20. Jones MO, Pierro A, Hammond P, Nunn A, Lloyd DA. Glucose utilization in the surgical newborn infant receiving total parenteral nutrition. J Pediatric Surg 1993; 28:1121-5.

21. Johnston JD, Harvey CJ, Menzies IS, Treacher DF. Gastrointestinal permeability and absorptive capacity in sepsis. Crit Care Med 1996; 24:1144-9.

22. Koletzko B, Diener U, Fink M et al. Supply and effects of long-chain polyunsaturated fatty acids (LC-PUFA) in premature infants. Nutrition of the very low birth weight Infant. In: Ziegler EE, Lucas A, Moro GE (eds.). Nestlé nutrition workshop series, Paediatric Programme, 1999. p.33-52.

23. Kreymann KG, Berger MM, Deutz NEP, Hiesmayr M, Jolliet P, Kazandjiev G et al. ESPEN Guidelines on enteral nutrition: intensive care. Clinical Nutrition 2006; 25:210-23.

24. Leite HP, Iglesias SB. Are immune-enhancing diets safe for critically ill children? Nutrition 2006; 22:579-80.

25. Leite HP, Lima LF, de Oliveira Iglesias SB, Pacheco JC, de Carvalho WB. Malnutrition may worsen the prognosis of critically ill children with hyperglycemia and hipoglycemia. JPEN J Parent Enteral Nutr published on line 28 August 2012. DOI 10.1177/0148606112458124.

26. Leite HP, Mataloun M, Ruffier CP. Terapia nutricional no paciente crítico. In: Lopez FA, Campos Junior D (org.). Tratado de pediatria – Sociedade Brasileira de Pediatria. Barueri: Manole, 2006. p.2031-40.

27. Lima LF, Leite HP, Taddei JC. Low blood thiamine concentrations in children upon admission to the intensive care unit: risk factors and prognostic significance. Am J Clin Nutr 2011; 93:57-61.

28. Martindale RG, McClave SA, Vanek VW, McCarthy M, Roberts P, Taylor B et al. Guidelines for the provision and assessment of nutrition support therapy in the adult critically ill patient: Society of Critical Care Medicine and American Society for Parenteral and Enteral Nutrition: executive summary. Crit Care Med 2009; 37:1757-61.

29. Mehana HM, Moledina J, Travis J. Refeeding syndrome: what is, and how to prevent and treat. BMJ 2008; 336:1495-8.

30. Mehta NM, Compher C. A.S.P.E.N. Clinical Guidelines: nutrition support of the critically ill child. JPEN J Parenter Enteral Nutr 2009; 33:260-76.

31. Poindexter BB, Ehrenkranz RA, Stoll BJ, Wright LL, Poole WK, Oh W et al. Parenteral glutamine supplementation does not reduce the risk of mortality or late-onset sepsis in extremely low birth weight infants. Pediatrics 2004; 113:1209-15.

32. Seashore JH. Nutritional support of children in the intensive care unit. Yale J Biol Med 1984; 57:111-34.

33. Selye H. Stress and disease. Science 1955; 122:625-31.

34. Shenkin A, Alwood MC. Trace elements in adult intravenopus nutrition. In: Rombeau JL, Rolandelli RH (eds.). Clinical nutrition vol. II: parenteral nutrition. 3.ed. Philadelphia: WB Saunders Company, 2000.

35. Shenkin A. Micronutrients in the severely-injured patient. Proc Nutr Soc 2000; 59:451-6.

36. Vidigal MV, Leite HP, Nogueira PC. Factors associated with peptide-based formula prescription in a pediatric intensive care unit. J Pediatr Gastroenterol Nutr 2012; 54(5):620-3.

37. Watters JM, Wilmore DW. The metabolic responses to trauma and sepsis. In: Endocrinology. Philadelphia: Saunders Company, 1989. p.2367-93.

38. Wintergerst KA, Buckibgham B, Gandrud L, Wong BJ, Kache S, Wilson DM. Association of hypoglycemia, hyperglycemia, and glucose variability with morbidity and death in the pediatric intensive care unit. Pediatrics 2006; 118(1):173-9.

8.14

Terapia nutricional na SIDA

Cecília Zanin Palchetti
Rose Vega Patin
Fernanda Luisa Ceragioli Oliveira

INTRODUÇÃO

A análise dos dados de prevalência mundial permite estimar que 33,3 milhões de indivíduos vivem com HIV/Aids, sendo que a América Latina contabiliza 1,4 milhão de casos notificados.[1] No Brasil, até junho de 2010, foram registrados 592.914 casos da doença desde a identificação do primeiro caso, em 1980. A taxa de incidência atual é de 20 casos por 100 mil habitantes. Ao se comparar os anos de 1999 e 2009, observa-se redução de 44,4% na incidência de casos da doença em menores de 5 anos de idade. A transmissão vertical é a principal forma de contágio nessa faixa etária.[2]

Apesar de a incidência da doença nas mulheres ter aumentado progressivamente nas duas últimas décadas, sabe-se que a adoção de medidas preventivas diminui drasticamente a chance de transmissão vertical para 1%. Para a gestante infectada pelo HIV, recomenda-se o uso de antirretrovirais durante a gestação e o parto, além da cesariana na presença de carga viral elevada ou desconhecida. O recém-nascido (RN) deve receber o antirretroviral imediatamente após o nascimento e durante as 6 primeiras semanas de vida. O aleitamento materno deve ser substituído por fórmula infantil.[2,3]

Manual de terapia nutricional pediátrica

A síndrome da imunodeficiência adquirida (SIDA/AIDS) é uma doença infectocontagiosa causada pelo vírus da imunodeficiência humana (VIH/HIV), um retrovírus que ataca o sistema imune dos indivíduos infectados, principalmente os linfócitos T CD4+. Dentro da célula hospedeira, ocorre a replicação viral, ou seja, o vírus faz cópias de si mesmo para continuar a infecção.[2,3]

As drogas antirretrovirais são divididas em classes de acordo com sua ação para impedir a replicação do vírus na célula humana. A terapia antirretroviral combinada com três drogas é o tratamento inicial indicado a crianças e adolescentes infectados pelo HIV.[3] A introdução da terapia antirretroviral altamente ativa (HAART) diminuiu significativamente a morbidade e a mortalidade em crianças com HIV/Aids. Um estudo multicêntrico americano demonstrou que, entre 1994 e 2000, a taxa de óbitos apresentou decréscimo de 7,2 para 0,8 por 100 crianças/ano, mantendo-se estável até 2006.[4] No Brasil, a probabilidade de sobrevida de 60 meses aumentou de 52,8% (entre crianças diagnosticadas no período de 1983 a 1998) para 86,3% (entre crianças nascidas de 1999 a 2007).[5] Sem dúvida, além de preservar ou restaurar o sistema imunológico, o uso da HAART também contribui para a manutenção ou melhora do crescimento ponderoestatural.[3]

ALTERAÇÕES CLÍNICAS E METABÓLICAS

Após o tratamento antirretroviral, foram envidenciados melhora do estado nutricional e aumento da sobrevida dos pacientes; entretanto, o uso desses medicamentos e a própria infecção pelo HIV acarretam efeitos adversos.[6] Por causa da precocidade e da grande exposição aos medicamentos, principalmente na infecção adquirida por transmissão vertical, crianças e adolescentes têm maiores riscos de apresentar efeitos colaterais da medicação.[6]

As alterações clínicas e metabólicas compreendem a síndrome lipodistrófica – que engloba a lipodistrofia, a dislipidemia, a resistência à insulina e o aumento do risco cardiovascular –, perda de massa óssea, toxicidade mitocondrial, alterações gastrointestinais e anormalidades em outros órgãos, como fígado e rins.[7,8]

A lipodistrofia clínica associada ao HIV caracteriza-se pela redistribuição da gordura corporal, com perda de gordura na face e nos membros superiores e inferiores (lipo-hipertrofia); acúmulo de gordura na região abdominal, gibosidade dorsal, ginecomastia e aumento das mamas em mulheres (lipo-hipertrofia) ou, ainda, a presença de ambas, denominada lipodistrofia mista.[9] A presença de lipodistrofia parece estar relacionada a trigliceridemia, insulinemia, glicemia e tempo de uso da terapia antirretroviral.[10]

As mudanças no metabolismo glicídico e lipídico repercutem no desenvolvimento de doenças crônicas não transmissíveis. Há maior prevalência de resistência insulínica em indivíduos que apresentam lipodistrofia, principalmente a lipo-hipertrofia.[8] Em crianças e adolescentes infectados por transmissão vertical, observou-se que o uso de inibidores de protease (IP) está associado à maior prevalência de resistência à insulina e a alterações no metabolismo lipídico.[11]

O aumento do colesterol total, do LDL-colesterol e do triglicérides, assim como a diminuição do HDL-colesterol no plasma, define as alterações do perfil lipídico, contribuindo para o aumento do risco cardiovascular.[8] A semelhança entre algumas proteínas envolvidas no metabolismo lipídico e o sítio de ligação à proteína viral dos IP podem promover inibição total ou parcial da via metabólica lipídica.[6] Outra alteração deve-se às citocinas pró-inflamatórias resultantes da própria infecção pelo HIV. Essas citocinas, como o fator de necrose tumoral (TNF) e a interleucina-1-beta (IL-1-beta), induzem a estresse oxidativo, síntese de colagenase e ativação das lipoproteínas no endotélio vascular.[7]

O risco de desenvolver osteoporose e consequentes fraturas é maior nas crianças infectadas pelo HIV quando comparadas às não infectadas. A diminuição da densidade mineral óssea (DMO) parece estar relacionada com baixa contagem de linfócitos T CD4+, tempo de uso da HAART, aumento dos marcadores de reabsorção óssea, presença de lipodistrofia e inadequação no consumo de micronutrientes.[12] Os inibidores da transcriptase reversa análogos de nucleosídeo associam-se à toxicidade do DNA mitocondrial (mtDNA) por inibirem a enzima necessária para sua replicação, levando a complicações como esteatose hepática e hiperlactatemia.[13]

Em países em desenvolvimento, a diarreia persistente, causada por patógenos conhecidos ou não, é um problema frequente. A replicação viral na mucosa intestinal acarreta lesão por citólise, e a produção de fatores virais, como o Tat, também pode levar a diarreia e inibição do SGTL-1, o transportador ativo de glicose enterócito apical da membrana intestinal, prejudicando a absorção de glicose.[7,14] A absorção de gordura está prejudicada tanto na presença quanto na ausência da HAART, resultando na diminuição da absorção das vitaminas lipossolúveis.[15]

Há comprometimento do trato gastrointestinal (TGI) em todos os estágios da doença, independentemente do uso da terapia antirretroviral. Das crianças infectadas pelo HIV sem tratamento antirretroviral, pelo menos 80% apresentam uma ou mais alterações intestinais, como má absorção de ferro, esteatorreia, insuficiência pancreática, má absorção de lactose, redução da capacidade absortiva e aumento da permeabilidade intestinal.[16]

Alterações do TGI, efeitos colaterais da medicação antirretroviral (náuseas, vômitos, diarreia), anorexia, disgeusia, disfagia, odinofagia e lesões orais ocasionadas por fungos ou vírus contribuem para a ingestão alimentar insuficiente e possível deficiência de macro e micronutrientes desses pacientes.[6,17] O acesso adequado aos diferentes grupos alimentares também pode ser dificultado por fatores como falta de recursos financeiros e incapacidade do cuidador em realizar e oferecer refeições adequadas, favorecendo a ingestão de uma dieta de baixa variedade alimentar e monótona.[17]

A síndrome consumptiva ou *wasting syndrome* é definida como depleção do organismo, com perda de peso involuntária maior que 10% do valor mínimo para a idade por um período igual ou maior que 2 meses e presença de diarreia crônica e/ou febre por 30 dias ou mais.[18] O crescimento ponderoestatural inadequado (também chamado de falência de crescimento), caracterizado pela velocidade de crescimento e ganho de peso insuficiente, pode levar à desnutrição, que está diretamente relacionada à piora do estado clínico e à progressão da doença.[19] Na Figura 1, podem-se observar os fatores que influenciam o estado nutricional.

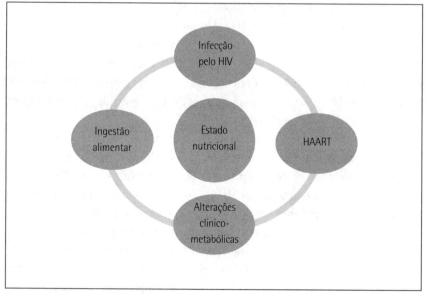

Figura 1 Fatores determinantes do estado nutricional.
HAART: terapia antirretroviral altamente ativa.

TERAPIA NUTRICIONAL

A terapia nutricional é necessária para a manutenção ou melhora do crescimento ponderoestatural de crianças e adolescentes infectados pelo HIV, visando à minimização das mudanças clínicas e metabólicas causadas pela doença e pela medicação por meio de uma dieta equilibrada quantitativa e qualitativamente. Antes de iniciar a terapia nutricional individualizada, é preciso avaliar o estado nutricional do paciente, conforme mostra a Figura 2.

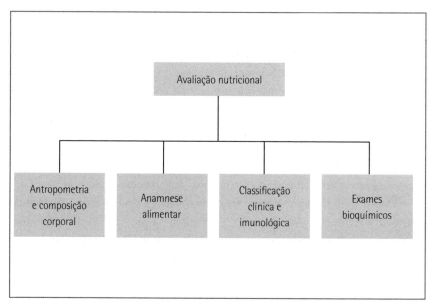

Figura 2 Componentes da avaliação nutricional em pacientes infectados pelo HIV.

Preconiza-se que a avaliação nutricional em pacientes assintomáticos ou com sinais e sintomas clínicos leves seja feita de 1 a 4 vezes ao ano; em pacientes com sinais e sintomas clínicos moderados, de 4 a 12 vezes ao ano. No caso de pacientes graves, o acompanhamento pode ser mensal ou em intervalos menores até a estabilização clínica.[20]

Considerando-se o estado catabólico preexistente e períodos de instabilidade clínica em que as necessidades nutricionais estão aumentadas, pacientes assintomáticos devem manter um consumo energético 10% superior às recomendações por sexo e idade para indivíduos não infectados pela doença. Em relação aos pacientes sintomáticos sem e com perda de peso, o consumo deve ser superior a 20 a 30% e a 50 a 100%, respectivamente.[21]

É recomendada a substituição do aleitamento materno por fórmula infantil de partida e seguimento; o aleitamento misto, cruzado (amamentação da criança por outra nutriz), e o uso de leite humano com pasteurização domiciliar estão contraindicados. A alimentação complementar deve ser iniciada a partir do sexto mês de vida, seguindo-se as mesmas orientações preconizadas para crianças saudáveis.[3]

A ingestão de macronutrientes deve seguir as recomendações para indivíduos sem a doença.[22] Entretanto, quando o perfil lipídico ou glicídico estiver alterado, deve-se limitar o consumo de alimentos ricos em carboidratos simples, colesterol (< 200 mg/dia) e gorduras, especialmente as saturadas (< 7% do valor energético total – VET) e trans (< 1% do VET).[23]

Em relação aos micronutrientes, devem-se respeitar as recomendações da ingestão dietética de referência (*dietary reference intake* – DRI), com consumo adequado de frutas e hortaliças, principalmente as ricas em antioxidantes. Estudos sobre a suplementação de minerais e vitaminas associada ao tratamento antirretroviral têm demonstrado redução na progressão da doença e benefícios a gestantes e crianças, mas as doses a serem utilizadas ainda não estão bem estabelecidas, principalmente as recomendações para crianças.[24]

Para os pacientes que não conseguem suprir as necessidades energéticas por meio da alimentação habitual, é indicada a adição de módulo de gordura insaturada e/ou de carboidratos nas refeições para aumentar a densidade energética, além do uso de suplementos alimentares nutricionalmente equilibrados via oral (VO).[6,19]

Quando não há sucesso na intervenção VO e o estado nutricional está comprometido, pode-se propor a nutrição enteral (NE) por sonda ou ostomia. A NE deve ser iniciada precocemente. Em vigência de processo agudo infeccioso ou metabólico, indica-se o suporte metabólico, ou seja, a oferta energética limitada à taxa metabólica basal (TMB). Em maior grau de estresse (sepse), pode-se acrescer 20% à TMB.[17]

Após a estabilização clínica do paciente, a oferta de macro e micronutrientes deve estar de acordo com a necessidade energética total (NET); para a recuperação nutricional, deve-se ofertar de 1,5 a 2 vezes o valor da NET.[17]

Na presença de evidências clínicas de intolerância à lactose, é necessária a isenção da enzima na dieta. Nos casos de diarreia ou desnutrição grave, opta-se por dietas isentas de lactose e com baixa osmolaridade. As dietas hidrolisadas são indicadas quando há alteração da barreira intestinal, que propicia intolerância às proteínas e maior risco de translocação bacteriana intestinal.[6,19]

Para os pacientes graves e com o TGI não funcionante, impossibilitando a alimentação por VO ou enteral e comprometendo a absorção dos nutrientes, jejum prolongado e estado hipermetabólico, preconiza-se a nutrição parenteral (NP). Como complicações, podem haver dificuldade da via de acesso, flebite e aumento do risco de infecções. Entretanto, a NP criteriosa e de composição adequada pode recuperar a qualidade de vida desses pacientes.[25]

CONSIDERAÇÕES FINAIS

O estado nutricional de indivíduos infectados pelo HIV relaciona-se diretamente à evolução da doença. A ingestão alimentar insuficiente e a má absorção de nutrientes levam a deficiência de macro e micronutrientes, depleção de massa magra, desnutrição e consequente piora do prognóstico. Com o tratamento antirretroviral, observou-se melhor adequação de peso e estatura, além do aumento da sobrevida dos pacientes; entretanto, o uso crônico desses medicamentos e a própria infecção pelo vírus podem acarretar efeitos secundários metabólicos e clínicos. Dessa forma, a avaliação nutricional deve fazer parte da rotina de atendimento para que o planejamento e a intervenção nutricional ocorram precocemente, melhorando a qualidade de vida desses pacientes.

REFERÊNCIAS BIBLIOGRÁFICAS

1. UNAIDS. Global Report. UNAIDS Report on the global AIDS epidemic. 2010. Disponível em: www.unaids.org/globalreport/Global_report.htm. Acessado em: 28 de fevereiro de 2011.

2. Ministério da Saúde. Secretaria de Vigilância em Saúde. Programa Nacional de DST e Aids. Boletim Epidemiológico AIDS e DST – Ano VII n° 01 – julho a dezembro de 2009/janeiro a junho de 2010 (versão preliminar). Disponível em: www.aids.gov.br/pagina/boletim-epidemiologico. Acessado em: 28 de fevereiro de 2011.

3. Ministério da Saúde. Secretaria de Vigilância em Saúde. Programa Nacional de DST e Aids. Recomendações para terapia antirretroviral em crianças e adolescentes infectados pelo HIV: manual de bolso. Brasília: Ministério da Saúde, 2009.

4. Brady MT, Oleske JM, Williams PL, Elgie C, Mofenson LM, Dankner WM, et al. Declines in mortality rates and changes in causes of death in HIV-1-infected children during the HAART era. J Acquir Immune Defic Syndr 2010; 53(1):86-94.

5. Matida LH, Ramos AN Jr, Heukelbach J, Hearst N. Continuing improvement in survival for children with acquired immunodeficiency syndrome in Brazil. Pediatr Infect Dis J 2009; 28(10):920-2.

6. Miller TL. Nutritional aspects of HIV-infected children receiving highly active antiretroviral therapy. AIDS 2003; 17(suppl 1):S130-40.

7. Miller TL, Agostoni C, Duggan C, Guarino A, Manary M, Velasco CA. Gastrointestinal and nutritional complications of human immunodeficiency virus infection. J Pediatr Gastroenterol Nutr 2008; 47(2):247-53.

8. Pirmohamed M. Clinical management of HIV-associated lipodystrophy. Curr Opin Lipidol 2009; 20:309-14.

9. Jaquet D, Lèvine M, Ortega-Rodriguez E, Faye A, Polak M, Vilmer E et al. Clinical and metabolic presentation of the lipodystrophic syndrome HIV-infected children. AIDS 2000; 14:2123-8.

10. Rosso R, Parodi A, d'Annunzio G, Ginocchio F, Nicolini L, Torrisi C et al. Evaluation of insulin resistance in a cohort of HIV-infected youth. Eur J Endocrinol 2007; 157(5):655-9.

11. Aldrovandi GM, Lindsey JC, Jacobson DL, Zadzilka A, Sheeran E, Moye J et al. Morphologic and metabolic abnormalities in vertically HIV-infected children and youth. AIDS 2009; 23(6):661-72.

12. Jacobson DL, Spiegelman D, Duggan C, Weinberg GA, Bechard L, Furuta L et al. Predictors of bone mineral density in human immunodeficiency virus-1 infected children. J Pediatr Gastroenterol Nutr 2005; 41(3):339-46.

13. Saitoh A, Fenton T, Alvero C, Fletcher CV, Spector SA. Impact of nucleoside reverse transcriptase inhibitors on mitochondria in human immunodeficiency virus type-1 infected children receiving highly active antiretroviral therapy. Antimicrob Agents Chemoter 2007; 51(12):4236-42.

14. Canani RB, De Marco G, Passariello A, Buccigrossi V, Ruotolo S, Bracale I et al. Inhibitory effect of HIV-1 Tat protein on the sodium-D-glucose symporter of human intestinal epithelial cells. AIDS 2006; 20:5-10.

15. Poles MA, Fuerst M, McGowan I, Elliot J, Rezai A, Mark D et al. HIV-related diarrhea is multifactorial and fat malabsorption is commonly present, independent of HAART. Am J Gastroenterol 2001; 96:1831-7.

16. Winter H. Gastrointestinal tract fand malnutrition in HIV-infected children. J Nutr 1996; 126:2620-2.

17. Patin RV, Palchetti CZ, Oliveira FLC. Criança e adolescente com Sida. In: Palma D, Escrivão MAMS, Oliveira FLC (orgs.). Guia de nutrição clínica na infância e na adolescência. Barueri: Manole, 2009. p.571-82.

18. Centers for Disease Control. Revised classification system for human immunodeficiency virus (HIV) infection in children less than 13 years of age. MMWR 1994; 43:1-10.

19. Heller LS. Nutritional support for children with HIV/AIDS. AIDS Read 2000; 10(2):109-14.

20. American Dietetic Association. HIV/AIDS medical nutrition therapy protocol: medical nutrition therapy across the continuum of care. Chicago: American Dietetic Association, 1998.

21. WHO Technical Consultation. Nutrient requirements for people living with HIV/AIDS. Geneva: WHO, 2003. p.31.

22. Institute of Medicine (IOM). Dietary reference intakes for energy, carbohydrate, fiber, fat, protein and amino acids (macronutrients). Washington: National Academy Press, 2002. p.1357.

23. Lichtenstein AH, Appel LJ, Brands M, Carnethon M, Daniels S, Franch HA et al. Diet and lifestyle recommendations revision 2006: a scientific statement from the American Heart Association Nutrition Committee. Circulation 2006; 114(1):82-96.

24. Irlam JH, Visser ME, Rollins N, Siegfried N. Micronutrient supplementation in children and adults with HIV infection. Cochrane Database Syst Rev 2005; 19(4): CD 003650.

25. Mirtallo J, Canada T, Johnson D, Kumpf V, Petersen C, Sacks G et al. Safe practices for parenteral nutrition. (SAGE) JPEN J Parenter Enteral Nutr 2004; 28:S39-S70.

9

Soluções para terapia nutricional parenteral em pediatria

Renata Cristina do Amaral
Dirce Akamine
Carmem M. Peres
Michel Kfouri Filho

INTRODUÇÃO

As formulações para a terapia nutricional parenteral (TNP) devem ser equilibradas e suprir as necessidades nutricionais e as quantidades fisiológicas e metabólicas individuais, conforme as recomendações estimadas para cada paciente. As necessidades nutricionais dependem de fatores relacionados a faixa etária, reservas corpóreas, doença de base e estado nutricional e metabólico. Há um desafio especial na prescrição de TNP para pacientes pediátricos e neonatos, uma vez que essa população inclui prematuros extremos e crianças e adolescentes que podem pesar 100 kg ou mais.[1,2]

A indicação, o procedimento e a quantidade necessária de fluido e substratos em pediatria são diferentes dos aplicados na TNP para adultos. Por isso, é necessário conhecer as características fisiológicas significativas para a terapia nutricional dos pacientes pediátricos, a fim de compreender as estratégias nutricionais utilizadas para recém-nascidos, crianças e adolescentes.[3]

O conhecimento da composição das fórmulas das soluções e emulsões utilizadas na nutrição parenteral (NP) é importante para o planejamento da prescrição adequada.

ACESSO VENOSO

O acesso venoso utilizado para a administração da NP depende da duração da terapia nutricional, de acordo com as condições clínicas, e da osmolaridade da solução.[4,5]

A osmolaridade é compreendida como a quantidade de miliosmóis de soluto por litro de solução (mOsm/L). Essa medida depende do número de moléculas do soluto em um solvente e é semelhante à osmolalidade, que representa o número de moléculas expresso por kg de solvente (mOsm/kg). Se a concentração da solução for baixa, a osmolaridade (mOsm/L) e a osmolalidade (mOsm/kg) podem ser consideradas equivalentes. A osmolaridade é variável, uma vez que o volume se altera com a mudança de temperatura; entretanto, na prática, essa variação não é considerada. Enquanto a osmolalidade é frequentemente utilizada para se referir à nutrição enteral (NE), a osmolaridade é aplicada para caracterizar a NP.[6]

A osmolalidade pode ser determinada experimentalmente utilizando-se um osmômetro crioscópico que avalia as propriedades coligativas da solução por meio da diferença de temperatura de congelamento entre o solvente puro e a solução. Essa relação é diretamente proporcional ao número de moléculas da solução. Todavia, na rotina diária, o valor da osmolaridade das NP tem sido estimado por alguns métodos de cálculos (Skipper, Safe Practices, Pereira--da-Silva).[6-8] Uma maneira de se determinar a osmolaridade final da solução considera a somatória das osmolaridades parciais dos insumos utilizados na NP que é fornecida pelo fabricante. Em termos práticos, essa é a forma mais aproximada de se estimar a osmolaridade, pois considera as variações de insumos e suas quantidades sem o risco de subestimar o valor final da osmolaridade, o que poderia ser um risco ao paciente se fosse utilizada a via periférica para a administração de uma solução com indicação de via central.

Osmolaridade, pH, velocidade de infusão, calibre dos vasos, suscetibilidade do paciente e tamanho e material do cateter estão relacionados com a tolerância das veias periféricas.[9-12] Recomenda-se que soluções com osmolaridade > 900 mOsm/L sejam administradas pela via central, pois, se injetadas por via periférica, podem causar flebite (perda das células endoteliais, infiltração de células inflamatórias e edema perivascular).[7,13,14]

Caso seja necessária a administração por um longo período, a via central deve ser utilizada. Entretanto, a inserção de cateter por essa via apresenta maior risco de infecções e complicações. Tanto na inserção do cateter pelo médico quanto na administração, os profissionais responsáveis devem ser treinados para o manuseio do cateter nas condições assépticas e na monitoração dos sinais inflamatórios.[15,16]

O cateter venoso central de inserção periférica (PICC) é um dispositivo intravenoso inserido por uma veia superficial da extremidade que progride até a veia cava superior ou inferior, adquirindo características de um cateter central. Com o uso do PICC, os riscos associados à inserção direta na veia subclávia ou jugular, como pneumotórax, hemotórax, lesão do plexo braquial e embolia gasosa, são reduzidos.[17]

A via de administração da NP deve ser exclusiva, não devendo ser utilizada para coletar amostras de sangue e/ou administrar outros fluidos ou medicamentos.[18-20]

COMPOSIÇÃO DA NUTRIÇÃO PARENTERAL E PLANEJAMENTO DA PRESCRIÇÃO

Nem sempre há consenso na literatura sobre as recomendações de cada insumo. Para o planejamento da prescrição da NP, é importante considerar o estado clínico do paciente e avaliar as necessidades nutricionais de cada indivíduo por meio de exames laboratoriais.

Segundo a American Society for Parenteral and Enteral Nutrition (ASPEN), para evitar a ocorrência de erros durante os processos de preparo da NP, a prescrição de macronutrientes (glicose, aminoácidos e lipídios) deve ser feita em g/L ou g/kg/dia, e de eletrólitos, em mEq/L ou mmol/L (no caso do fosfato).[7]

Carboidratos

A glicose é o principal carboidrato e é utilizada como fonte calórica, devendo ser prescrita em quantidade suficiente para evitar o catabolismo proteico. A produção inadequada de insulina e a imaturidade hepática do recém-nascido (RN), principalmente do RN pré-termo (RNPT), frequentemente ocasionam intolerância à glicose.[21,22] O monitoramento da glicemia é necessário para evitar a ocorrência de hipo ou hiperglicemia. Em RN, para evitar a hiperglicemia, deve-se manter a velocidade de infusão de glicose (VIG) entre 5 e 7 mg/kg/min, podendo, em casos específicos, ser aumentada para alcançar os valores glicêmicos desejados.[21] Alguns efeitos indesejáveis, como o depósito de lipídios no fígado e tecido adiposo, foram relatados quando a caloria não proteica foi ofertada baseada apenas na glicose.[15]

Um grama de glicose anidra corresponde a 3,75 kcal, enquanto 1 g de glicose monoidratada corresponde a 3,4 kcal, por isso, deve-se seguir a recomendação da ASPEN, prescrevendo-se glicose em g/L ou g/volume-bolsa.

Em pediatria, a quantidade de glicose a ser infundida é de 8,6 a 20 g/kg/dia, que corresponde a VIG de 6 a 14 mg/kg/min.[15]

Em RN, a administração se inicia com 8 a 10 g/kg/dia e, se tolerada, pode avançar até 18 g/kg/dia. Em alguns casos, para se conseguir a tolerância a carboidratos em RN de muito baixo peso, é necessária a infusão de insulina, mas isso só deve ser considerado após tentativa do controle da glicemia com redução da VIG.[15]

As soluções de glicose para uso intravenoso são comercializadas em diversas concentrações (5 a 50%) e com diferentes osmolaridades. Essa solução de glicose contribui substancialmente na osmolaridade final da solução de NP (Tabela 1). Concentrações de glicose de até 12,5% da formulação final têm sido bem toleradas em veias periféricas sem a adição de outros componentes que podem influenciar nessa propriedade.[1]

Tabela 1 Composição das soluções de glicose

Soluções	Glicose 5%	Glicose 10%	Glicose 50%
Composição (g/L)	50 g de glicose anidra, equivalente a 55 g de glicose monoidratada	100 g de glicose anidra, equivalente a 110 g de glicose monoidratada	500 g de glicose anidra, equivalente a 550 g de glicose monoidratada
Água para injetáveis q.s.p (mL)	1.000	1.000	1.000
Osmolaridade	252 mOsm/L	505 mOsm/L	2.520 mOsm/L
pH	3,5 a 6,5	3,5 a 6,5	3,5 a 6,5
Kcal	187 kcal/L	374 kcal/L	1.870 kcal/L

Proteínas

A necessidade proteica (de nitrogênio) varia de acordo com o estado nutricional do paciente e o grau de catabolismo. É suprida por meio de solução de L-aminoácidos cristalinos a 10%, a qual fornece efetivamente a quantidade adequada para a utilização e retenção nitrogenada. Sua densidade calórica é de 4 kcal/g. Para determinar a quantidade ideal de nitrogênio na solução, deve-se dividir a quantidade de proteínas (em gramas) por 6,25, pois cada 100 g de proteína contêm, em média, 16 g de nitrogênio.[15]

As soluções de aminoácidos possuem de 13 a 20 aminoácidos combinados em essenciais e não essenciais (Tabela 2)[23] e são comercializadas em concentrações diferentes. Existem soluções específicas para pacientes hepatopatas e nefropatas (Tabelas 3, 4 e 5).

Soluções para terapia nutricional parenteral em pediatria   313

As soluções de aminoácidos pediátricas foram desenvolvidas segundo o perfil de aminoácidos do leite materno, do sangue do cordão umbilical ou do aminograma plasmático do RN. Para atender as necessidades específicas de RN, prematuros e crianças desnutridas, as soluções pediátricas de aminoácidos têm maior conteúdo de taurina e tirosina, aminoácidos considerados condicionalmente essenciais.[23] Por causa da baixa estabilidade da cisteína em solução de aminoácidos, sua adição é restrita para o momento do preparo da NP. A dose indicada é de 40 mg de cisteína (HCl)/g de aminoácidos.[7]

Tabela 2 Classificação dos aminoácidos

Aminoácidos essenciais	Aminoácidos não essenciais	Aminoácidos condicionalmente essenciais
L-isoleucina	L-alanina	L-arginina
L-leucina	Ácido aspártico	L-cisteína
L-lisina	L-asparagina	L-taurina
L-metionina	Ácido glutâmico	L-tirosina
L-fenilalanina	L-serina	Glicina
L-treonina	–	L-prolina
L-triptofano	–	L-glutamina
L-valina	–	–
L-histidina	–	–

Tabela 3 Soluções de aminoácidos para pediatria

Aminoácidos g/L	Aminoven® Infant 10% Fresenius Kabi	Pediamino® Tau 10% B. Braun	Primene® 10% Baxter
L-isoleucina	8	8,2	6,7
L-leucina	13	14	10
L-lisina	8,51	8,2	11
L-metionina	3,12	3,4	2,4
L-cisteína	0,52	0,16	1,89
L-fenilalanina	3,75	4,8	4,2
L-treonina	4,4	4,2	3,7
L-triptofano	2,01	2	2
L-valina	9	7,8	7,6
L-arginina	7,5	12	8,4

(continua)

Manual de terapia nutricional pediátrica

			(continuação)
L-histidina	4,76	4,8	3,8
L-ácido aspártico	–	3,2	6
Glicina	4,15	3,6	–
L-alanina	9,3	5,4	8
L-serina	7,67	3,8	4
L-prolina	9,71	6,8	3
L-tirosina	4,2	0,44	0,45
L-ácido málico	2,62	–	q1 pH 5,5
Taurina	0,4	0,25	0,6
Ácido glutâmico	–	5	–
Teor total de nitrogênio	14,9	15,5	15
Osmolaridade teórica	885 mOsm/L	875 mOsm/L	780 mOsm/L
Energia total	400 kcal/L	400 kcal/L	400 kcal/L
pH	5,5 a 6	5,5 (5 a 6)	5,5

Tabela 4 Soluções de aminoácidos para adultos

Aminoácidos g/L	Aminoven® 10% Fresenius Kabi	Aminoven® 15% Fresenius Kabi	Aminoplasmal® 10% B. Braun
L-isoleucina	5	5,2	5,1
L-leucina	7,4	8,9	8,9
L-lisina	6,6	11,1	5,6
L-metionina	4,3	3,8	3,8
L-cisteína	–	–	0,5
L-fenilalanina	5,1	5,5	5,1
L-treonina	4,4	8,6	4,1
L-triptofano	2	1,6	1,8
L-valina	6,2	5,5	4,8
L-arginina	12	20	9,2
L-histidina	3	7,3	5,2
L- ácido aspártico	–	–	1,3
Glicina	11	18,5	7,9
L-alanina	14	25	13,7
L-serina	6,5	9,6	2,4
L-prolina	11,2	17	8,9
			(continua)

Soluções para terapia nutricional parenteral em pediatria 315

			(continuação)
L-tirosina	0,4	0,4	1,3
L-ácido málico	–	–	–
Ácido glutâmico	–	–	4,6
Taurina	1	2	–
Asparginina	–	–	3,27
Ornitina	–	–	2,51
Teor total de nitrogênio	16,2	25,7	16
Osmolaridade teórica	990 mOsm/L	1.505 mOsm/L	885 mOsm/L
Energia total	400 kcal/L	600 kcal/L	400 kcal/L
pH	5,5 a 6,3	5,5 a 6,3	5,0 a 7,5

Tabela 5 Soluções de aminoácidos para nefropatas e hepatopatas

Aminoácidos g/L	Nephrotect® Fresenius Kabi	Aminosteril N Hepa® 8% Fresenius Kabi	Aminoplasmal® Hepa 10% B. Braun
L-isoleucina	5,8	10,4	8,8
L-leucina	12,8	13,09	13,6
L-lisina	12	6,88	7,51
L-metionina	2	1,1	1,2
L-cisteína	0,4	0,52	0,59
L-fenilalanina	3,5	0,88	1,6
L-treonina	8,2	4,4	4,6
L-triptofano	3	0,7	1,5
L-valina	8,7	10,08	10,6
L-arginina	8,2	10,72	8,8
L-histidina	9,8	2,8	4,7
L-ácido aspártico	–	–	2,5
Glicina	6,3	5,82	5,7
L-alanina	6,2	4,64	8,3
L-serina	7,6	2,24	3,7
L-prolina	3	5,73	7,1
L-tirosina	3	–	0,67
L-ácido málico	–	–	–
Ácido glutâmico	–	–	5,7
Taurina	–	–	–
Ornitina	–	–	1,35
			(continua)

			(continuação)
Asparaginina	–	–	0,48
Teor total de nitrogênio	16,3	12,9	15,3
Osmolaridade teórica	960 mOsm/L	770 mOsm/L	875 mOsm/L
Energia total	400 kcal/L	320 kcal/L	400 kcal/L
pH	5,5 a 6,5	5,7 a 6,3	5 a 7,5

A L-glutamina é um aminoácido condicionalmente essencial, importante em situações de estresse metabólico.[24] Atua não somente como um precursor para a síntese proteica, mas também em inúmeras vias metabólicas. É o precursor da síntese de purina, pirimidina, nucleotídeos e glutationa, tendo grande capacidade antioxidante. Além disso, faz parte da regulação do balanço acidobásico e transporta nitrogênio para vários tecidos.[24-26]

Por causa de sua limitada estabilidade e compatibilidade em soluções, não está presente nas formulações comercializadas. Durante a preparação da NP, pode ser adicionada sob a forma de L-glutamina (solubilidade em água a 20ºC – 35 g/L) ou de dipeptídio que, associado a outro aminoácido, torna-se mais estável. A L-alanil-L-glutamina (solubilidade em água a 20ºC – 586 g/L) a 20% é a solução de aminoácidos contendo glutamina utilizada no Brasil.[25,26]

A dose de L-glutamina recomendada para adultos é de 0,2 a 0,4 g/kg/dia; de L-alanil-L-glutamina é de 0,3 a 0,6 g/kg/dia. Não há recomendação pela ASPEN e pela European Society for Clinical Nutrition and Metabolism (ESPEN) para uso em pediatria e neonatologia.[25-27]

Lipídios

Na NP, os lipídios são apresentados na forma de emulsão. As emulsões lipídicas (EL) são fontes de triacilgliceróis de cadeia média (TCM) e/ou triacilgliceróis de cadeia longa – ácidos graxos essenciais (TCL), que são vitais para o crescimento e desenvolvimento do cérebro e da retina.[3] Apresentam alta densidade calórica (EL a 10% = 11 kcal/g, EL a 20% = 10 kcal/g). As emulsões a 20% têm menor proporção de fosfolipídios em comparação com a EL a 10%. Essa característica proporciona diminuição do *clearance* das EL a 20%.[28]

As primeiras EL disponíveis para uso em NP foram à base de óleo de soja, uma fonte de ácidos graxos poli-insaturados que contém grandes quantidades de ácido linoleico (ômega-6) e ácido alfa-linolênico (ômega-3). Sua oferta excessiva de ácidos graxos essenciais pode levar a alterações metabólicas importantes, e sua grande quantidade de ômega-6 está associada ao comprometimento do sistema imunológico. Posteriormente, surgiram as misturas de TCL de soja e TCM. O TCM é metabolizado mais rapidamente por causa do seu menor peso molecular e hidrossolubilidade.

Em seguida, surgiu no mercado a EL com óleo de oliva, que contém excelente fonte de ácidos graxos monoinsaturados, especialmente o ácido oleico. A EL à base de óleo de oliva é mais estável quanto à peroxidação lipídica; além disso, estudos demonstram a relação com a redução do estresse oxidativo e aumento dos efeitos anti-inflamatórios.[29]

Posteriormente, houve a introdução de EL contendo óleo de peixe, fonte de ácidos ômega-3 de cadeias muito longa, como o ácido eicosapentaenoico (EPA) e o ácido docosaexaenoico (DHA), importantes na resposta inflamatória. Além das propriedades anti-inflamatórias, a EL à base de óleo de peixe pode ser efetiva na profilaxia da retinopatia grave em pacientes prematuros.[30]

Mais recentemente, foi introduzida no mercado[5] uma mistura que combina as vantagens dos quatro tipos de óleos utilizados na NP, contendo 30% de óleo de soja, 30% de TCM, 25% de óleo de oliva e 15% de óleo de peixe, além do alfatocoferol (Tabelas 6 e 7).

Ainda há poucos estudos que incluem o uso das novas EL na NP para pacientes pediátricos e neonatos. Atualmente, as emulsões contendo 50% de TCM e 50% de TCL são as mais utilizadas.[4,31]

Tabela 6 Fórmulas de emulsões lipídicas (porcentagem de lipídio)

Produto/ composição	Intralipid® Fresenius Kabi	Lipofundin® B. Braun	Omegaven® Fresenius Kabi	Clinoleic® Baxter	SMOFLipid® Fresenius Kabi
Óleo de soja	100	50	0	20	30
Óleo de oliva	0	0	0	80	25
TCM	0	50	0	0	30
Óleo de peixe	0	0	100	0	15

Manual de terapia nutricional pediátrica

Tabela 7 Composição das emulsões lipídicas

Produto/ laboratório Composição g/L	Intralipid® 10%/20% Fresenius Kabi	Lipofundin® TCM/TCL 10%/20% B. Braun	Ivelip® 10%/20% Baxter	Omega-ven® Fresenius Kabi	SMOFLi-pid® Fresenius Kabi	Clinoleic® 20% Baxter
Glicerol	22,5	25	25	25	25	22,5
Lecitina de ovo	12		12	12	12	12
TCM		50/100			60	
Fosfatídeo de ovo		12		12		
Óleo de soja	100/200	50/100	100/200		60	40
Óleo de oliva					50	160
Óleo de peixe				100	30	
EPA				12,5 a 28,2	3,75 a 8,46	
DHA				14,4 a 30,9	4,32 a 9,27	
Ácido mirístico				1 a 6	0,3 a 1,8	
Ácido palmítico				2,5 a 10	0,75 a 3	
Ácido palmito-leico				3 a 9	0,9 a 2,7	
Ácido esteárico				0,5 a 2	0,15 a 0,6	
Ácido oleico				6 a 13	1,8 a 3,9	
Ácido linoleico				1 a 7	0,3 a 2,1	
Ácido linolênico				< 2	< 0,6	
Ácido octadeca-tetraenoico				0,5 a 4	0,15 a 1,2	
Ácido eicosae-noico				0,5 a 3	0,15 a 0,9	
Ácido araquidô-nico				1 a 4	0,6 a 1,2	
Ácido docosae-noico				< 1,5	< 0,45	
Ácido docosa-pentaenoico				1,5 a 4,5	0,45 a 1,35	
DL-alfatocoferol				0,15 a 0,296	0,045 a 0,09	
kcal	1.100/2.000	1.058/1.908	1.000/2.000	1.120	2.000	2.000
Osmolaridade	300 mOsm/L 350 mOsm/L	345 mOsm/L 380 mOsm/L	265 mOsm/L 270 mOsm/L	273 mOsm/L	290 mOsm/L	270 mOsml/L
pH	7 a 9	6,5 a 8,5	7 a 9	7,5 a 8,7	8	6 a 8

TCM: triacilgliceróis de cadeia média; TCL: triacilgliceróis de cadeia longa; EPA: ácido eicosapentaenoico; DHA: ácido do cosaexanoico.

O uso de EL diminui a produção de CO_2 em comparação com a NP com elevado teor de carboidratos. Além disso, a EL tem relativamente baixa osmolaridade, sendo bem tolerada pelas vias periféricas.[31] O balanço de nitrogênio pode ser melhorado pela adição de EL nas soluções de NP.[18]

A administração de EL geralmente deve ser limitada a um máximo de 3 a 4 g/kg/dia em lactentes e 2 a 3 g/kg/dia em crianças mais velhas.[18]

As concentrações de triacilgliceróis no soro ou plasma devem ser monitoradas, particularmente nos casos de pacientes com risco para hiperlipidemia (com alta dosagem de lipídios, sepse, catabolismo, de baixo peso extremo). A redução da dose de EL deve ser considerada se as concentrações de triacilgliceróis no soro ou plasma durante a infusão estiverem entre 250 e 400 mg/dL.[1]

Há relatos de desenvolvimento de colestase (concentração plasmática de bilirrubina > 2 mg/dL) em pacientes pediátricos que receberam NP prolongada contendo EL com TCL proveniente de óleo de soja.[18] Outros autores descrevem que a substituição da EL com TCL por EL contendo óleo de peixe favorece a reversão da colestase.[32,33]

Eletrólitos

A oferta de eletrólitos depende do balanço eletrolítico e do equilíbrio acidobásico, devendo ser específica para cada paciente. O RNPT tem perda excessiva de água e sódio e pode necessitar de quantidades adicionais de sódio, em razão da excreção renal aumentada. Na desnutrição, há perda de potássio intracelular, magnésio e fósforo, e retenção de água e sódio.

Em prematuros, é comum a ocorrência de doença metabólica óssea, que pode estar relacionada à ingestão insuficiente de minerais. A solubilidade limitada de cálcio e fósforo em soluções de NP, considerando a instabilidade da emulsão lipídica dependente das concentrações desses eletrólitos, faz com que a oferta desses minerais, com relação adequada para a mineralização óssea, seja um grande desafio da terapia nutricional.[31]

Para permitir que seja mantida maior concentração de cálcio e fósforo nas NP, sem precipitação, o fosfato de potássio mono ou dibásico tem sido comumente substituído pelo fósforo orgânico (glicerofosfato de sódio). A composição do fósforo orgânico disponível no Brasil contém 1 mmol/mL de fósforo (31 mg/mL) e 2 mmol/mL ou 2 mEq/mL de sódio (46 mg/mL) (Tabela 8).

A deficiência de fósforo e magnésio pode causar disfunção dos músculos da respiração, podendo retardar a retirada gradual da ventilação mecânica.

Manual de terapia nutricional pediátrica

Tabela 8 Composição das preparações comerciais de eletrólitos

Eletrólitos	Cátion			Ânion		
	PM	mEq/mL	mg/mL	PM	mEq/mL	mg/mL
Cloreto de sódio 20% (3,42 mEq/mL)	23	3,42	78,7	35,4	3,42	121,1
Cloreto de potássio 19,1% (2,56 mEq/mL)	39	2,56	99,8	35,4	2,56	90,6
Sulfato de magnésio 10% (0,81 mEq/mL)	24,3	0,81	9,8	96	0,81	38,9
Gluconato de cálcio a 10% (0,46 mEq/mL)	40	0,46	9,2	390,4	0,46	89,8
Fósforo orgânico/glicerofosfato de sódio 1 mmol/mL	23	2	46	31	1*	31

* mmol/mL

Vitaminas

As vitaminas participam de vários processos metabólicos, sendo importantes para o aproveitamento de outros nutrientes.

As vitaminas lipossolúveis A, D, E e K são armazenadas no organismo, portanto, se ofertadas em excesso, podem ser consideradas potencialmente tóxicas. As vitaminas hidrossolúveis, o ácido ascórbico e as vitaminas do complexo B são armazenados em pequenas quantidades, devendo ser administrados frequentemente para a manutenção das concentrações plasmáticas desejadas[31] (Tabela 9).

A carnitina é necessária para o transporte de ácidos graxos de cadeia longa pela membrana mitocondrial para a beta-oxidação, sendo sua suplementação indicada quando confirmada sua deficiência.[22]

Tabela 9 Composição das soluções de polivitamínicos

Vitaminas	Trezevit® A Adulto (5 mL)	Trezevit® A Pediátrico (5 mL)	Trezevit® B Adulto (5 mL)	Trezevit® B Pediátrico (5 mL)
A	3.300 UI	2.300 UI	-	-
D	200 UI	400 UI	-	-
E	10 UI	7 UI	-	-
K	150 mcg	200 mcg	-	-
B1	6 mg	1,2 mg	-	-
B2	3,6 mg	1,4 mg	-	-
B3	40 mg	17 mg	-	-
B5	15 mg	5 mg	-	-
B6	6 mg	1 mg	-	-

(continua)

			(continuação)
C	200 mg	80 mg	-	-
B7	-	-	60 mcg	20 mcg
B9 ácido fólico	-	-	600 mcg	140 mcg
B12	-	-	5 mcg	1 mcg

Oligoelementos ou microminerais

Os microminerais, também conhecidos como oligoelementos, são micronutrientes essenciais necessários às principais funções metabólicas, sendo, em muitos casos, usados como cofatores. É importante realizar controle laboratorial das concentrações séricas e teciduais desses minerais para avaliar a necessidade de cada paciente.

O zinco atua no metabolismo dos aminoácidos e na síntese de ácidos nucleicos, sendo também antioxidante na estabilização das membranas celulares. Os prematuros têm maior necessidade de zinco que os RN a termo (RNT), porém, ressalta-se que o excesso pode prejudicar a função imunológica[34]. No mercado, existem soluções de oligoelementos descritas na Tabela 10. No entanto, no Hospital São Paulo, utiliza-se uma formulação de oligoelementos para pediatria.

O selênio é um micromineral essencial e componente da glutationa peroxidase, que tem papel importante na proteção contra o dano oxidativo. O uso de selênio na terapia nutricional, principalmente logo após o nascimento, tem sido associado à redução de ocorrência de sepse[34].

Na presença de colestase, o cobre e o manganês devem ser administrados com cuidado, uma vez que têm excreção hepática. Na insuficiência renal, pode ser necessária a redução da oferta de selênio e cromo.[35]

O uso de fármacos e a síndrome da resposta inflamatória sistêmica (SIRS) podem afetar a quantidade necessária de micronutrientes. As recomendações contemplam as necessidades de crianças saudáveis, não considerando o estado de estresse metabólico e o hipercatabolismo. Um estudo realizado por Hardy et al. com pacientes com SIRS mostrou que a suplementação de selênio reduz a gravidade da doença e a incidência de pneumonia associada à ventilação mecânica.[36]

Tabela 10 Composição da solução de oligoelementos

Oligoelemento	Ad-element® – Darrow Adulto (mcg/mL)	Ped-element® – Darrow Pediátrico (mcg/mL)
Sulfato de zinco	2.500	500
Sulfato de manganês	40	10
Cloreto crômico	10	100
Sulfato cúprico	10	1

ESTABILIDADE E COMPATIBILIDADE DAS SOLUÇÕES

A estabilidade e compatibilidade das NP dependem de fatores, como pH, exposição à luz, concentração dos componentes (principalmente cálcio e fosfato), tempo e temperatura. A maior preocupação envolvendo a estabilidade de NP que contenha lipídios é a instabilidade da EL, que ocorre principalmente em razão do uso de altas concentrações de eletrólitos, da quantidade pequena da própria emulsão e de aminoácidos e da presença de heparina. Em altas concentrações, cátions divalentes, como cálcio e magnésio, podem desestabilizar a emulsão lipídica. Atualmente, é utilizada a referência de que a soma da concentração de cálcio (mEq/L) e magnésio (mEq/L) não deve ser maior que 16 mEq/L. A concentração final da EL na NP menor que 2% também aumenta o risco de desestabilizar a EL pela diluição do fosfolipídio emulsificante.[37]

Outro fator que influencia na estabilidade da emulsão lipídica é a presença de heparina. Segundo a European Society of Paediatric Gastroenterology, Hepatology and Nutrition (ESPGHAN), há controvérsias na segurança de sua adição à NPT, mesmo em baixas concentrações, como 0,2 UI/mL. A heparina não melhora a utilização intravenosa de lipídios quando administrada com EL, cálcio ou magnésio, podendo haver desestabilização.

Quando se observa instabilidade na EL na fase de coalescência, a solução não deve ser administrada. As fases de instabilidade da emulsão lipídica podem ser observadas na Figura 1.

A precipitação de cálcio e fosfato nas misturas de NP pode causar consequências clínicas importantes, como a embolia pulmonar em neonatos. Alguns fatores diretos, como pH e concentração de cálcio e fosfato, e indiretos, como tipo de sais de cálcio e fósforo, concentração final de aminoácidos, temperatura e tempo de conservação, são responsáveis pela instabilidade relacionada a cálcio e fosfato (precipitação).[38]

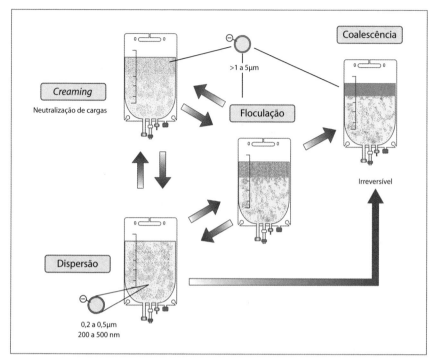

Figura 1 Fases de instabilidade da emulsão lipídica.[4]

O pH é o fator mais importante, regulando de forma determinante a compatibilidade de qualquer sistema Ca-fosfato. Assim, todos os fatores que alteram o pH final da mistura podem comprometer a precipitação. É recomendado o uso de filtros em linha na infusão de NP. Mesmo com os critérios adotados para prever se haverá precipitação de fosfatos de cálcio (Ca × P < 72 mmol^2/L^2), o uso desses filtros assegura a retenção de eventuais partículas ou precipitados formados na composição.[39] Caso a formulação contenha EL, podem-se utilizar filtros com porosidade de 1,2 μm, pois as gotículas de uma EL estável, com tamanho médio de 0,2 a 0,5 μm, não serão retidas, mas a membrana impedirá que os microcristais (entre 5 e 20 μm) atinjam a circulação, apresentando um risco ao paciente.[40]

Alguns sinais de instabilidade podem ser observados pela alteração da cor, consequência de reações químicas que envolvem os aminoácidos e carboidratos (reação de Maillard ou escurecimento não enzimático) ou da degradação de vitaminas (fotólise, hidrólise e oxidação).

PONTOS-CHAVE E CONSIDERAÇÕES FINAIS

As soluções ou emulsões utilizadas na TNP devem atender às necessidades nutricionais individuais dos pacientes. Devem ser utilizadas soluções com quantidades adequadas de macro e micronutrientes, eletrólitos e fluido, dentro das recomendações indicadas para pediatria.

O conhecimento da composição e das características das soluções de glicose, aminoácidos, EL, vitaminas, eletrólitos e oligoelementos utilizadas na NP é fundamental para o planejamento da prescrição quanto à quantidade adequada e às propriedades clínicas dos componentes.

Para garantir a prescrição apropriada e correta da NP e a segurança nos processos envolvidos na terapia nutricional, o monitoramento das condições clínicas e do estado nutricional do paciente deve ser realizado pela equipe multidisciplinar de terapia nutricional (EMTN). Além disso, a inspeção visual da formulação é essencial, pois possibilita a percepção de sinais de precipitação, separação de fases ou alteração da cor, garantindo a eficácia da TNP.

REFERÊNCIAS BIBLIOGRÁFICAS

1. Fusch C, Bauer K, Böhlesz HJ, Jochum F, Koletzko B, Krawinkel M et al. Neonatology/Paediatrics – Guidelines on Parenteral Nutrition, Chapter 13. Ger Med Sci 2009; 7:1612-3174.
2. Leite HP, Iglesias SBO. Nutrição parenteral. In: Fundamento da terapia nutricional em pediatria. São Paulo: Savier, 2002.
3. Delgado AF, Falcão MC, Carrazza FR. Princípios do suporte nutricional em pediatria. J Ped 2000; 76:3.
4. Sobotka L, Allison SP, Furst P, Meier R, Pertkiewicz M, Soeters PB. Basics in clinical nutrition. 3.ed. Prague: Publishing House Galen, 2004.
5. Joffe A, Anton N, Lequier L, Vandermeer B, Tjosvold L, Larsen B et al. Nutritional support for critically ill children. Cochrane Database of Syst Rev 2009. Art. N.: CD005144.
6. Skipper A. Principles of parenteral nutrition. In: Matarese LE, Gottschlich MM. Contemporary nutrition support practice – A clinical guide. Filadélfia: W.B. Saunders, 1998. p.227-42.
7. A.S.P.E.N. Board of directors safe practices for parenteral nutrition. JPEN 2004; 28(6, Suppl.):S39-S70.
8. Pereira-da-Silva L, Virella D, Henriques G, Rebelo M, Serelha M, Videira-Amaral JM. A simple equation to estimate the osmolarity of neonatal parenteral nutrition solutions. JPEN 2004; 28(1):34-7.
9. Gazitua R, Wilson K, Bistrian BR, Blackburn GL. Factors determining peripheral vein tolerance to amino acid infusions. Arch Sur 1979; 114(8):897-900.

10. Kuwahara T, Asanami S, Tamra T, Kaneda S. Effects of pH and osmolality on phlebitic potential of infusion solutions for peripheral parenteral nutrition. J Toxicol Sci 1998; 23(1):77-85.

11. Kuwahara T, Asanami S, Kubo S. Experimental infusion phlebitis: tolerance osmolality of peripheral venous endothelial cells. Nutrition 1998; 14(6):496-501.

12. Madan M, Alexander DJ, McMahon MJ. Influence of catheter type on occurrence of thrombophlebitis during peripheral intravenous nutrition. Lancet 1992; 339(8785):101-3.

13. Tannuri U. Vias de acesso enterais e parenterais. In: Telles Jr. M., Leite HP (eds.). Terapia nutricional no paciente pediátrico grave. São Paulo: Atheneu, 2005. p.113-24.

14. Heine RG, Bines JE. New approaches to parenteral nutrition in infants and children. J Paediatr Child Health 2002; 38:433-7.

15. A.S.P.E.N. Board of directors and the clinical guidelines task force. Guidelines for the use of parenteral and enteral nutrition in adult and pediatric patients. JPEN 2002; 26 (Suppl):1SA-138SA.

16. Johnson T, Sexton E. Managing children and adolescents on parenteral nutrition: challenges for the nutritional support team. Proc Nutr Soc 2006; 65:217-21.

17. Jesus VC, Secoli SV. Complicações acerca do cateter venoso central de inserção periférica (PICC). Cienc Cuid Saúde 2007; 6(2):252-60.

18. Koletzko B, Goulet O, Hunt J, Krohn K, Shamir R. Guidelines on Paediatric Parenteral Nutrition of the European Society of Paediatric Gastroenterology, Hepatology and Nutrition (ESPGHAN) and the European Society for Clinical Nutrition and Metabolism (ESPEN), Supported by the European Society of Paediatric Research (ESPR). J Pediatr Gastroenterol Nutr 2005; 41:S1-87.

19. Peter JV, Moran JL, Phillips-Hughes J. A meta analysis of treatment outcomes of early enteral versus early parenteral nutrition in hospitalized patients. Crit Care Med 2005; 33:213-20.

20. Krohn K, Babl J, Reiter K, Koletzko B. Parenteral nutrition with standard solutions in paediatric intensive care patients. Clin Nutr 2005; 24:274-80.

21. A.S.P.E.N. Board of directors clinical guidelines: nutrition support of the critically III child. JPEN 2009; 33(3).

22. Feferbaum R, Delgado AF, Szczupak MCM. Nutrição parenteral. In: Nutrição do recém-nascido. São Paulo: Atheneu, 2003.

23. Montemerlo H, Menendez AM, Slobodianik NH. Nutrición enteral y parenteral. Buenos Aires: Abbott Laboratories Argentina, 1999. p.72.

24. Souba WW, Herskowitz K, Austgen TR et al. Glutamine nutrition: theoretical considerations and therapeutic impact. JPEN 1990; 14:2375-435.

25. Kelly D, Wischmeyer PE. Role of L-glutamine in critical illness: new insights. Curr Opin Clin Nutr Metab Care 2003; 6:217-23.

26. Fürst P, Pogan K, Stehle P. Glutamine dipeptides in clinical nutrition. Nutrition 1997; 13(7-8):731-7.

27. Singer P, Berger MM, Van den Berghe G et al. ESPEN Guidelines on Parenteral Nutrition: intensive care. Clin Nutr 2009; 28(4):387-400.
28. Hay Jr WW. NP em recém-nascidos pré-termos. In: Pereira GR, Leone CR, Filho NA, Filho ON (eds.). Nutrição do recém-nascido pré-termo. Rio de Janeiro: Medbook, 2008. p.141-78.
29. Deshpande G, Dimmer K. Lipids for parenteral nutrition in neonates. Curr Opin Clin Nutr Metab Care 2011; 14:145-50.
30. Pawlik D, Lauterbach R, Turyk E. Fish-oil fat emulsion supplementation may reduce the risk of severe retinopathy in VLBW infants. Pediatrics 2011; 127:223-8.
31. Souza FIS, Tesk M, Sarni RO. NP no recém-nascido pré-termo: proposta de protocolo prático. Paul Pediatr 2008; 26(3):278-89.
32. Meijer VE, Gura KM, Meisel JA et al. Parenteral fish oil monotherapy in the management of patients with parenteral nutrition – associated liver disease. Arch Surg 2010; 145(6):547-51.
33. Gura KM et al. Safety and efficacy of a fish-oil based fat emulsion in the treatment of parenteral nutrition – associated liver disease. Pediatrics 2008; 121;e678-e686.
34. Leite HP. Nutrição parenteral. In: Terapia nutricional no paciente pediátrico grave. São Paulo: Atheneu, 2005.
35. Darlow BA, Austin NC. Selenium supplementation to prevent short-term morbidity in preterm neonates. Cochrane Database Syst Rev, 2003; 3.
36. Hardy G, Manzanares W, Biestro A, Torre MH, Galusso F, Facchin G. High-dose selenium reduces ventilator-associated pneumonia and illness severity in critically ill patients with systemic inflammation. Intens Care Med 2011; 37(7):1120-7.
37. Rollins CJ. General pharmacologic issues. In: Contemporary nutrition support practice – a clinical guide. Matarese & Gottschlich, 1998.
38. Bouchoud L, Fonzo-Christe C, Sadeghipour F, Bonnabry P. Maximizing calcium and phosphate content in neonatal parenteral nutrition solutions using organix calcium and phosphate salts. JPEN 2010; 34(5):542-5.
39. Eggert LD, Rusho WJ, MacKay MW, Chan GM. Calcium and phosphorus compatibility in parenteral nutrition solutions for neonates. Am J Hosp Pharm 1982; 39:49-53.
40. Sakamoto LM, de Alcantara ST, Passos NMRRS, Hotta JKS, Marchini JS. A importância do uso de filtros, durante a infusão de nutrições parenterais adicionadas de emulsões lipídicas. Medicina 1999; 32:478-85.

10

Balanço hídrico e cálculo da osmolaridade da nutrição parenteral

Flávia Nakajima
Gustavo Carreiro Pinasco

BALANÇO HÍDRICO

A necessidade hídrica dos pacientes pediátricos varia de acordo com a faixa etária, o estado clínico de hidratação e a doença pela qual está acometido. Na criança, a necessidade hídrica de manutenção é cerca de 1 mL/kcal metabolizada; no período neonatal, pode atingir 1,5 mL/kcal metabolizada.

A avaliação do peso corporal, estado de hidratação, hematócrito, sódio plasmático, densidade urinária, volume de diurese e balanço hídrico (Tabela 1) orienta os ajustes nas ofertas diárias de água, repondo-se as perdas quando necessário (febre, diarreia, elevação da temperatura ambiente, hipermetabolismo e débitos digestivos elevados).

Tabela 1 Balanço hídrico (obrigatório para todas as faixas etárias)

Ganhos	Perdas
Nutrição parenteral	Fezes
Dieta (oral ou por sondas)	Diurese
Hidratação (oral ou parenteral)	Vômitos
	(continua)

	(continuação)
Volume administrado de medicação e diluição	Perdas por sondas ou drenos
Água livre	Perdas insensíveis:
Água endógena (10 a 20 mL/kg/dia)	Criança: 50 mL/kg/dia
	Recém-nascido a termo: 40 mL/kg/dia

Uma diminuição significativa de peso que ocorre de um dia para o outro reflete, em geral, perda anormal de líquidos, assim como o ganho ponderal acentuado pode ser consequência de oferta hídrica excessiva.

Está indicada a restrição de volume na presença de edema por alteração da permeabilidade capilar, que pode ocorrer na sepse e no trauma, em pacientes portadores de cardiopatias e na síndrome de secreção inapropriada de hormônio antidiurético. Na vigência de insuficiência renal aguda, deve-se administrar o volume adequado para suprir as necessidades proteico-energéticas, associando-se ao método dialítico para a retirada do excesso de líquidos.

Não havendo necessidade de restrição de volume hídrico em função da doença de base, um acréscimo de até 50% sobre as necessidades basais pode ser efetuado, objetivando aumentar a oferta de nutrientes, desde que o estado nutricional esteja preservado.

O cálculo das necessidades hídricas é feito com base na fórmula de Holliday-Segar, que estima a atividade metabólica diária a partir do peso corporal (Tabela 2).

Tabela 2 Necessidades hídricas basais (regra de Holliday-Segar)

Peso corpóreo (kg)	Necessidade hídrica (mL/kg/dia)
Até 10 kg	100 mL/kg/dia
De 11 a 20 kg	1.000 mL + 50 mL/kg acima de 10 kg
Acima de 20 kg	1.500 mL + 20 mL/kg acima de 20 kg
Crianças maiores e adolescentes	Peso calórico = 100 mL/100 kcal metabolizadas

Fonte: Holliday MA, Segar WE, 1957.

No período neonatal, as necessidades hídricas são dependentes das idades gestacional e pós-natal. A perda insensível de água, principalmente o componente transcutâneo, sofre grandes alterações de acordo com o peso de nascimento, sendo maior quanto menor o peso. Essa perda diminui com a idade pós-natal e também é modificada por algumas situações clínicas. Hipertermia, hiperatividade, calor radiante, fototerapia, diarreia, desconforto

Balanço hídrico e cálculo da osmolaridade da nutrição parenteral **329**

respiratório e glicosúria aumentam a perda, enquanto ventilação mecânica, cobertura plástica, colchões térmicos, umidificadores aquecidos e dupla parede na incubadora a diminuem. Nos recém-nascidos, a oferta de volume excessivo pode desencadear situações como persistência do canal arterial, insuficiência cardíaca, displasia broncopulmonar e hemorragia intraventricular.

Nas Tabelas 3 e 4, encontram-se os valores utilizados no cálculo da oferta hídrica para neonatos.

Tabela 3 Necessidades hídricas diárias do recém-nascido

Idade (dias)	Pré-termo	Termo
1	60 a 70 mL/kg	70 mL/kg
2	80 a 90 mL/kg	70 mL/kg
3	100 a 110 mL/kg	80 mL/kg
4	120 a 140 mL/kg	80 mL/kg
5	125 a 150 mL/kg	90 mL/kg
> 7	150 mL/kg	120 mL/kg

Fonte: Lopez FA, 2003.

Tabela 4 Perda insensível de água no período neonatal (mL/kg/hora)

Peso (kg)	Incubadora	Calor radiante
0,6 a 1	1,5 a 3,5	2,4 a 5,2
1 a 1,5	1,5 a 2,3	1,5 a 2,7
1,5 a 2	0,7 a 1	0,5 a 1,5
> 2	0,5	1

Fonte: Lopez FA, 2003.

OSMOLARIDADE

A osmolaridade é definida pelo número de partículas osmoticamente ativas em uma solução, expressa em quantidade de miliosmóis de soluto por litro de solução (mOsm/L). Frequentemente, é aplicada para caracterizar a nutrição parenteral (NP), visto que, por meio dela, pode-se determinar a via de acesso mais adequada para a administração da solução ou emulsão de NP. A American Society for Parenteral and Enteral Nutrition (ASPEN) recomenda a utilização da via de acesso central para soluções ou emulsões hiperosmolares, as quais têm valores de osmolaridade acima de 900 mOsm/L, com o objetivo de evitar complicações como flebite e esclerose.

Nas soluções de NP, além da glicose, quantidades variáveis de aminoácidos e eletrólitos contribuem para a osmolaridade final da solução.

A fórmula a seguir foi validada para estimar a osmolaridade de NP em neonatos:

$$\text{Osmolaridade (mOsm/L)} = (A \times 8) + (G \times 7) + (Na \times 2) + (P \times 0,2) - 50$$

Em que:
A = aminoácido (g/L);
G = glicose (g/L);
Na = sódio (mEq/L);
P = fósforo (mg/L).

Regra para estimar a osmolaridade de soluções de nutrição parenteral:

Osmolaridade dos aminoácidos = % solução × 100.
Osmolaridade da glicose = % solução × 50.
Lipídios = 1,7 mOsm/g.
Sais de Na e K = 2 mOsm/mEq.
Cálcio = 1,4 mOsm/mEq.
Mg = 1 mOsm/mEq.

Exemplo:
Solução com 5% de aminoácidos e glicose 10%, com 50 mEq de cloreto de potássio, 60 mEq de cloreto de sódio, 5 mEq de sulfato de magnésio e 10 mEq de gluconato de cálcio em volume total de 1.440 mL.

Aminoácidos 5 × 100 = 500 ⎫ Aminoácidos e glicose contribuem
Glicose 10 × 50 = 500 ⎭ com 1.000 mOsm/L

KCl 50 × 2 = 100 ⎫
NaCl 60 × 2 = 120 ⎪ Eletrólitos contribuem
$MgSO_4$ 5 × 1 = 5 ⎬ com 239 mOsm do total
Gluconato de cálcio 10 × 1,4 = 14 ⎭

Calcula-se a osmolaridade da solução parenteral exemplificada do seguinte modo: como o volume total de bolsa é 1.440 mL, os eletrólitos contribuem com 166 mOsm/L (239 ÷ 1,44). Dessa forma, a osmolaridade total será 1.000 (aminoácidos + glicose) + 166 (eletrólitos) = 1.166 mOsm/L. Cada 1% de lipídio contribui com apenas 1,7 mOsm. Graças ao seu efeito venoprotetor, a osmolaridade total das soluções com lipídios pode ser um pouco maior, sem causar risco de tromboflebite.

BIBLIOGRAFIA

1. ASPEN Board of Directors and the Clinical Guidelines Task Force. Guidelines for the use of parenteral and enteral nutrition in adult and pediatric patients. J Parenter Enteral Nutr 2002; 26(1 Suppl):1SA-138SA.

2. Choong K, Bohn D. Maintenance parenteral fluids in the critically ill child. J Pediatr (Rio J) 2007; 83(2 Suppl):S3-10.

3. El Hassan NO, Kaiser JR. Parenteral nutrition in the neonatal intensive care unit. NeoReviews 2011; 12:130-40.

4. Holliday MA, Segar WE. The maintence need for water in parenteral fluid therapy. Pediatrics 1957; 19(5):823-32.

5. Koletzko B, Goulet O, Hunt J, Krohn K, Shamir R for the Parenteral Nutrition Guidelines Working Group. Guidelines on paediatric parenteral nutrition of the European Society of Paediatric Gastroenterology, Hepatology and Nutrition (ESP-GHAN) and the European Society for Clinical Nutrition and Metabolism (ESPEN), supported by the European Society of Paediatric Research (ESPR). J Pediatr Gastroenterol Nutr 2005; 41(Suppl 2):S1-87.

6. Lopez FA, Brasil ALD. Nutrição e dietética em clínica pediátrica. São Paulo: Atheneu, 2003.

7. Mehta NM, Compher C, ASPEN Board of Directors. ASPEN clinical guidelines: nutrition support of the critically ill child. J Parenter Enteral Nutr 2009; 33(3):260-76.

8. Pereira-da-Silva L, Virella D, Henriques G, Serelha M, Videira-Amaral JM. A simple equation to estimate the osmolarity of neonatal parenteral nutrition solutions. J Parenter Enter Nutr 2004; 28(1):34-7.

Índice remissivo

A

acesso venoso 78, 310
acidemias 179
ácido(s)
　docosaexaenoico 317
　eicosapentaenoico 317
　fólico 292
　graxos 117, 122, 268, 288, 293
　　monoinsaturados 317
acidose metabólica 205, 274
acidúria 177
adolescentes 309
aferição
　do comprimento 18
　do peso 18
água 93, 265, 286
albumina 44, 48, 216
alcalose 100
　metabólica 110
aldosterona 100
aleitamento materno 304
alterações
　no metabolismo de insulina 206
　no perfil lipídico 206
　no trato gastrointestinal 206
aminoácidos 264, 267, 271, 290, 311
　de cadeia ramificada 284
anabolismo 50, 286

anamnese nutricional 3
anemia 205
antropometria 1
arginina 293
arritmias cardíacas 100
avaliação global subjetiva 216
avaliação
　individualizada 2
　nutricional 41, 118, 303

B

balanço
　hídrico 327
　nitrogenado 45, 283
beta-2-agonista 103
betabloqueadores 101
bilirrubina 268
bioimpedância elétrica 215

C

calcificações extraósseas 224
cálcio 118, 197, 239, 252, 264, 271,
　275, 319
calcitonina 104
cálculo das necessidades hídricas 328
calibre dos vasos 310
carboidratos 266, 284
cardiopatias 116, 117

carga renal potencial de solutos 294
carnitina 117, 269, 320
catabolismo 46, 284
 proteico 311
catecolaminas 284
cateter venoso central de inserção
 periférica 311
cetoacidose diabética 107
circunferência
 abdominal 21
 braquial 21
cirurgia cardíaca 110
cisteína 267, 274, 313
citocinas 301
classificação da DEP 127
clearance de creatinina 210
coalescência 322
cobre 271, 321
colestase 191, 234, 319
compartimentos intracelular (CIC) e
 extracelular (CEC) 93
concentrações de vitaminas e oligoelementos 10
condições assépticas 311
consumo alimentar 216
coração 116
crematócrito 275
crescimento
 fetal 266
 linear 214
 ponderoestatural 303
crianças 309
 hospitalizadas 8
cromo 321
curvas de referência 7

D

DDAVP 97
déficit
 de crescimento 208, 214
deglutição 246
desidratação 96, 132, 142, 293
 hipernatrêmica 97

desmielinização cerebral 97
desnutrição 41, 104, 120, 142, 284
 energético-proteica 125, 206
diabete
 insípido 98
 melito 98
diálise 103
 peritoneal 111, 210
  ambulatorial contínua 211
  automática 211
diarreia 141, 301
 aguda 142
 persistente 142
dieta(s) 119, 293
 DASH 221
 hidrolisadas 304
dipiridamol 108
disenteria 142
disfagia 246
distúrbios hidroeletrolíticos e acidobásicos 133
diurético(s) 100, 118
 de alça 111
dobras cutâneas 21
doença(s)
 cardiovascular 205
 celíaca 165
 de Addison 111
 granulomatosas 105
 renal crônica 201
 tubular 100
DRI 3

E

eclâmpsia 111
edema 128
 cerebral 99
eicosanoides 269
eletrólitos 88, 118, 286, 319
embolia pulmonar 322
emulsão(ões) 316
 lipídica(s) 268, 269, 316
energia 121, 266, 275, 283

epidemiologia reversa da obesidade 209
erros inatos do metabolismo 175
espironolactona 101
estado acidobásico 110
estoque de proteínas 10
estresse metabólico 284, 290
etidronato 105
exame(s)
   clínico 3
   bioquímicos 9, 127
expansão do volume extracelular 205

F

fase(s)
   de estabilização 135
   de terapia renal substitutiva 209
   de instabilidade 322
   não dialítica 209
fenilcetonúria 177
ferro 197
fígado 191
fisiopatologia da DEP 129
fórmula(s)
   de Holliday e Segar 79
   láctea 122, 274
   infantis 64
fosfatase alcalina 275
fosfato
   de potássio 109
   tricálcico 109
fosfolipídio 316, 322
fósforo 106, 118, 198, 223, 239, 252, 264, 271, 275, 286, 319
   orgânico 109

G

ganho ponderal 278
gasto energético 49, 116, 286
gastrostomias 58
glicemia 266
glicose 116, 264, 266, 271, 284, 311
   monoidratada 311

gluconato de cálcio 102, 106, 111
glutamina 268, 284, 293
glúten 165
gordura 284
grande queimado 109

H

hemoderivados 104
hemodiálise 111, 210
heparina 269, 322
hepatopatias 191
hidratação 144
hidrolisado(s)
   proteico(s) 65, 293
hidróxido de alumínio 109
hiperalimentação 117
   energética 61
hipercalcemia 105, 222
hipercatabolismo 44
hiperglicemia 50, 266, 283, 287
hipermetabolismo 115, 285
hipernatremia 97
hipertonicidade 97
hipocalcemia 100, 104
hipofosfatemia 107, 286
hipoglicemia 50, 131, 179
hipomagnesemia 110
hiponatremia 94
   aguda 96
hipoparatireoidismo 104
hipotermia 132
hipóxia 116
homocistinúria 177

I

íleo paralítico 238, 260
indicações de terapia nutricional 55
índice(s)
   estatura/idade 6
   antropométricos 7
infecções 134
ingestão

adequada 34
alimentar 305
diária estimada 31
dietética recomendada 34
insuficiência
cardíaca 118, 119
renal 108, 111, 271, 295
insulina 284, 311
insulin-like growth factor 117
intestino curto 233
intolerância à lactose 304

J

jejunostomias 59

L

lactose 285
L-aminoácidos cristalinos 312
leite materno 120, 313
lipídio(s) 118, 266, 285, 311
lipodistrofia 300
lipólise 284
lise tumoral 109

M

má absorção 237
macronutrientes 304, 311
magnésio 110, 118, 198, 239, 264,
286, 319
manganês 271, 321
medidas antropométricas 17, 212
metabolismo
glicídico 301
lipídico 301
metionina 274
micronutrientes 42, 63, 87, 117, 290,
304
minerais 319
modos de infusão 59
modulação de macronutrientes 66
monitoramento das medidas antropométricas 127

N

necessidade(s)
proteica 312
de energia 81
energéticas 60
nutricionais 278, 303, 309
néfron 202
neuropatias 245
nitrogênio 44, 290, 312
nível mais alto da ingestão diária 35
nutrição
enteral 53, 120, 228, 241, 292, 304
mínima 70
parenteral 77, 121, 233, 264, 287,
309

O

obesidade 209
oferta
de eletrólitos 86
hídrica 79, 117, 120, 265
lipídica 83
óleo
de oliva 317
de peixe 317
oligoelementos 51, 88, 269
oligúria 265
ômega-3 317
ômega-6 317
osmóis idiogênicos 97, 99
osmolaridade 95, 293, 294, 310, 329
da solução de NP 78
osteodistrofia renal 206
osteopenia 252, 264, 275
osteoporose 301

P

pancreatite aguda 295
parâmetros antropométricos 4
paratormônio 103
perímetro cefálico 20
período neonatal 328

peso seco 212
pH 310
piridoxina 292
porcentagem de gordura corporal 24
pós-operatório 258
potássio 99, 118, 222, 239, 285, 286, 319
pré-albumina 48
prebióticos 278
precipitação 322
prematuros 264, 267, 274
  extremos 309
probióticos 278, 293
processo de estimulação 138
proteína(s) 46, 116, 266, 268, 284, 312
  C reativa 44, 291
  viscerais 216
pseudo-hiponatremia 95

Q

queimaduras 110
quilotórax 121

R

rabdomiólise 101
radicais livres 117
raquitismo 104
recém-nascidos 275
recomendações nutricionais 31
referenciais antropométricos 25
relação cálcio:fósforo 86
replicação viral 301
reposição de micronutrientes 137
resinas de troca 103
restrição
  de sódio 221
  hídrica 96
riboflavina 292
risco
  nutricional 41, 283
  para desnutrição durante a hospitalização 12
rotavírus 143

S

selênio 198, 321
sepse 104, 269, 321
síndrome
  consumptiva 302
  da imunodeficiência adquirida 300
  da realimentação 286, 291
  de dumping 56
  de lise tumoral 101
  de realimentação 67, 107
  lipodistrófica 300
sistema renina-angiotensina-aldosterona 94
sobrepeso 209
sódio 93, 117, 119, 120, 239, 265, 285, 319
solução(ões)
  salina isotônica 96
  de aminoácidos 312
sonda enteral 116, 119, 121
SSIHAD 96
sulfato de magnésio 112
suplemento alimentar 65
suporte nutricional 228, 255
suscetibilidade do paciente 310

T

taurina 267, 313
taxa
  de infusão de glicose 81
  metabólica basal 284
terapia antirretroviral altamente ativa 300
terapia
  dialítica 209
  nutricional 41
  na DEP 134
  parenteral 309
tiamina 51, 118, 292
tiazídicos 97
tirosina 267, 313
tirosinemia 177

translocação
bacteriana intestinal 304
vertical 299
transplante renal 211
tratamento antirretroviral 301
trato gastrointestinal 116
triacilgliceróis
de cadeia
longa 316
média 316
triglicérides 50, 269
de cadeia média 117, 122, 274

U

urinário 95

V

valores de referência de ingestão de
nutrientes 31
veias periféricas 310
velocidade
de infusão 310

de glicose 311
via
central 310
de administração 56, 311
periférica 310
vírus da imunodeficiência humana 300
vitamina(s) 51, 88, 118, 269, 290, 320
C 292
D 103, 106, 275
hidrossolúveis 88
volemia 95

W

wasting syndrome 302

X

xarope de KCl 103

Z

zinco 198, 290, 321